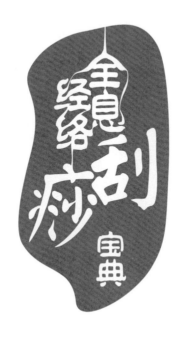

张秀勤
郝万山 编著

北京出版集团
北京出版社

全息经络刮痧　保健康

全息经络刮痧法刮拭部位示意图

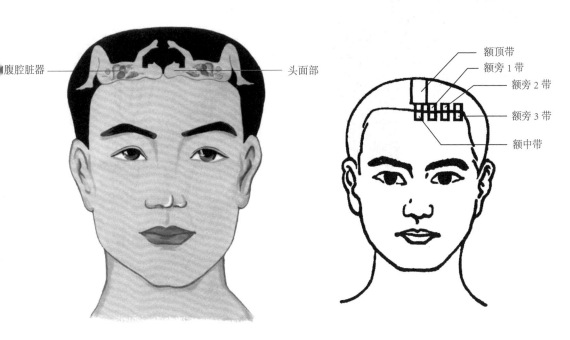

腹腔脏器　　　　　　　　　　　　头面部

额顶带
额旁 1 带
额旁 2 带
额旁 3 带
额中带

前头部全息穴区示意图

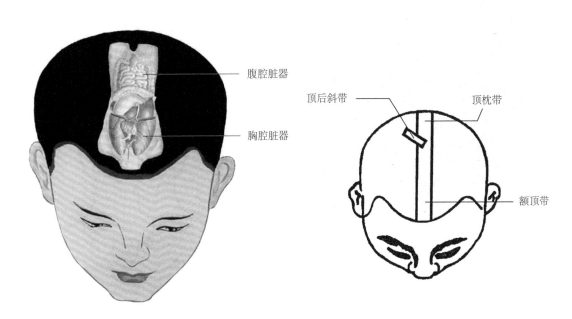

腹腔脏器

胸腔脏器

顶后斜带　　　　　　　　　顶枕带

额顶带

头顶部全息穴区示意图

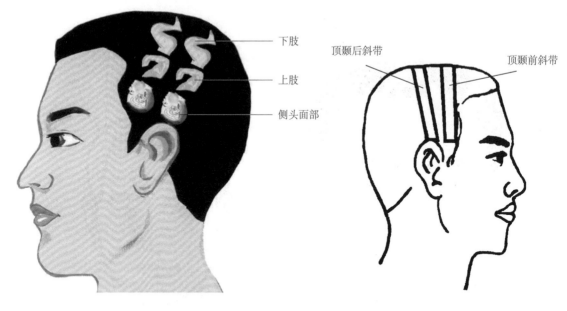

下肢

上肢

侧头面部

顶颞后斜带

顶颞前斜带

侧头部全息穴区示意图

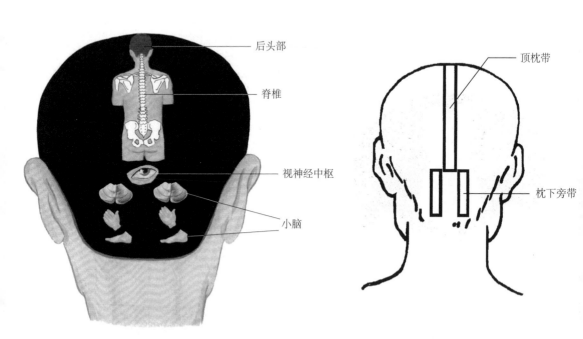

后头部

脊椎

视神经中枢

小脑

顶枕带

枕下旁带

后头部全息穴区示意图

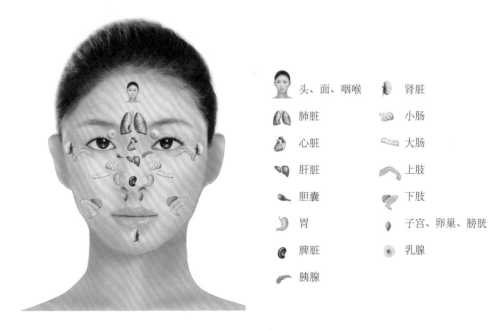

头、面、咽喉　　　肾脏

肺脏　　　　　　　小肠

心脏　　　　　　　大肠

肝脏　　　　　　　上肢

胆囊　　　　　　　下肢

胃　　　　　　　　子宫、卵巢、膀胱

脾脏　　　　　　　乳腺

胰腺

面部全息穴区示意图

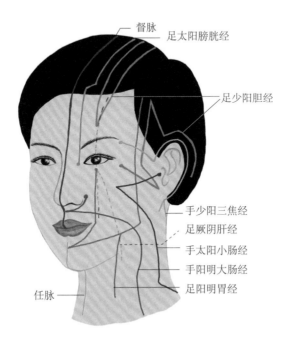

督脉　　足太阳膀胱经

足少阳胆经

手少阳三焦经

足厥阴肝经

手太阳小肠经

手阳明大肠经

任脉　　　足阳明胃经

面部经脉循行示意图

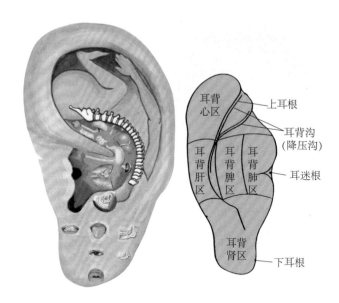

耳部全息穴区示意图

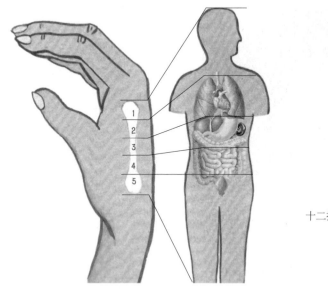

手部第二掌骨全息穴区示意图

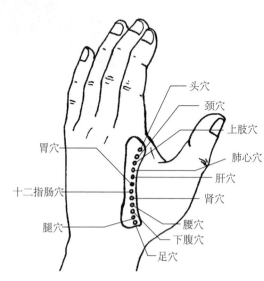

第二掌骨桡侧全息定位

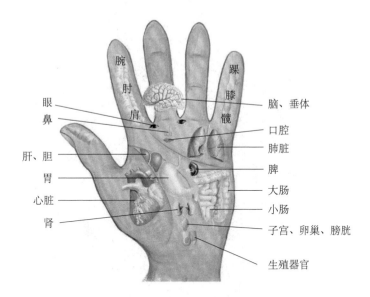

腕 肘 肩

踝 膝 髋

眼

鼻

脑、垂体

口腔

肝、胆

胃

肺脏

脾

心脏

大肠

肾

小肠

子宫、卵巢、膀胱

生殖器官

手掌部全息穴区示意图

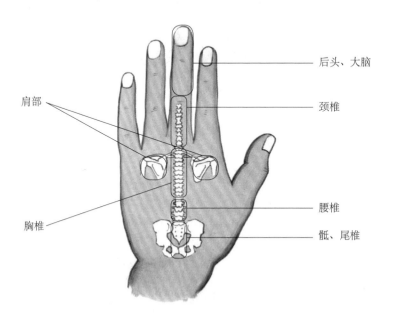

后头、大脑

肩部

颈椎

胸椎

腰椎

骶、尾椎

手背部全息穴区示意图

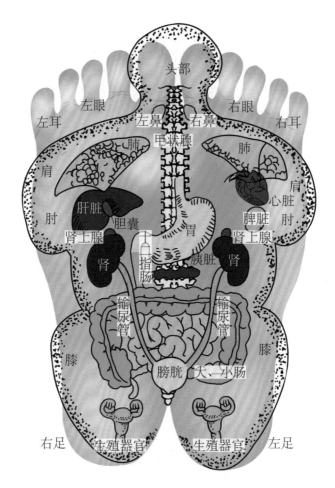

足底部全息穴区示意图

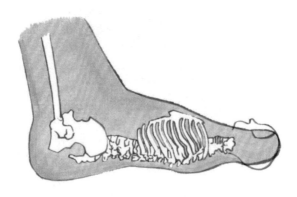

足侧部全息穴区示意图

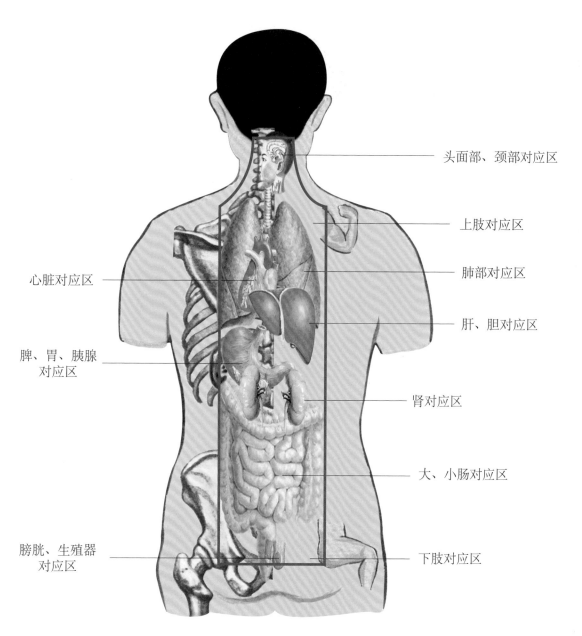

头面部、颈部对应区

上肢对应区

肺部对应区

肝、胆对应区

心脏对应区

脾、胃、胰腺
对应区

肾对应区

大、小肠对应区

膀胱、生殖器
对应区

下肢对应区

背部脊椎脏腑对应区示意图

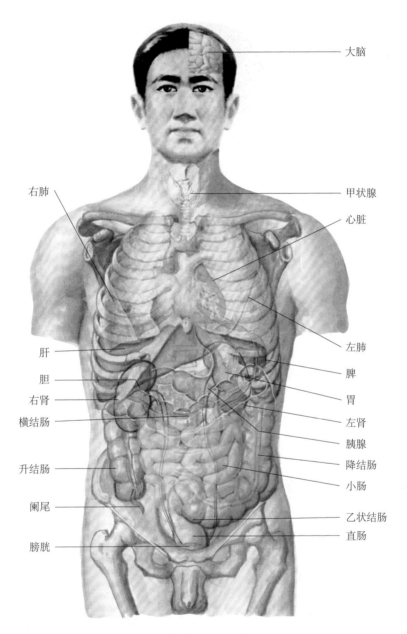

大脑

甲状腺

心脏

右肺

左肺

脾

肝

胃

胆

左肾

右肾

胰腺

横结肠

降结肠

升结肠

小肠

阑尾

乙状结肠

膀胱

直肠

脏腑器官体表投影区示意图

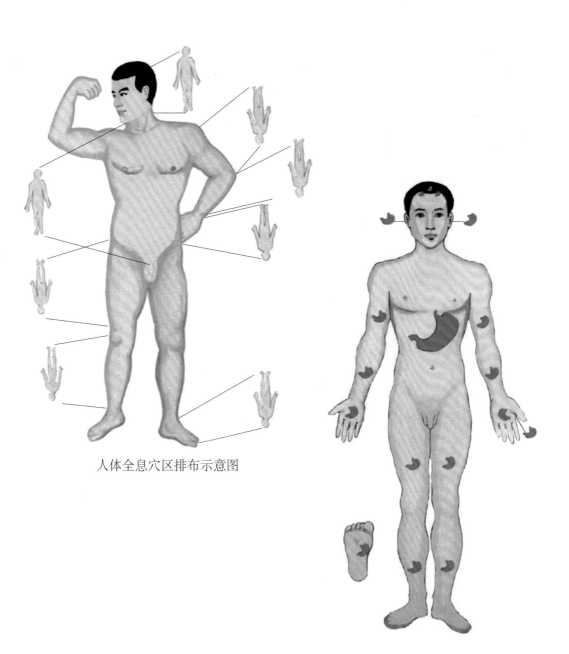

人体全息穴区排布示意图

胃病全息穴区刮拭部位示意图

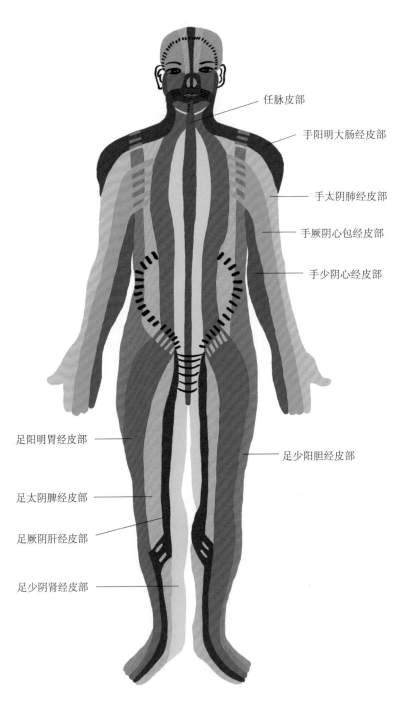

任脉皮部

手阳明大肠经皮部

手太阴肺经皮部

手厥阴心包经皮部

手少阴心经皮部

足阳明胃经皮部

足少阳胆经皮部

足太阴脾经皮部

足厥阴肝经皮部

足少阴肾经皮部

人体前面 14 经脉皮部图

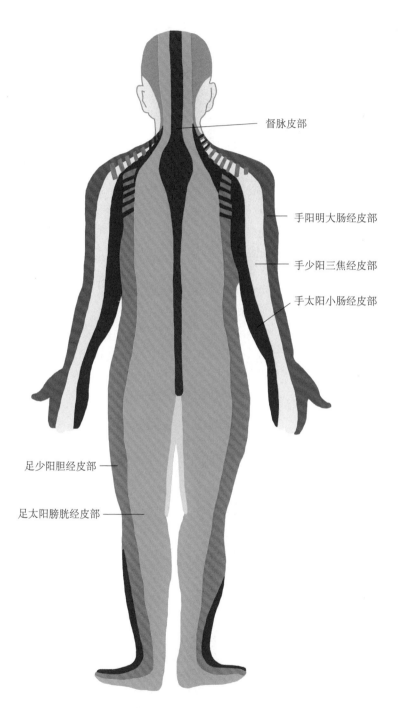

督脉皮部

手阳明大肠经皮部

手少阳三焦经皮部

手太阳小肠经皮部

足少阳胆经皮部

足太阳膀胱经皮部

人体背面 14 经脉皮部图

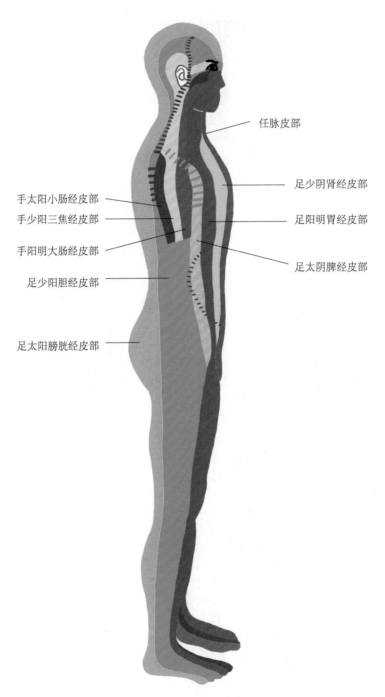

任脉皮部

足少阴肾经皮部

手太阳小肠经皮部

手少阳三焦经皮部

足阳明胃经皮部

手阳明大肠经皮部

足太阴脾经皮部

足少阳胆经皮部

足太阳膀胱经皮部

人体侧面 14 经脉皮部图

序

我自1991年至今只专注做一件事，那就是刮痧！刮痧已经融入我的身体，进入我的血脉，与我的生命融为一体！因为我受益于刮痧，刮痧让从小体弱多病的我年过七十还能在第一线为他人刮痧、授课、探究痧术、笔耕不辍，每天虽很忙碌，但生活充实而快乐！

刮痧像是浩瀚的海洋，神秘而深邃。我对刮痧始终心存敬畏，痧海无边，痧道深远，痧术精深，痧路漫长，探索刮痧，乐在其中，其乐无穷！几十年的刮痧情缘，历尽辛苦，也品尝甘甜，看到我的研究成果能为民众解除疾苦，我倍感欣慰，无怨无悔！

《全息经络刮痧法》是我研究刮痧以后与郝万山教授合著出版的第一本专著，也是至今最受欢迎，再版次数最多，发行量最大的书。二十多年过去了，随着对刮痧疗法研究的不断深入，我又陆续出版了十几本刮痧专著。但是我发现读者仍然对第一本书念念不忘，情有独钟，至今索书者众多。细细想来，可能是因为这本书介绍的刮痧治疗病症最多，刮痧部位展示清晰，一目了然，应用时查找最为方便。如今刮痧传遍神州大地，蜚声海内外，人们争相学用刮痧！喜爱刮痧的人不分国籍、不分种族。应大众的需求，我将《全息经络刮痧法》重新编写，在保留原著精华和风格的前提下，也把近年来我对刮痧之道和刮痧之术的新知补充进去，并更名为《全息经络刮痧宝典》。这本书内容丰富，一共400多页，厚厚的一本，就像宝典一样，做成精装的形式也便于翻阅和收藏。

在新书《全息经络刮痧宝典》出版之际，我最想说的是：感谢刮痧，让我遇到那么多良师益友，你们是我生命中的贵人；感谢国医名师郝万山教授，是您给了我勇气和信心，并合作出版了《全息经络刮痧法》；感谢患者，是他们丰富了我的刮痧经验；感谢学生和弟子，教学相长，刮痧路上有你们同行，才能克服孤苦寂寞，倍感温暖；感谢国内外刮痧爱好者、受益者，听到不断传来的刮痧为你们解除病痛，甚至从此改变人生的佳音，让我备受鼓舞！是你们给了我前行的动力，研究的方向；更要感谢我的老伴和家人，让我能全力以赴把一切精力献给刮痧！感谢这一路走来所有帮助和支持我的人们！

让我们共同感谢刮痧！感谢这祖国医学宝库中简便易学，又行之有效，蕴含中医大智慧，大道至简的刮痧疗法！愿本书的再版能让刮痧走进更多的家庭，给更多的人带来健康！

张秀勤

2019年12月于北京

目录

第一章

刮痧疗法的起源和发展

第一节　刮痧疗法，历史悠久

　　刮痧疗法，源于民间，其确切的发明年代及发明人，难以考证。较早记载这一疗法的是元代医家危亦林在公元1337年撰成的《世医得效方》。《世医得效方》卷二"沙证"（当时用"沙"字而未用"痧"字）一节说："……原其证古方不载，所感如伤寒，头痛呕恶，浑身壮手足指末微厥，或腹痛烦乱、须臾能杀人"，又说，"治心腹绞痛，冷汗出，胀闷欲绝，俗谓搅肠沙。今考之，此证乃名干霍乱。此亦由山岚瘴气，或因饥饱失时，阴阳暴乱而致。"从这段话来看"沙"是指一种病证，具体地说"搅肠沙"就是指心腹绞痛、高热头痛、欲吐不得吐、欲泻不得泻、烦闷难耐、冷汗自出、手足发凉，能在较短时间内致人死亡的干霍乱证，类似于现代医学所说的细菌性食物中毒、沙门氏菌属感染，乃至烈性传染病霍乱、副霍乱等病证。"沙"字在明代的医书里就都作"痧"字了。

　　对于"痧证"的治疗，除药物治疗外，在《普济方》里提到了三种外治法。一是"近时只看头额上、胸前两边，有小红点在于皮肤者，用纸捻成条，或大灯草，微蘸香油，灯上点烧，于红点上淬爆者"。是说痧证病人，往往在头额和胸胁出现小出血点或小充血点（这大概也就是把这些证候叫作痧证的原因），用纸捻或大个的灯草蘸上少量香油点燃，然后用火头直接淬到痧点上，火头爆出一声响即熄灭，再点燃去淬烧其他痧点。这就是后世所说的"淬痧法"。二是"如腹痛不止， 又用针于两手指甲梢针出血愈"；"两足坠痛，亦名水沙，可于两脚屈膝内两筋两骨间，刺出血愈。名委中穴"。是说痧证腹痛不止的，可以在十指尖放血；两腿沉重疼痛的，可以在委中穴处放血。这就是后世所说的"放痧法"，也叫刺血疗法或放血疗法。三是"治沙证，但用苎麻蘸水，于颈项两肘臂等处戛（Jiá）掠，见得血凝皮肤中。红点如粟粒状，然后盖覆衣被，饮食粥汤或葱头汤，或清油生葱茶，得汗即愈。此皆使皮肤腠理开发松利，诚不药之良法也"。是说治痧证，可以用苎麻纤维团，蘸水在颈项、肘臂等部位进行"戛掠"。这里的戛是刮的意思。唐朝人李周翰注说："戛，历刮也。"可见"戛掠"就是刮掠。直到刮出皮下出血凝结成像米粒样的红点为止，然后通过盖衣被保暖，喝粥、汤、茶等发汗，使汗孔开张、痧毒外泄。这就是后来所说的刮痧法。以后在明清的医学著作中，不仅继承了危亦林《世医得效方》在痧证及刮痧疗法方面的知识，而且大有发展。其中具有代表性的痧证辨治专著，为清代康熙十四年（1675年）郭右陶所撰的《痧胀玉衡》。该书对痧证的病因、病机、证候分类、症状表现及治法用方，对刮痧、放痧、淬痧等的具体方法和适应证，皆有详细记载。

从痧证的病因、病机和症状来看，《痧胀玉衡》认为："若痧胀（因痧证有遍身肿胀、疼痛难忍的症状，故郭氏也称其为痧胀）或因秽气所触，或因暑气所感，或动时行不正之气，或乘伏寒伏热过时而来，总不起于外伤风热，故肌表必实，实则热毒之气既胀于胸腹肠胃之中，若更用热饮，则热气适助其肿胀，无从而泄，故犯此者，有立时胀死，此不可不辨也。""痧证先吐泻而心腹绞痛者，从秽气痧发者多；先心腹绞痛而吐泻者，从暑气痧发者多；心胸昏闷，痰涎胶结，从伤暑伏热痧发者多；遍身肿胀，疼痛难忍，四肢不举，舌强不言，从寒气冰伏过时，郁为火毒而发痧者多。"可见这里所说的"痧证"，是指人体感受风寒暑湿燥火、疫气、秽浊之气后，毒邪内郁外发所造成的多种证候，主要可以包括现代医学所说的病毒或细菌所引起的多种传染性疾病和感染性疾病，除前面提到的细菌性食物中毒、沙门氏菌属感染、霍乱、副霍乱外，像病毒性感冒、细菌性痢疾、伤寒、副伤寒、斑疹伤寒、猩红热、败血症、白喉、流行性出血热、流脑、乙脑等，还有气候因素所导致的疾病如中暑，以及误吸毒气、秽气所造成的肺水肿、晕厥等，都可以归属痧证的范畴。这些疾病在其病程中，由于病毒的侵害、细菌毒素或毒物毒性的作用，大多可见到黏膜、肌肤之下呈现出血点或充血点，状如沙砾，或散在，或密集，或聚积成片，或融合成斑块，因此中医就以"痧"字来命名这些病证，并统称"痧证"，还把这些毒素叫"痧毒"。由于痧证是包含了许多疾病的一个统称，所以根据不同疾病的不同症状表现，在《痧胀玉衡》及其后的一些医书中，就有了许多痧证名称，像暑痧、瘟痧、斑痧、乌痧、疫痧、烂喉痧、抽筋痧、吊脚痧等。只不过随着科学和医学的发展，人们对疾病的认识和辨别更加精确，像"痧证"这样笼统的、包括范围很广的病证名称，才渐渐淘汰不用了。但治疗痧证的一些外治法，如淬痧法、放痧法、刮痧法等，却被保留了下来。

痧证是很重的病证，并不是单靠上述外治法就可以治愈的，在什么情况下使用这些外治法，《痧胀玉衡》说："痧在肌肤者，刮之而愈；痧在血肉者，放之而愈""凡气分有痧，宜用刮；血分有痧，宜用放，此不易之法，至脏腑经络有痧，若昏迷不醒等症，非放刮所得治，兼用药疗之无足怪也。"也就是说，刮痧疗法适用于痧证初起，痧毒表浅，在肌肤、气分的病证；而放痧疗法则适用于痧毒在血肉、血分的病证。若痧毒深入脏腑，就必须靠药物来治疗了。

刮痧、放痧的目的，《痧胀玉衡》说得也很清楚，这就是"肌肤痧，用油盐刮之，则痧毒不内攻。血肉痧，看青紫筋（主要指肘弯、膝弯部的青紫筋，也叫痧筋）刺之，则痧毒有所泄"。也就是说，刮痧、放痧的目的，是为了排泄体内的痧毒或说是毒素，使痧毒能得以外排，从而达到治愈痧证的目的。

刮痧所用的工具和刮拭的部位，《痧胀玉衡》载："背脊颈骨下及胸前胁肋、两背肩臂痧，用铜钱蘸香油刮之。头额腿上痧，用棉纱线或麻线蘸香油刮之。大小腹软肉内之痧，用食盐以手擦之。"可见所刮拭的部位，涉及头额、项背、胸腹、上下肢，遍及全身，所用工具则根据皮肤粗厚、柔嫩的不同，肌肉脂肪丰厚、寡薄的差别，分别选用坚硬、柔软的刮具，并且还可以用手指作刮具。

刮痧法作为一种简便易行的外治法，或说是物理疗法，以其有立竿见影的疗效，既在民间流传不衰，又被医家广泛重视。主要用于治疗感冒、发热、中暑、急性胃肠炎、其他传染性疾病和感染性疾病的初起，以及肩、背、臂肘、腿膝疼痛等一类病症。所用刮具及润滑剂也有发展，刮具用到了瓷器类如瓷勺、瓷碗边、瓷盘边、瓷酒杯；金属类如铜板、铜币、银圆、铜勺、铝合金硬币；动植物类如光滑的嫩竹笔板、小蚌壳、毛发团、棉纱团、麻线团，鹿、牛、羊的角等。润滑剂则用到了香油及其他植物油和水、白酒等。刮痧疗法流传了下来，被收入到许多医书中。近代曾有人专门对这一方法进行了研究和发掘。

放痧疗法，实际是流传久远的放血疗法在痧证治疗方面的应用。古代也叫"启脉"法或"刺络"法。远在石器时代华夏先人就学会了使用专门制作的石制放血器具——砭石来治病，随着金属的冶炼和应用，才使用了金属的针具来放血。在《痧胀玉衡》里，"放痧"用于治痧证，除了在十指指尖点刺挤血的方法外，主要突出了在肘弯、腿弯（即肘窝、膝窝）静脉处放血的方法。在肘弯、腿弯出现的怒张的静脉叫"痧筋"，认为痧筋现者，毒入血分者多；乍隐乍现者，毒入气分者多；微现者，毒阻于气分者多；伏而不现者，毒结于血分者多。用三棱针刺痧筋出血，可以达到排泄痧毒的效果。

放痧法在古代和现代并不局限在治疗痧证，还广泛用于治疗各种外感病和内科、妇科、儿科、外科、五官科等病证。放血的部位也不局限在十指尖和肘弯、腿弯，而是引入了经络腧穴和经外奇穴的主治知识，运用了辨证、辨病的选穴方法，在所选穴位的部位寻找表浅的或比较隐伏的怒张的静脉或小静脉团。局部严格消毒后，用锋利的三棱针刺破静脉，放出适量的瘀紫的静脉血。当血流将止时，再用火罐拔吸在针孔处，使渗入皮下的瘀血尽皆排出体外。在治疗痧证时，总是刮痧疗法和放痧疗法并用的。因本书重在论述刮痧，故放痧法和淬痧法皆不多赘述。

第二节 古法刮痧与时俱进

在科学技术高度发展的今天，当人们享受高科技和新技术所带来的现代文明及舒适生活的同时，也品尝到了随之而来的环境污染、生态失衡以及化学合成药物毒副作用所造成的危害。据世界卫生组织近年来的统计报道，在临床发病率中，大约有30%属于药物副作用引起的药源性疾病。每年有19.2万人死于药品不良反应。药源性疾病死亡人数竟是一些主要传染病死亡人数的10倍以上。每年由西药不良反应而增加的抢救、治疗费高达45亿元，药物的不良反应严重威胁人们的健康。

近些年来，众多的医务工作者、科技工作者及其他有识之士，在发掘弘扬祖国医学非药物疗法的领域中，做了许多有意义的工作，诸如对饮食疗法、气功疗法、体育疗法、音乐疗法、耳穴疗法、手足按摩疗法等等，都进行了重新整理、不断挖掘、普及推广，使广大民众获得了许多益处。其中，中国台湾预防医学专家吕季儒教授，从我国民间流传的刮痧疗法中受到启发，经过深入研究和实践，将刮痧的方法和中医经络腧穴知识结合起来，变民间的传统刮痧为现代的循经走穴的科学刮痧，经络和腧穴的微循环得以改善，起到调血行气、疏通经络，活血祛瘀，把阻经滞络的病源呈现于体表的作用，使病变器官、细胞得以营养，并和氧气的补充发生活化作用，从而恢复人体自身的愈病能力。在很多常见病甚至急重病和疑难病的防治中，都取得了立竿见影的疗效。吕季儒教授还在中国大陆、中国港台地区和马来西亚进行巡回演讲、现场示范，普及推广革新的刮痧疏经健康法，使古老的刮痧疗法焕发了新的青春，在发展、推广普及刮痧疗法中做出了重要贡献，从而使刮痧疗法进入了一个更新、更快的发展阶段。

如今神州大地，乃至全世界越来越多的人应用刮痧，感受到刮痧给他们带来的健康。刮痧疗法不但成为千家万户的保健良方，而且国家人力资源和社会保障部与国家中医药管理局已经正式发文将刮痧定为职业技能，如今不但一批批职业刮痧师活跃在保健美容领域，而且刮痧已经走进各级正规医疗单位，医务人员也开始纷纷学习刮痧，在临床上应用刮痧。

笔者自吕教授刮痧疏经健康法中受到启发后，发现刮痧疗法不愧为中医技法的精粹，遂开始探讨刮痧的底蕴，深入挖掘刮痧的潜力。近30年专事刮痧疗法的研究和临床工作，汲取了民间刮痧、经络刮痧法的精华，将生物全息理论应用到刮痧疗法，指导刮痧疗法的选区配穴，创新出全息刮痧法，使刮痧疗法更简便易行，效果显著。在不断地临床实践中，发现用中医理论指导刮痧，刮痧疗法不但能治疗疾病，还能诊测健康、预防保健和养颜美容。遂精研刮痧之术，改进刮拭手法，总结创新出舒适减痛的躯干四肢刮痧术，美白祛斑不留痕、具有微整形效果的面部美容刮痧术和四两拨千斤的手足头全息三维精细刮痧术。将刮痧疗法的临床作用细化为"诊断、治疗、保健、美容"四个系列，总结出各自的理法方术。如今的刮痧疗法适应现代人的体质特点和需求，集诊断、治疗、防病、美容于一体。特别是中医辨证刮痧，可以针对个体差异选择刮拭部位和刮拭手法，将过去千人一方、前后一法的传统刮痧变为中医精准辨证刮痧，极大地提高了疗效。中医刮痧不但走进寻常百姓家，成为家庭保健的良方，还进入社区、保健美容场所，进入医疗机构，成为深受欢迎的中医外治法。

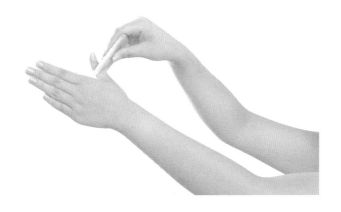

我曾于1996年在第31届国际军事医学大会现场演示刮痧疗法治疗部队训练伤取得立竿见影的效果，多次参加国际医学大会，发表学术论文并获奖；还应邀在中央电视台健康之路、夕阳红栏目和各省卫视累计做宣讲刮痧电视节目400多期。在全国各地举办各种刮痧培训班3000多期，广泛培训职业刮痧师、家庭保健师和医务人员。多次应邀赴中国香港、台湾地区，马来西亚、新加坡、新西兰、捷克等国家传授刮痧。好技法不分国界，中医全息经络刮痧法受到海内外大众的喜爱。

第二章

全息经络刮痧法的理论基础

全息经络刮痧法分别以生物全息理论和中医经络学说这两种理论指导选取刮拭部位。经络学说是中医所有技法的理论依据。针对病症特点，以经络学说的理论指导选经配穴的刮痧方法称为"经络刮痧法"；以生物全息理论指导选取刮痧部位的方法称为"全息刮痧法"。全息经络刮痧法使一种病症有多个刮拭部位可以选择，灵活多样，解决了痧未消退前无法连续刮痧的难题，丰富了刮痧的部位，增强了刮痧的效果。本章将简要介绍经络学说和生物全息理论及刮痧常用的经络腧穴和全息穴区。

第一节　经络刮痧法的理论基础

一、经络的基本概念和功能

经络是经脉和络脉的总称。中医认为，经络是运行全身气血、网络脏腑肢节、沟通人体内外环境的通路。《黄帝内经》把经络的功能归纳为行血气、营阴阳、决死生、处百病、调虚实。中医在临床诊断辨证上、在中药作用归经上、在针灸推拿刮痧选穴选区上、在气功导引行气运气上，都以经络为依据。

关于经络的生理功能，具体有以下几点：一是沟通表里上下，联系脏腑器官。如沟通脏腑和外周肢节、五官九窍之间的联系，脏腑与脏腑之间多途径的联系，经络与经络之间的联系。二是运行气血，濡养脏腑组织，也就是《灵枢·本脏》所说的"经脉者，所以行血气而营阴阳；濡筋骨而利关节者也"。三是感应传导针刺或是其他刺激，比如刮痧刺激、艾灸刺激等，并可以将药物传输至病变部位。四是调节人体机能平衡。在通常情况下，经络系统处于自动化调控状态，随时识别并自动调整机体阴阳气血的失衡倾向，使机体随时保持着阴阳气血的相对协调平衡。一旦机体阴阳气血失衡，人体就处于病态了，在这种情况下，就可以通过针刺、按摩、刮痧、艾灸，以及药物来激发或提高经络系统的调节机能，使机体的阴阳气血重归平衡协调，于是便达到了恢复健康的目的。经络的这一功能，在《内经》里叫"调虚实""处百病"。

二、经络系统的组成

经络系统是由经脉、络脉、十二经筋、十二皮部所组成的。

经脉分正经和奇经两大类。正经即十二经脉，有手足三阴经、手足三阳经，直接和五脏六腑相连，是全身气血运行的主要通道。奇经有八，这就是督脉、任脉、冲脉、带脉、阴跷脉、阳跷脉、阴维脉、阳维脉，有统率、联络十二经脉和调节经脉气血盈亏的作用。但十二正经都有阴阳经表里相合的关系，奇经没有阴阳经表里相合关系。十二经别是从十二经脉别出的经脉，可加强十二经脉表里两经之间的联系，并弥补十二经脉和其未能达到的器官之间的联系。经脉中的十二正经和奇经中的督任二脉，合称十四经，是针灸、推拿、刮痧疗法中应重点掌握的内容。

络脉是经脉的细小分支。分为十五别络、浮络、孙络。十五别络是较大的主要络脉，可加强相表里的阴阳两经在体表的联系。浮络是浮现于体表的络脉。孙络是最细小的络脉的分支，它遍布全身。孙络不仅使营卫气血通行敷布于体表，而且也是邪气出入的通路。刮痧疗法主要刺激的部位即是孙络和浮络，刮后所出现的痧，即出自孙络，出痧后则提示邪气已从孙络外泄。

经筋是十二经脉与筋肉之间的联络通路，有连缀四肢百骸，管理关节屈伸运动的作用。

皮部是十二经脉功能活动在体表的反映部位，或说是十二经脉在体表的势力范围，也叫十二皮部。某经的皮部，就是该经在体表的作用区域。刮痧法刮拭面积较大，在刮拭某经时，除了刮拭到经脉主干线外，也刮拭了其皮部的孙络，或说是主要刮拭了其皮部的孙络而起到治疗作用的。

三、十四经脉概述

十二经脉和任、督二脉合称十四经脉，是针灸、刮痧选穴配区的主要依据。

十二经脉的命名

十二经脉对称地分布在人体左右，每侧都有12条，所以全身实际是24条经脉。

十二经脉分为阴阳两大类，阴经有六、阳经也有六。通过手的经脉叫手经，通过足的经脉叫足经。每经都有固定的联属内脏。这样经脉的名称就综合了手足、阴阳、脏腑的内容而确立下来，如"手太阴肺经"，即是通过手，联属肺的阴经。十二经脉的名称详见"经络系统简表"。

十二经脉分布、走向和交接规律

十二经脉分布规律：如一人双手触地取爬行姿势，并仰头面向前方，那么太阳照得着的部位大体是阳经的循行部位，太阳照不着的部位，大体是阴经的循行部位。在头部，足太阳经行头项，足少阳经行头侧，足阳明经行面额。在躯干，足太阳经行后背，足少阳经行两侧，足阳明经及足三阴经行胸腹。在上肢，阳经行伸侧（外侧）、阴经行屈侧（内侧）。在下肢，阳经行于外侧、后侧，阴经行于内侧。而且阳明、太阴经在前缘，少阳、厥阴经在中间，太阳、少阴经在后缘，形成阴阳表里两经两两相对的分布。

十二经脉的走向和交接规律：手三阴经从胸走手，手三阳经从手走头，足三阳经从头走足，足三阴经从足走腹胸。手之阴阳经交接于手，足之阴阳经交接于足，手足阳经交于头，手足阴经交于胸腹。

经络系统简表

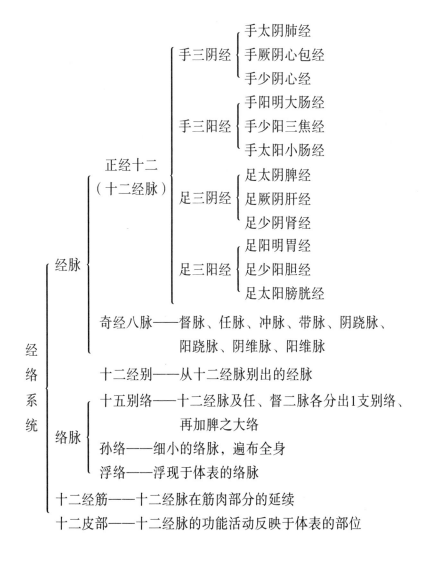

十二经脉走向交接示意图

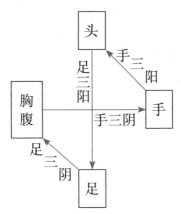

十二经脉的表里关系

手足三阴三阳经，通过经别和别络互相沟通，组合成6对表里相合的关系（见十二经脉表里配合表）。凡相表里的两经，则在四肢末端交接，分别循行于四肢内外两个侧面的相对应位置，分别属于相表里的两个脏腑。经络相表里和脏腑相表里是一致的。刮痧法中的阴阳对刮原则，就是指对刮相表里的两经。

十二经脉表里配合表

阳经（表）	经脉	手阳明	足阳明	手太阳	足太阳	手少阳	足少阳
	六腑	大肠	胃	小肠	膀胱	三焦	胆
阴经（里）	经脉	手太阴	足太阴	手少阴	足少阴	手厥阴	足厥阴
	五脏	肺	脾	心	肾	心包	肝

十二经脉气血流注次序

十二经脉气血的运行是首尾相贯，如环无端的。这一流注次序如下表：

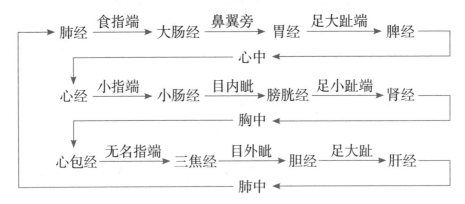

任督二脉的循行和功能

督脉 督脉起于胞中，下出会阴，行于人体后正中线，头正中线，经头顶、额部、鼻及上唇，终于上唇系带处。有总管统率全身阳经的功能。多次和手足三阳经及阳维脉交会，可以调节全身阳经的经气，所以也叫"阳脉之海"。它的分支入脑、属肾，主干行于脊里，因此和脑、髓、肾的功能关系密切。

任脉 任脉起于胞中，下出会阴，行于人体前正中线，上行至下颌部，环绕口唇，沿面颊分行至眼眶下。有总任全身阴经的功能，多次和手足三阴经及阴维脉交会，可以调节全身阴经经气，所以也叫"阴脉之海"，而且和女子妊娠有关，因此又有"任主胞胎"的说法。

十二皮部

十二皮部是十二经脉功能活动在体表的反映部位，或者说是十二经脉在体表的势力范围。这是前面已经谈到的概念。由于刮痧法是直接在十二经脉的皮部刮拭，所以这里再说明一下皮部的范围，生理功能和它在诊断、治疗上的意义。

关于十二皮部在体表的部位，尚未见到古代文献的明确记载。一般认为，每条经脉的皮部，应以该经脉循行线为中心，向两侧对称拓宽至相邻经脉的皮部为止。

十二皮部的生理功能。一是营养皮毛，脏腑精气通过经脉而布达到皮部，从而起到营养皮毛的作用，所以皮毛的润泽与枯槁，可反映皮部气血的盈亏，并间接反映脏腑精气的盛衰。二是防御外邪，外邪侵犯人体，首先侵及皮毛，进而是络脉、经脉，直至脏腑。所以十二经皮表之部，也就是十二皮部，显然是防御外邪的第一道屏障。如果皮部气血失和、功能衰弱，邪气就易于由皮部入侵而逐渐深入。

十二皮部在诊断及治疗方面的意义。因脏腑通过经脉、络脉、皮部和体表建立了联系，所以脏腑的功能活动和气血盛衰，可以在皮部反映出来。这也是《黄帝内经》所说的"有诸内，必形诸外"的意思。于是在诊断上就可以从人体外表的变化，如面色、舌象、体表的寒热等，测知内在脏腑的功能状况。如《灵枢·经脉》说：足阳明胃经"气盛则身以前皆热""气不足则身以前皆寒栗"，这是因为足阳明胃经及其皮部循行分布在身前的缘故。又如《素问·刺热论》说："脾热病者，鼻先赤""肾热病者，颐先赤"等，也属通过皮部诊知内脏情况的举例。特别是刮痧疗法中，在某经皮部刮出痧后，可以根据痧色的深浅、痧粒的疏密、痧位的深浅来诊断病位的深浅、病情的轻重、病性的寒热、病程的久暂。这在第四章还会详细谈到。在治疗方面，有许多外治法就是通过皮部来起作用的。如用药物熏、洗、浴、敷、贴，用梅花针叩击、艾条灸烤、激光照射、电流刺激、推拿手法等，首先作用于皮部，然后通过皮部将药物或其他刺激或治疗信息传入经脉，通过经脉而入内脏，从而起到治疗疾病的作用。特别是刮痧疗法，是通过刮拭或点压的方式，直接作用于十二皮部的孙络，使细小的络脉充血或出血，使皮部的汗孔开张，从而达到排泄邪气、调整经络和脏腑功能的目的，使机体恢复健康。可见十二皮部在刮痧疗法中的意义是不可轻视的。

十二经脉所属脏腑的功能

手足阴经，皆分别和脏相连属；手足阳经，皆分别和腑相连属。脏具有化生和贮藏精气的功能，属阴，其为病多虚证；腑具有传送和消化饮食物、排泄糟粕的功能，属阳，其为病多实证。中医对脏腑的认识，除了和古代的人体解剖知识有关外，主要是从人体内脏的功能角度来进行论述的。由于本书受篇幅所限，仅简要介绍十二经所属脏腑的生理功能及它们和体窍情感的关系，如欲进一步学习，请阅读中医的专业书籍。

肺　肺属五脏之一，在胸腔，手太阴经和它相连属，在五行属金，和大肠相表里。它的主要生理功能是主气、司呼吸，主宣发肃降，通调水道，朝百脉而主治节，以辅佐心脏，调节气血的运行。肺上通喉咙，外合皮毛，开窍于鼻，在液为涕，在志为忧。

心　心属五脏之一，在胸腔，膈膜之上，手少阴经和它相连属，在五行属火，和小肠相表里，起着主宰生命活动的作用。它的主要生理功能一是主血脉，二是主神志。心开窍于舌，其华在面，在液为汗，在志为喜。

心包　心包也叫心包络，是包在心脏外面的包膜，具有保护心脏的作用，外邪侵袭于心，首先由心包受病，手厥阴经和它相连属，没有五行配属和表里配合的说法。

脾　脾属五脏之一，在中焦膈下，足太阴经和它相连属，在五行属土，和胃相表里，脾胃同属消化系统的主要脏器，是气血化生之源，人体"后天之本"。它的主要生理功能是主运化水谷精微和水液，主升清、主统摄血液。脾开窍于口，其华在唇，在液为涎，在体合肌肉，主四肢，在志为思。

肝　肝为五脏之一，在横膈之下，右胁之内，足厥阴经和它相连属，在五行属木，和胆相表里。它的主要生理功能是主疏泄和主藏血，其主疏泄的功能，对全身气机的畅达、饮食物的消化吸收及情志的调畅皆有重大影响。肝开窍于目，在液为泪，在体主筋，其华在爪，在志为怒。

肾　肾为五脏之一，在腰部脊柱两旁，左右各一，足少阴经和它相连属，在五行属水，和膀胱相表里。它的主要生理功能是藏精，主生长发育和生殖，主水液代谢。由于肾藏有先天之精，为脏腑阴阳之根本，生命之源，故称其为"先天之本"。肾主骨生髓，外荣于发，开窍于耳和二阴，在液为唾，在志为恐和惊。

胆　胆为六腑之一，与肝相连，足少阳经和它相连属，在五行属木，和肝相表里。它的主要生理功能是贮存和排泄胆汁，胆汁进入小肠，直接有助于饮食物的消化。胆又有主决断的功能。

胃　胃为六腑之一，在上腹部，足阳明经和它相连属，在五行属土，和脾相表里。它的主要生理功能是接受容纳并腐熟饮食物，其气以降为和，主通降。和脾共称后天之本。

小肠　小肠为六腑之一，上接胃，下通大肠，为一个相当长的管道器官，手太阳经和它相连属，在五行属火，和心相表里。它的主要生理功能是接受容纳饮食物和消化饮食物，叫作主受盛和化物。还可以分别出水谷精微、水液和食物残渣，称为泌别清浊。

大肠　大肠为六腑之一，上接小肠、下通肛门，手阳明经和它相连属，在五行属金，和肺相表里。它的主要生理功能是传化糟粕，也就是将小肠泌别清浊后所剩余的食物残渣，再吸收其多余水分，变化为粪便，排出体外。

膀胱　膀胱为六腑之一，在小腹中央，足太阳经和它相连属，在五行属水，和肾相表里并直接和肾相通。它的主要生理功能是贮尿和排尿。

三焦　三焦为六腑之一，手少阳经和它相连属，但没有五行配属和相表里的脏器。三焦是气的升降出入的通道，又是气化的场所，故其功能之一是主持诸气，总司全身气机和气化。三焦还是水液升降出入的道路，有疏通水道，运行水液的作用。在中医学里还有上焦、中焦、下焦的划分。横膈以上，心肺头面为上焦，主气的升发和宣散。膈下脐上为中焦，包括脾胃肝胆，为升降的枢纽，气血化生之源。胃以下的部位和脏器，包括小肠、大肠、肾和膀胱等，为下焦，主泌别清浊、排泄糟粕和尿液。后世医家，将肝肾精血、命门原气等也都归属于下焦。

四、经络腧穴知识概述

腧穴的概念和分类

腧穴的腧字，有输注的意思，像水流的输送灌注。穴字是空隙、孔隙的意思。腧穴和经络相通，是经络中气血聚散灌流输注的部位。在《内经》里，把腧穴叫"节""会""气穴""气府""骨空"，其他古代医书里还叫"孔穴""穴道"或"穴位"。

腧、输、俞3个字读音是相同的。但"腧穴"是全身穴位的统称。"输穴"是井、荥、输、经、合五腧穴中的第3个穴位。"俞穴"专指足太阳膀胱经的五脏俞和六腑俞等背俞穴，是腑脏之气输注到背部的穴位。

腧穴分经穴、奇穴、阿是穴三大类。

经穴是指属于十二经脉和任、督二脉的腧穴，它们都分布在十四经循行路线上，和经脉关系密切，可以反映并治疗本经及所属脏腑的病证，也叫"十四经穴"。

奇穴是指没有归属于十四经脉系统的腧穴，因它有奇效，所以叫奇穴，也叫经外奇穴。奇穴的主治证较单纯，多数奇穴对某些病证有特殊疗效。

阿是穴，即以痛处为穴。医生按压病人身体时，当按到痛处时，病人会喊："啊！是（这里痛）"。痛处如不是十四经穴和奇穴所在位置，则命名为阿是穴。所以阿是穴既无固定位置，也无具体穴名，而总以"阿是穴"称之。

腧穴的作用

腧穴的作用概括为输注气血、反映病候、防治疾病3个方面。

输注气血

经络是运行气血的道路，腧穴是经脉和络脉相互贯通的枢纽，经脉中的气血要通过腧穴灌注于络脉，渗透到四肢百骸、全身各部。所以说腧穴是输注气血的地方，具有输注气血的作用。

反映病候

腧穴作为人体的一个部位，它通过经络和内脏密切地联系起来。当人体发生疾病时，相应的腧穴就会出现异常反应，这对诊断疾病及治疗疾病都有一定意义。比如胃及十二指肠溃疡及炎症性病变的人，大多在足三里或上巨虚处有敏感压痛点。临床上可以在背俞穴、募穴、郄穴、原穴等部位进行诊察，察其局部色泽有无变异，有无瘀点、丘疹、脱屑、隆起、凹陷，触摸其局部有无压痛、敏感、肿胀、硬结、条索、坚实、松软或异常的冷热之感，从而作为诊断内脏器官病证的辅助诊断方法。

防治疾病

腧穴又是预防治疗疾病过程中，进行针刺、火灸、按摩、刮痧、敷药的部位，可以通过对腧穴的刺激，来调整经络气血，疏通邪气出路，从而达到扶正祛邪的目的。

五、经络腧穴的主治规律

刮痧治病选穴区，离不开腧穴的主治范围，每个腧穴的主治范围既和它所在的经络有关，又和它所在的部位有关。从经络来说，它可以治疗本经所属的脏腑经络病，兼治和本经相关的脏腑经络病。从部位来说，一个腧穴可以治疗它所在的部位及邻近部位的病。现将分经主治范围和分部主治范围分别列简表如下：

十四经腧穴分经主治范围表

	经名	本经病	二经病	三经病
手三阴腧穴	手太阴肺经	肺、喉病		胸部病
	手厥阴心包经	心、胃病	神志病	
	手少阴心经	心病		
手三阳腧穴	手阳明大肠经	前头、鼻、口、齿病		眼病 咽喉病 热病
	手少阳三焦经	侧头、胁肋病	耳病	
	手太阳小肠经	后头、肩胛、神志病		
足三阳腧穴	足阳明胃经	前头、口、齿、咽喉、胃肠病		神志病 热病
	足少阳胆经	侧头、耳、胁肋病	眼病	
	足太阳膀胱经	后头、背腰、脏腑病		
足三阴腧穴	足太阴脾经	脾胃病		前阴病 妇科病
	足厥阴肝经	肝病		
	足少阴肾经	肾病、肺病、咽喉病		
任督二脉	任脉	回阳、固脱、有强壮作用	神志病 脏腑病 妇科病	
	督脉	中风、昏迷、热病、头面病		

十四经腧穴分部主治范围表

分部		主治范围
头面颈项部腧穴	前头侧头区	眼、鼻病
	后头区	神志病、局部病
	项区	神志病、喑哑、咽喉、眼、头项病
	眼区	眼病
	鼻区	鼻病
	颈区	舌、咽喉、喑哑、哮喘、食道、颈部病
胸腹部腧穴	胸部	胸、肺、心病
	腹部	肝、胆、脾、胃病
	少腹部	月经、带下、前阴、膀胱、肠道病
肩背腰骶部腧穴	肩胛部	肩胛病、头项病
	背部	肺、心病
	背腰部	肝、胆、脾、胃病
	腰骶部	肾、膀胱、肠、后阴、经带病
体侧部腧穴	胸胁部	肝胆病、胸胁病
	侧腹部	脾胃病、经带病
上肢内侧腧穴	上臂内侧部	肘臂内侧病
	下臂内侧部	胸、肺、心、咽喉、神志病
	掌指内侧部	神志病、发热病
上肢外侧腧穴	上臂外侧部	肩臂肘外侧病
	下臂外侧部	头、眼、鼻、口、齿、咽喉、胁肋、肩胛、神志、发热病
	掌指外侧部	咽喉、发热病
下肢后部腧穴	大腿后部	臀股部病
	小腿后部	腰背、后阴病
	足跟部	头项、背腰、眼、神志、发热病
下肢前部腧穴	大腿前部	腿、膝部病
	小腿前部	胃肠病
	足面部	前头、口、齿、咽喉、胃肠、神志、发热病

分 部		主治范围
下肢内侧腧穴	大腿内侧	经带、小便、前阴病
	小腿内侧	经带、脾胃、前阴、小便病
	足内侧	经带、脾胃、肝、前阴、肾、肺、咽喉病
下肢外侧腧穴	大腿外侧	腰骶、膝股关节病
	小腿外侧	胸胁、颈项、眼、侧头病
	足外侧	侧头、眼、耳、胁肋、发热病

从上面腧穴的分经主治和分部主治范围看，每一个腧穴都可以治其所在部位或邻近部位组织器官的病证，这叫腧穴的近治作用。还可以治疗本经循行所及的远隔部位的腑脏、组织、器官的病，有的甚至可以影响到全身，这叫腧穴的远治作用。尤其是十二经脉在四肢肘、膝关节以下的腧穴，远治作用表现更为明显。除此之外，有的腧穴还有些特殊作用，比如刮大椎穴可以退热、灸至阴穴可以矫正胎位等，都属腧穴的特殊治疗作用。

六、腧穴的定位方法

腧穴的定位方法，有骨度分寸法、体表标志法、手指同身寸法和简便取穴法4种。

骨度分寸法

骨度分寸法也叫骨度法，是以骨节为主要标志，测量全身各个部位的大小长短，并依照规定的尺寸数据，按比例折算确定腧穴所在位置。见常用骨度分寸示意图（图2-1）。

体表标志法

体表标志法是以解剖学的各种体表标志为依据，来确定腧穴位置的方法。其中有固定标志，也有活动标志。

固定标志如骨骼、肌肉所形成的凸起、凹陷、五官、发际、爪甲、乳头、肚脐等可作取穴标志。如鼻尖取素髎、眉间取印堂、两乳之间取膻中、腓骨小头前下方取阳陵泉。

活动标志如关节、肌肉、肌腱、皮肤在活动过程中出现的隆起、空隙、凹陷、皱纹、尖端等，可作取穴标志。如曲肘后在肘横纹外端凹陷处取曲池，张口后在耳屏前的凹陷处取听宫。

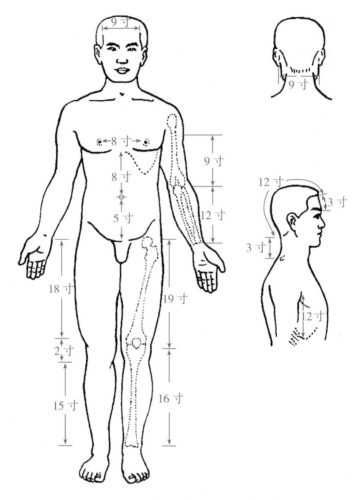

图2-1 常用骨度分寸示意图

手指同身寸法

手指同身寸法是用病人本人手指特定部位的长度来度量取穴的方法。以中指中节桡侧两端的纹头间距作1寸，叫中指同身寸（图2-2）。以拇指指间关节的宽度为1寸，叫拇指同身寸（图2-3）。手四指并拢，在中指中节横纹处测四指的宽度，作为3寸，叫横指同身寸，也叫一夫法（图2-4）。手指同身寸法主要用于四肢部的取穴。

简便取穴法

简便取穴法是一种简便易行的取穴方法。如垂臂曲肘，肘尖尽处取章门；立正姿势，中指尖端处取风市，等等。

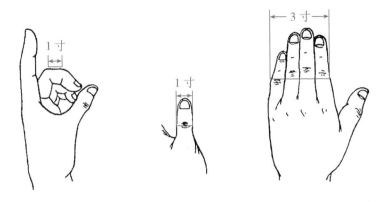

图2-2　中指同身寸　图2-3　拇指同身寸　图2-4　横指同身寸

七、经络刮痧常用经穴

督脉常用经穴

督脉行于人体后正中线，起于长强，止于龈交，一名一穴，共28穴。刮痧常用经穴的部位（图2-5）及主治如下：

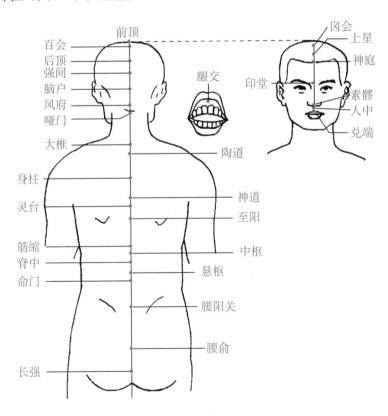

图2-5　督脉常用穴位图

穴位	定位	主治
长强	尾骨尖下方的凹陷中	泄泻、痔疮、便血、便秘、脱肛、尾骶部疼痛
腰俞	骶管裂孔处	腰脊痛、脱肛、泄泻、便秘、便血、月经不调
腰阳关	第四腰椎棘突下凹陷中	腰骶痛、下肢痿痹、妇科、男科疾病、便血
命门	第二腰椎棘突下凹陷中，向前和肚脐相对	腰背强硬疼痛、带下、阳痿、遗精、泄泻
悬枢	第一腰椎棘突下凹陷中	腰脊强痛、肠鸣腹痛、消化不良、泄泻
脊中	第十一胸椎棘突下凹陷中	腰脊强痛、腹满、无食欲、小儿消化不良、黄疸、脱肛、癫痫、胃肠功能紊乱
中枢	第十胸椎棘突下凹陷中	呕吐、腹满、胃痛、食欲不振、腰背疼痛
筋缩	第九胸椎棘突下凹陷中	腰背强痛、背痛、四肢不收、抽搐、痉挛、胃痛、黄疸
至阳	第七胸椎棘突下凹陷中，大约和肩胛骨下角平齐	胸胁胀痛、腰背痛、黄疸、咳嗽、气喘
灵台	第六胸椎棘突下凹陷中	气喘、咳嗽、背痛、项强、疔疮
神道	第五胸椎棘突下凹陷中	心惊心悸、肩背痛、咳喘、健忘、心脏神经官能症、神经衰弱、肋间神经痛
身柱	第三胸椎棘突下凹陷中	腰脊强痛、气喘、身热、抽风、哮喘、神经衰弱、癔病
陶道	第一胸椎棘突下凹陷中	腰脊强急、头痛、热病、感冒、癫狂、咳嗽
大椎	第七颈椎棘突下凹陷中	颈项强直、抽搐、肩颈疼痛、肺胀胁满、咳嗽喘急、风疹、癫狂、黄疸、发热
哑门	颈部，后正中线入发际0.5寸的凹陷处	舌强不语、失音、颈项强急、抽搐、中风、舌肌麻痹、头痛、癔病
风府	后发际正中直上1寸	舌强不语、咽喉肿痛、失音、头痛、眩晕、颈项强痛、中风癫狂、抽搐、感冒、癔病
脑户	头部，枕外粗隆上缘凹陷中	头痛、头晕、项强、癫痫
强间	头部，后发际正中直上4寸	头痛、目眩、项强、癫狂、失眠
后顶	后发际正中直上5.5寸	头痛、项强、眩晕、偏头痛、抽搐、失眠、烦心、癔病

穴位	定位	主治
百会	后发际正中直上7寸处，或两耳直上头顶正中处	头痛、眩晕、头涨、健忘、脱肛、泄泻、子宫脱垂、抽搐、喘息、偏瘫、癫痫、癔病、高血压、老年痴呆、中风
前顶	前发际正中直上3.5寸	头晕、目眩、头顶痛、目赤、鼻炎、癫痫、高血压
囟会	头部，前发际正中直上2寸	头痛、眩晕、鼻渊、鼻衄、癫痫
上星	前发际正中直上1寸	眩晕、头痛、目赤肿痛、迎风流泪、角膜白斑、鼻炎、鼻衄、鼻窦炎、额窦炎、前额神经痛、神经衰弱、热病
神庭	前发际正中直上0.5寸	头晕目眩、鼻炎、鼻衄、目赤肿痛、夜盲、泪囊炎、结膜炎、抽搐、神经官能症、失眠、健忘、精神分裂症
素髎	面部，鼻尖正中	昏迷、惊厥、新生儿窒息、鼻渊、鼻衄
人中	人中沟上1/3和下2/3的交界处	中风、昏迷、昏厥、抽搐、虚脱、癔病、精神分裂症、唇齿鼻口疾病、急性腰扭伤、消渴、水肿、晕车、晕船
兑端	上唇尖端	口歪、口臭、鼻塞、消渴、昏厥、癔病、面神经麻痹
印堂	额部，当两眉头的中间	头痛、眩晕、失眠、鼻衄、鼻渊、眉棱骨痛

任脉常用经穴

任脉行于人体前正中线，共24穴。刮痧常用经穴的部位（图2-6）及主治如下：

穴位	定位	主治
会阴	会阴部，男性在阴囊根与肛门连线的中点，女性在大阴唇后联合与肛门连线的中点	昏迷、癫狂痫、小便不利、遗尿、阴痛、阴痒、脱肛、痔疮、遗精、阳痿、月经不调
曲骨	前正中线上，耻骨联合上缘中点处	赤白带下、痛经、月经不调、遗精、阳痿、阴囊湿疹、五脏虚弱、小便淋漓、遗尿
中极	前正中线上，耻骨联合上缘上1寸	肾炎、膀胱炎、盆腔炎、产后腹痛、产后恶露不尽、子宫脱垂、痛经、带下、阳痿、遗精、遗尿

穴位	定位	主治
关元	前正中线，脐中下3寸处	少腹痛、吐泻、疝气、遗精、阳痿、早泄、白浊、尿闭、尿频、尿道炎、赤白带下、痛经、盆腔炎、肠炎、肠粘连、中风脱证、羸瘦无力、眩晕、小儿单纯性消化不良
石门	前正中线上，脐中下2寸处	小腹绞痛、腹胀、子宫内膜炎、产后恶露不尽、泄泻、水肿、小便不利、遗精、闭经
气海	前正中线，脐中下1.5寸处	下腹痛、便秘、泄泻、闭经、崩漏、带下、子宫脱垂、阳痿、遗精、滑精、中风脱证、脘腹胀满、气喘、消瘦乏力、疝气、失眠、神经衰弱、肠炎
阴交	前正中线上，脐中下1寸	腹痛、泄泻、疝气、月经不调、崩漏、带下、肠炎、小便不利
神阙	肚脐正中	泄泻、脱肛、脐腹痛、泌尿系统疾病、抽搐、昏厥、水肿、腹水、肠炎、痢疾、便秘、阳气暴脱、风痫
水分	前正中线上，脐中上1寸	腹水、腹胀、脐周痛、反胃、泄泻、水肿、肠炎、胃炎、肠粘连、泌尿系炎症
下脘	前正中线上，脐中上2寸	腹坚硬胀、食谷不化、痞块、呕吐、泄泻、虚肿、消瘦、胃肠炎、胃溃疡、胃痉挛、小儿疳疾
建里	前正中线上，脐中上3寸	胃痛、腹痛、腹胀、呕吐、食欲不振、水肿、胃下垂、胃溃疡、腹肌痉挛
中脘	前正中线上，脐中上4寸	胃肠诸疾患、喘息、失眠、癫痫、惊悸、黄疸、疳疾
上脘	前正中线上，脐中上5寸	肝炎、膈肌痉挛、癫痫、胃痛、呕吐、呃逆、腹胀
巨阙	前正中线上，脐中上6寸	胃病、肝胆病、膈肌痉挛、心绞痛、气管炎、胸膜炎、昏厥、癫痫、癔病
鸠尾	前正中线上，剑突下方	胃心肺诸疾、癔病、癫痫、胁痛、皮肤痛或瘙痒
中庭	前正中线上，平第五肋间隙	胸胁支满、呕吐、小儿吐乳、食道炎
膻中	前正中线上，两乳头之间，平第四肋间隙	胸闷、咳嗽、气短、心绞痛、心悸、心烦、噎膈、咳唾脓血、产妇少乳、乳腺炎、哮喘、气管炎、肋间神经痛

穴位	定位	主治
玉堂	前正中线上，平第三肋间隙	咳喘、胸闷、胸痛、乳房胀痛、咽喉肿痛
紫宫	前正中线上，平第二肋间隙	咳喘、胸痛、胸闷
华盖	前正中线上，平第一肋间隙	咳喘、胸痛、咽喉肿痛
璇玑	前正中线上，胸骨柄中央处	咽喉肿痛、咳嗽、气喘、胸胁支满
天突	颈部，胸骨上窝正中	哮喘、咳嗽、失音、咽喉肿痛、甲状腺肿大、梅核气、咳唾脓血、气管炎、哮喘、喉炎、扁桃体炎

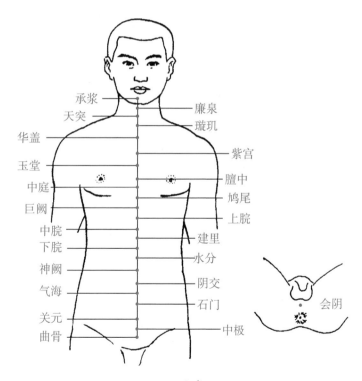

图2-6　任脉常用穴位图

穴位	定位	主治
廉泉	喉结上方，舌骨上缘的凹陷处	舌下肿痛、舌根缩急、舌纵涎出、失音、口舌生疮、喉痹、中风失语、舌炎、声带麻痹
承浆	下唇下正中凹陷处	口歪、唇紧、牙痛、流涎，口舌生疮、失音、齿衄、癫痫、面瘫、癔病性失语

手太阴肺经常用经穴

手太阴肺经在体表的循行线，出于锁骨外端下缘以下1寸处的中府，沿上肢内侧前缘下行至拇指少商，左右各11穴。刮痧常用经穴的部位（图2-7）及主治如下：

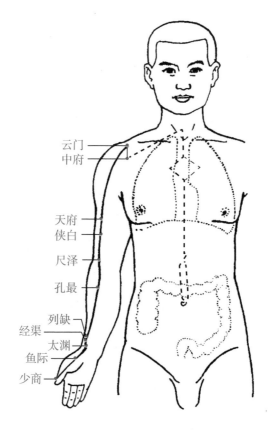

云门
中府

天府
侠白

尺泽

孔最

列缺
经渠
太渊
鱼际

少商

图2-7 手太阴肺经常用穴位图

穴位	定位	主治
中府	前正中线旁开6寸，第一肋间隙中	咳嗽、气喘、胸痛、胸中烦满、肩背痛、咽喉痛、腹痛、呕吐、浮肿
云门	前正中线旁开6寸，锁骨外端下方凹陷中	咳嗽、气喘、胸痛、胸中烦热、肩背痛、咽喉痛、甲状腺肿大、肋间神经痛
天府	臂前区，肱二头肌桡侧缘，腋前纹头下3寸处	咳嗽、气喘、鼻衄、瘿气、肩及上肢内侧痛
侠白	臂前区，肱二头肌桡侧缘，腋前纹头下4寸	咳嗽、气喘、干呕、上臂内侧痛
尺泽	肘横纹中，肱二头肌腱桡侧缘凹陷中	咳嗽、气喘、咯血、咽喉肿痛、腹胀、吐泻、胸膜炎、肘关节及周围软组织疾患
孔最	太渊穴与尺泽穴连线上，腕横纹上7寸处	肘臂疼痛、麻木、咳嗽、气喘、咯血、咽喉肿痛、失音、肋间神经痛
列缺	桡骨茎突上方，腕横纹上1.5寸	桡神经麻痹、腕关节痛、神经性头痛、面神经麻痹、落枕、咳喘、咽痛
经渠	前臂掌面桡侧，腕横纹上1寸，桡骨茎突与桡动脉之间凹陷处	咳嗽、气喘、胸痛、咽喉肿痛、手腕痛
太渊	掌后第一横纹上，桡动脉桡侧凹陷中	感冒、咳嗽、支气管炎、百日咳、心绞痛、肋间神经痛、无脉症、腕关节痛
鱼际	第一掌骨桡侧中点，赤白肉际处	支气管炎、咽喉肿痛、小儿单纯性消化不良、咳嗽、咳血、失音
少商	拇指末节桡侧，距指甲角约0.1寸处	咳喘、咽痛、鼻衄、中暑呕吐、热病、小儿抽搐、肺炎、腮腺炎、感冒、精神分裂症、中风昏迷

手阳明大肠经常用经穴

手阳明大肠经的体表循行线，起于食指桡侧爪甲根处的商阳，沿上肢外侧前缘上行肩端、走颈过颊绕唇，终于鼻旁迎香，左右各20穴。刮痧常用经穴的部位（图2-8）及主治如下：

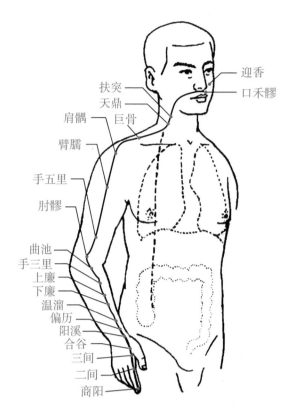

迎香
口禾髎
扶突
天鼎
肩髃
巨骨
臂臑
手五里
肘髎
曲池
手三里
上廉
下廉
温溜
偏历
阳溪
合谷
三间
二间
商阳

图2-8　手阳明大肠经常用穴位图

穴位	定位	主治
商阳	食指桡侧，距爪甲角约0.1寸的爪甲根处	食指麻木、腮腺炎、咽喉肿痛、口腔炎、下齿痛、耳鸣耳聋、昏厥、中风昏迷
二间	第二掌指关节远端桡侧的赤白肉际处	食指屈伸不利、食指痛、咽喉肿痛、鼻衄、齿痛、口干、身热、嗜睡、目痛
三间	第二掌指关节桡侧近端，第二掌骨小头上方	手指及手背肿痛、牙龈肿痛、鼻衄、唇干、腹满肠鸣、目痛、嗜睡、咽喉肿痛、痢疾、肠炎、肩关节痛
合谷	手背，第二掌骨桡侧缘的中点	手指屈伸不利、头痛、眩晕、鼻衄、鼻窦炎、耳聋、牙痛、面神经麻痹、面肿、腮腺炎、失音、咳嗽、臂痛、上肢不遂、胃脘痛、便秘、痢疾、发热恶寒、无汗、多汗、目赤肿痛、疔疮、疥疮、皮肤瘙痒、荨麻疹、小儿抽风、牙关紧闭、滞产、面肌痉挛、三叉神经痛、近视、舌炎、牙龈炎、流行性感冒、高血压

穴位	定位	主治
阳溪	在腕部，当拇指跷起时，拇短伸肌腱与拇长伸肌腱之间的凹陷中	臂腕痛、头痛、耳鸣、耳聋、咽喉肿痛、牙痛、热病心烦、目赤、目翳、癫狂、痫症、半身不遂、小儿单纯性消化不良、腕关节疾患
偏历	阳溪穴与曲池穴连线上，阳溪穴上3寸	肩臂肘腕疼痛、鼻衄、耳鸣、耳聋、面神经麻痹、喉痛、目赤、癫痫、水肿、前臂神经痛
温溜	阳溪穴与曲池穴连线上，阳溪穴上5寸处	上肢不遂、腕臂痛、头痛、面肿、鼻衄、口舌肿痛、咽喉肿痛、肩背痛、肠鸣腹痛、腮腺炎、面神经麻痹、癫痫
下廉	阳溪穴与曲池穴连线上，曲池穴下4寸处	上肢麻木及肿痛、头痛、眩晕、目痛、腹痛、食物不化
上廉	阳溪穴与曲池穴连线上，曲池穴下3寸处	上肢麻木及肿痛、半身不遂、肠鸣、腹痛、头痛
手三里	曲池穴下2寸，阳溪穴与曲池穴连线上	手臂麻痛、肘挛不伸、偏瘫、牙痛、咽喉痛、失音、颈淋巴结肿大、腹胀、吐泻、眼目诸疾、腰扭伤、面神经麻痹
曲池	肘横纹桡侧端稍外方凹陷中	手臂肿痛、上肢不遂、手肘无力、咽喉肿痛、牙痛、颈淋巴结肿大、腹痛、吐泻、痢疾、疥疮、荨麻疹、丹毒、热病、心中烦满、高血压、月经不调、抽搐、癫狂、肩肘关节痛、流行性感冒、神经衰弱、胸膜炎、甲状腺肿大
肘髎	屈肘，曲池穴外上方1寸，肱骨前缘	肘臂疼痛、麻木、拘挛、上肢瘫痪、肘关节疾患
手五里	曲池穴与肩髃穴连线上，曲池穴上3寸	上肢麻木疼痛肿胀挛急、咳嗽吐血、颈淋巴结肿大、身黄
臂臑	曲池穴与肩髃穴连线上，曲池穴上7寸	肩臂疼痛、颈项拘急、颈淋巴结肿大、目疾
肩髃	肩峰前下方。当上臂外展至水平位时，在肩部出现两个凹陷，前面的凹陷处即是本穴	肩臂痛、手臂挛急、半身不遂、颈淋巴结肿大、甲状腺肿大、肩周炎、风疹
巨骨	锁骨肩峰端与肩胛冈之间的凹陷处	肩臂挛痛、臂不举、颈淋巴结肿大、瘿气

穴位	定位	主治
天鼎	锁骨上窝上，胸锁乳突肌后缘	咽喉肿痛、失音、甲状腺肿大、颈淋巴结肿大、舌肌麻痹、吞咽困难
扶突	在颈部，横平喉结，胸锁乳突肌前后缘之间	咽喉肿痛、暴喑、瘿气、颈淋巴结肿大、咳嗽、气喘
口禾髎	鼻孔外缘直下，与人中穴相平	鼻疮息肉、鼻衄、鼻塞、清涕、口歪、口禁不开、鼻炎、嗅觉减退、面神经麻痹或痉挛
迎香	鼻翼外缘中点旁开0.5寸	鼻塞、嗅觉减退或丧失、鼻衄、鼻炎、鼻窦炎、鼻息肉、面痒、面浮肿、面神经麻痹、面肌痉挛、胆道蛔虫症

足阳明胃经常用经穴

足阳明胃经的体表循行线，行于面部、胸腹、下肢外侧前缘，终于足二趾外侧端，左右各45穴。刮痧常用经穴的部位（图2-9）及主治如下：

穴位	定位	主治
承泣	两目正视、瞳孔直下，当眼球与眶下缘之间	眼睑跳动、目赤肿痛、夜盲、急慢性结膜炎、近视、远视、散光、青光眼、斜视、角膜炎、泪囊炎、白内障、视神经炎、视神经萎缩、面神经麻痹、面肌痉挛
四白	两目正视前方，从下眼眶骨边缘直下约0.3寸，正对瞳孔处，按压有凹窝	目赤痛痒、眼睑跳动、眩晕、头面疼痛、结膜炎、角膜炎、近视、眼睑下垂、青光眼、面神经麻痹、三叉神经痛、鼻炎
巨髎	在面部，目直视，瞳孔直下，横平鼻翼下缘处	口眼㖞斜、鼻衄、齿痛、唇颊肿
地仓	四白穴直下至嘴角平齐的地方	唇缓不收、口眼㖞斜、流涎、牙痛颊肿、眼睑跳动、面神经麻痹、三叉神经痛
大迎	下颌角前方，咬肌附着部的前缘	面颊肿、腮腺炎、牙痛、牙关脱臼、牙关紧闭、面神经麻痹、面肌痉挛、颈淋巴结肿大、颈痛
颊车	下颌角前上方约1横指处	牙痛、三叉神经痛、下颌关节炎、咬肌痉挛、腮腺炎、面神经麻痹

穴位	定位	主治
下关	颧弓与下颌切迹所形成的凹陷处	下颌关节炎、咬肌痉挛、中耳炎、耳鸣、耳聋、眩晕、面神经麻痹
头维	头侧部、在额角发际上0.5寸处，头正中线旁开4.5寸	头痛、眼痛、目眩、迎风流泪、眼睑跳动、视物不明、面神经麻痹、眼轮匝肌痉挛
人迎	与结喉相平，颈总动脉搏动处	咽喉肿痛、饮食难下、颈淋巴结核、甲状腺肿大、哮喘、高血压、头痛
水突	胸锁乳突肌前缘，当人迎与气舍连线的中点	咽喉肿痛、咳嗽、气喘
气舍	锁骨内侧端之上缘，在胸锁乳突肌的胸骨头与锁骨头之间	咽喉肿痛、咳嗽、气喘、甲状腺肿大、颈淋巴结核、呃逆、颈项强痛、肩肿
缺盆	锁骨上窝中央，前正中线旁开4寸	咳嗽、气喘、咽喉肿痛、缺盆中痛、瘰疬
气户	锁骨下缘，前正中线旁开4寸	咳嗽、气喘、呃逆、胸胁满痛
库房	第一肋间隙，前正中线旁开4寸	咳嗽、气喘、咳唾脓血、胸胁胀痛
屋翳	乳中线上第二肋间隙，前正中线旁开4寸	咳嗽、气喘、咯血、胸膜炎、肋间神经痛、乳腺炎、乳腺增生、心绞痛
膺窗	在胸部，第三肋间隙，前正中线旁开4寸	咳嗽、气喘、胸胁胀痛、乳痈
乳中	第四肋间隙，乳头中央	产后缺乳、多汗症
乳根	乳中线上，第五肋间隙处	咳嗽、胸痛、乳腺炎、乳汁少、呃逆、肋间神经痛、风湿性心脏病、冠心病心绞痛
不容	脐上6寸，前正中线旁开2寸	胃炎、胃十二指肠溃疡、胃下垂、胃扩张、食欲不振、喘咳
承满	上腹部，脐中上5寸，前正中线旁开2寸	胃痛、腹胀、吐血、纳少等胃疾
梁门	上腹部，脐中上4寸，前正中线旁开2寸	纳少、胃痛、呕吐等胃疾

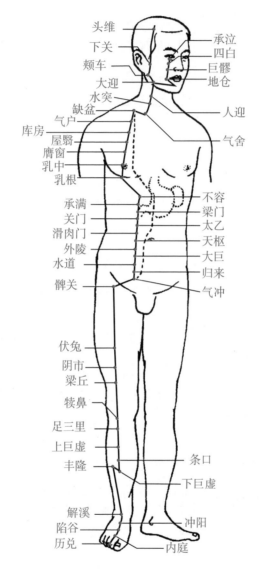

头维　　　　　　　　　　承泣
下关　　　　　　　　　　四白
颊车　　　　　　　　　　巨髎
大迎　　　　　　　　　　地仓
水突
缺盆　　　　　　　　　　人迎
气户
库房　　　　　　　　　　气舍
屋翳
膺窗
乳中
乳根
承满　　　　　　　　　　不容
关门　　　　　　　　　　梁门
滑肉门　　　　　　　　　太乙
外陵　　　　　　　　　　天枢
水道　　　　　　　　　　大巨
髀关　　　　　　　　　　归来
　　　　　　　　　　　　气冲
伏兔
阴市
梁丘
犊鼻
足三里
上巨虚
丰隆　　　　　　　　　　条口
　　　　　　　　　　　　下巨虚
解溪　　　　　　　　　　冲阳
陷谷
历兑　　　　　　　　　　内庭

图2-9　足阳明胃经常用穴位图

穴位	定位	主治
关门	上腹部，脐中上3寸，前正中线旁开2寸	腹胀、腹痛、肠鸣、腹泻等胃肠疾病
太乙	上腹部，脐中上2寸，前正中线旁开2寸	胃病、心烦、癫狂
滑肉门	上腹部，脐中上1寸，前正中线旁开2寸	胃痛、呕吐、癫狂
天枢	脐旁2寸	绕脐腹痛、腹胀肠鸣、肠痛、痢疾、吐泻、肠麻痹、消化不良、痛经、月经不调、疝气
外陵	下腹部，脐中下1寸，前正中线旁开2寸	腹痛、疝气、痛经
大巨	脐下2寸，前正中线旁开2寸	小腹胀满、疝气、小便不利、遗精、早泄、惊悸不眠、肠梗阻、膀胱炎、尿潴留
水道	脐下3寸，前正中线旁开2寸	小腹胀满、疝气、小便不利、子宫脱垂、卵巢炎、痛经、不孕
归来	脐下4寸，前正中线旁开2寸	少腹疼痛、疝气、经闭、白带、卵巢炎、子宫内膜炎、子宫脱垂、腹股沟疝
气冲	在腹股沟区，耻骨联合上缘，前正中线旁开2寸，动脉搏动处	肠鸣、腹痛、疝气、月经不调、不孕、阳痿、阴肿
髀关	髂前上棘与髌骨外缘的连线上，平臀沟处	腰腿疼痛、筋急不得屈伸、下肢瘫痪、足麻木、腹股沟淋巴结炎、膝关节痛、股外侧皮神经炎
伏兔	膝部髌底外上缘上6寸处	腿膝寒冷麻痹、脚气、腰胯疼痛、疝气、腹胀、下肢瘫痪、股外侧皮神经炎、膝关节痛
阴市	膝部髌骨外上缘上3寸	下肢肿胀、膝关节痛、疝气、腹胀、腹痛
梁丘	髌底外上缘上3寸处	膝肿、膝痛、下肢不遂、急性胃炎、胃痛、乳腺炎
犊鼻	屈膝，髌韧带外则凹陷中	膝关节痛、脚气、下肢瘫痪
足三里	小腿前外侧膝眼直下3寸，距胫骨前嵴外一横指处	膝胫酸痛、下肢不遂、急慢性胃炎、消化不良、急慢性肠炎、痢疾、阑尾炎、便秘、水肿、高血压、癫痫、神经衰弱、精神分裂症、哮喘、乳腺炎、头晕、心悸、气短、中风、体虚羸瘦

穴位	定位	主治
上巨虚	足三里穴下3寸	中风瘫痪、脚气、痢疾、肠鸣、泄泻、便秘、阑尾炎
条口	足三里下5寸	小腿冷痛或麻痹、转筋、膝关节炎、脘腹疼痛、肩关节周围炎
下巨虚	足三里穴下6寸	下肢瘫痪、小腹痛、乳腺炎、痢疾、急慢性肠炎、泄泻
丰隆	从外踝前缘平齐外踝尖处，到外膝眼连线的1/2处	下肢痿痹、痰多、哮喘、胸痛、头痛、眩晕、咽喉肿痛、便秘、癫狂、痫证、神经衰弱、精神分裂症、高血压、耳源性眩晕、支气管炎、支气管哮喘、腓肠肌痉挛
解溪	足背踝关节横纹的中央，两筋之间的凹陷处	下肢痿痹、头面浮肿、面赤目赤、头痛、眩晕、眉棱骨痛、腹胀、便秘、胃热、神经性头痛、消化不良、胃炎、肠炎、癫痫、面神经麻痹、足下垂、踝关节肿痛
冲阳	足背最高点，当拇长伸肌腱和趾长伸肌腱之间，足背动脉搏动处	足痿无力、脚背红肿、胃痛腹胀、不嗜饮食、面神经麻痹、牙痛面肿、癫痫
陷谷	在足背，第二、三跖骨间，第二跖趾关节后凹陷处	面肿、水肿、足背肿痛、肠鸣、腹痛
内庭	足背第二、三趾间缝纹端	足背肿痛、牙痛、口歪、咽喉肿痛、鼻衄、腹痛、腹胀、泄泻、痢疾、热病、急慢性胃肠炎、牙龈炎、跖趾关节痛
厉兑	第二趾外侧，距爪甲角约0.1寸的甲根处	足背肿痛、面肿、口歪、牙痛、鼻衄、鼻流黄涕、热病、梦魇、癫狂、神经衰弱、鼻炎、齿龈炎、咽喉肿痛

足太阴脾经常用经穴

足太阴脾经的体表循行线，起于足大趾末端隐白穴，沿足内侧、下肢内侧前缘上行，过腹至胸，左右各21穴。刮痧常用经穴的部位（图2-10）及主治如下：

穴位	定位	主治
隐白	足大趾内侧距爪甲角约0.1寸的爪甲根处	足趾痛、月经过多、崩漏、吐血、衄血、尿血、便血、癫狂、多梦、梦魇、心烦善悲、心痛、昏厥、腹胀、暴泄、善呕、胸满、咳喘、上消化道出血、功能性子宫出血、急性肠炎、精神分裂症、神经衰弱、休克
大都	足大趾内侧，第一跖趾关节前下方赤白肉际处	足痛、足肿、腹胀、胃痛、饮食不化、呕吐、泄泻、便秘、心痛、不得卧、心烦、热病、无汗、胃肠炎
太白	第一跖趾关节后缘，赤白肉际凹陷处	胃痛、肠鸣、腹胀、腹泻、便秘、体重节痛
公孙	第一跖骨底之前下缘凹陷中，赤白肉际处	足痛、足肿、胃痛、呕吐、饮食不化、肠鸣腹胀、腹痛、痢疾、泄泻、多饮、水肿、便血、烦心失眠、嗜卧、食欲不振、神经性呕吐、胃肠炎、腹水
商丘	内踝前下方凹陷处	足踝痛、腹胀、肠鸣、泄泻、消化不良、便秘、黄疸、怠惰、嗜卧、癫狂、小儿抽搐、咳嗽、痔疾、神经性呕吐、胃肠炎、腓肠肌痉挛
三阴交	内踝尖直上3寸，胫骨内侧面后缘处	足痿痹痛、脚气、脾胃虚弱、肠鸣腹胀、泄泻、消化不良、月经不调、崩漏、赤白带下、经闭、产后血晕、水肿、小便不利、遗尿、失眠、子宫脱垂、阳痿、遗精、阴茎痛、疝气、睾丸缩腹、难产、神经性皮炎、湿疹、荨麻疹、高血压、胃肠炎、痢疾、功能性子宫出血、神经衰弱、小儿舞蹈病、下肢神经痛或瘫痪
漏谷	内踝上6寸，胫骨内侧面后缘	腿膝厥冷、足踝肿痛、腹胀肠鸣、小便不利、尿路感染、功能性子宫出血、遗精
地机	阴陵泉下3寸，胫骨后缘	腿膝麻木疼痛、腹胀腹痛、食欲不振、泄泻、痢疾、水肿、小便不利、月经不调、痛经、腰痛、遗精、胃痉挛、功能性子宫出血、精液减少症
阴陵泉	胫骨内侧髁下缘，胫骨后缘和腓肠肌之间的凹陷处	膝关节病变、腹胀、暴泄、黄疸、水肿、小便不利或小便失禁、肠炎、痢疾、腹膜炎、尿潴留、尿路感染、阴道炎、痛经、遗精

穴位	定位	主治
血海	屈膝，髌骨内上缘上2寸，股四头肌内侧隆起处	下肢内侧及膝关节疼痛、月经不调、经闭、崩漏、痛经、小便淋涩、气逆腹胀、皮肤湿疹、皮肤瘙痒、荨麻疹、神经性皮炎、丹毒、贫血、功能性子宫出血
箕门	股前区，髌底内侧端与冲门连线的上1/3与下2/3交点处	小便不利、遗尿、腹股沟肿痛
冲门	腹股沟区，耻骨联合上缘中点旁开3.5寸，当髂外动脉搏动处的外侧	腹痛、疝气、崩漏、带下
府舍	下腹部，脐中下4.3寸，前正中线旁开4寸	腹痛、积聚、疝气
腹结	脐旁4寸，下行1.3寸	绕脐腹痛、疝气、腹寒泄泻、细菌性痢疾
大横	腹部，脐中旁开4寸	腹痛、腹泻、便秘
腹哀	上腹部，脐中上3寸，前正中线旁开4寸	消化不良、腹痛、便秘、泄泻、痢疾
食窦	在胸部，第五肋间隙，前正中线旁开6寸	胸胁胀痛、噫气、反胃、腹胀、水肿
天溪	在胸部，第四肋间隙，前正中线旁开6寸	胸胁疼痛、咳嗽、乳痈、乳汁少
胸乡	在胸部，第三肋间隙，前正中线旁开6寸	胸胁胀痛
周荣	在胸部，第二肋间隙，前正中线旁开6寸	咳嗽、气逆、胸胁胀满
大包	侧胸部，腋中线上，当第六肋间隙处	咳喘、胸胁痛、全身疼痛、四肢无力

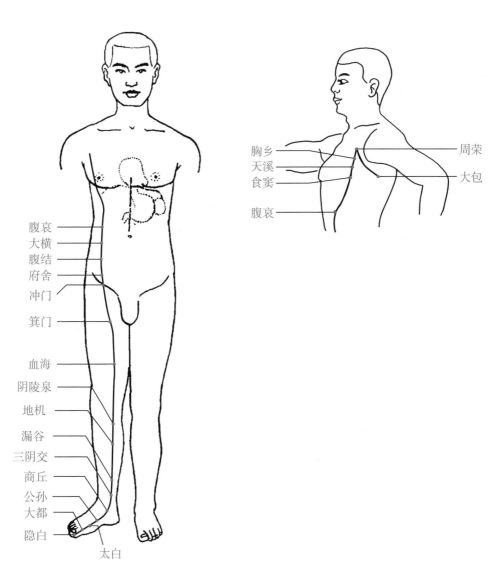

图2-10 足太阴脾经常用穴位图

手少阴心经常用经穴

手少阴心经在体表的循行线，出于腋下极泉，沿上肢内侧后缘下行，终于小指内侧末端少冲，左右各9穴。刮痧常用经穴的部位（图2-11）及主治如下：

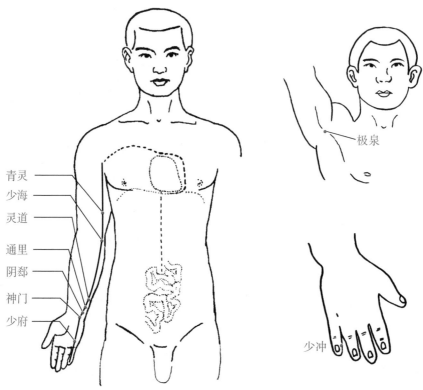

图2-11 手少阴心经常用穴位图

穴位	定位	主治
极泉	腋窝正中，腋动脉搏动处	胁肋疼痛、肘臂冷痛、四肢不举、胸闷、气短、心悸、心痛、心悲不乐、目黄、肋间神经痛、颈淋巴结核
青灵	臂内侧，肘横纹上3寸，肱二头肌的尺侧沟中	头痛、振寒、目黄、胁痛、肩臂疼痛
少海	肘窝横纹尺侧端和肱骨内上髁之间的凹陷处	肘臂挛痛麻木、头痛目眩、心痛、失音、腋胁痛、癔病、精神分裂症、急性舌骨肌麻痹或萎缩、尺神经麻痹、肋间神经痛

穴位	定位	主治
灵道	尺侧腕屈肌腱的桡侧，腕横纹上1.5寸	肘臂挛急、手麻木、心悸怔忡、心痛、头昏目眩、舌强、不语、腕关节炎、尺神经麻痹、急性舌骨肌麻痹或萎缩、癔病、精神分裂症
通里	手心向上，尺侧腕屈肌腱的桡侧，腕横纹上1寸	腕痛指挛、上肢内后侧痛、头痛目眩、心悸怔忡、经血过多、崩漏、扁桃体炎、心绞痛、心动过缓、神经衰弱、癔病性失语、精神分裂症、子宫内膜炎
阴郄	尺侧腕屈肌腱的桡侧，腕横纹上0.5寸	腕痛、心痛、心悸、惊恐、骨蒸盗汗、失语、神经衰弱、鼻出血、胃出血、急性舌肌麻痹、子宫内膜炎
神门	尺侧腕屈肌腱的桡侧，腕横纹上	掌中热、心痛、心烦、健忘、失眠、怔忡、目黄、胁痛、头痛目眩、呕血吐血、大便脓血、癫狂、痫症、喘逆上气、无脉症、神经衰弱、癔病、舌肌麻痹、产后失血、淋巴腺炎、扁桃体炎
少府	手掌内侧第四、五掌骨之间	掌中热、手小指拘挛、心悸、胸痛、痈疡、阴道及阴部瘙痒、子宫脱垂、风湿性心脏病、心绞痛、心律不齐、癔病、肋间神经痛、臂神经痛
少冲	小指桡侧，距爪甲角约0.1寸的爪甲根处	上肢内后侧痛、胸胁痛、心痛、心悸、癫狂、热病、中风昏迷、脑出血、休克、癔病、胸膜炎、肋间神经痛、喉炎、小儿惊厥

手太阳小肠经常用经穴

手太阳小肠经在体表的循行线，起于小指外侧端的少泽穴，沿上肢外侧后缘上行过肩、越颈、上面颊，到耳前听宫穴，左右各19穴。刮痧常用经穴的部位（图2-12）及主治如下：

穴位	定位	主治
少泽	小指尺侧，距爪甲角约1分的爪甲根处	肩臂外后侧疼痛、头痛、项强、咽喉肿痛、热病、昏迷、耳聋、耳鸣、乳腺炎、乳汁分泌不足、神经性头痛、精神分裂症、中风昏迷
前谷	微握拳，第五掌指关节前尺侧，掌指横纹头赤白肉际处	头项痛、目痛、耳鸣、咽喉肿痛、热病、乳痈、乳汁少

穴位	定位	主治
后溪	握拳，第五掌骨小头后方尺侧的赤白肉际处	手指及肘臂挛急、落枕、耳聋、目赤目翳、热病、疟疾、盗汗、角膜炎、角膜白斑、扁桃体炎、急性腰扭伤、精神分裂症、癔病、癫痫
腕骨	第五掌骨基底与三角骨之间的赤白肉际凹陷处	指挛腕痛、头项强痛、耳鸣、目翳、黄疸、热病、消渴
阳谷	腕关节尺侧，尺骨茎突与三角骨之间的凹陷处	手腕痛、臂外侧痛、目赤肿痛、耳鸣、耳聋、头眩、痔漏、腮腺炎、齿龈炎、精神病、癫痫
养老	屈肘，掌心向胸，尺骨小头桡侧缘上方的缝隙处	肩背肘臂痛、急性腰扭伤、落枕、眼球充血、目视不明、视力减退、半身不遂

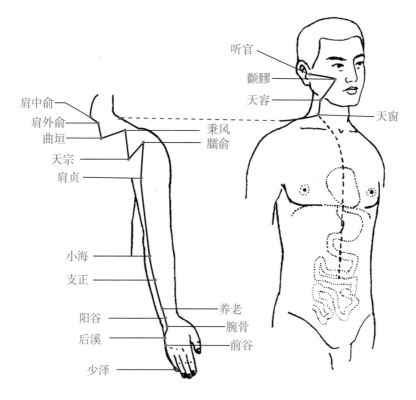

图2-12 手太阳小肠经常用穴位图

穴位	定位	主治
支正	前臂背面尺侧，腕横纹上5寸，尺骨尺侧与尺侧腕屈肌之间	头痛、目眩、项强、肘臂酸痛、热病、癫狂
小海	屈肘，尺骨鹰嘴和肱骨内上髁之间	肘臂疼痛、颈项肩臂外后侧疼、头痛、目眩、耳鸣耳聋、癫狂、精神分裂症、舞蹈病、疮疡肿痛、齿龈炎、尺神经麻痹或疼痛
肩贞	垂臂合腋，腋后纹头向上1寸	肩胛痛、肩关节周围炎、上肢瘫痪、手臂麻痛、耳鸣、耳聋、头痛、颈淋巴结核
臑俞	上臂内收，腋后纹直上，当肩胛冈下外侧凹陷中	肩周炎、肩臂酸痛无力、肩肿、气喘、乳痛、颈淋巴结核
天宗	肩胛冈下窝的中央	肩胛疼痛、咳嗽、气喘、肘臂外后侧痛、颊颔肿痛、乳痛
秉风	肩胛冈上窝中点	肩胛疼痛不举、上肢酸麻、冈上肌炎、肩周炎、咳嗽
曲垣	肩胛冈内侧端上缘凹陷中，约当臑俞与第二胸椎棘突连线的中点处	肩背疼痛
肩外俞	背部，第一胸椎棘突下旁开3寸	肩背疼痛、颈项强急
肩中俞	背部，第七颈椎棘突下旁开2寸	咳嗽、气喘、肩背疼痛
天窗	下颌角后下方，胸锁乳突肌后缘	颈项强直、咽喉肿痛、甲状腺肿大、失音、耳鸣、耳聋、口颊炎、齿龈炎、中风、癫狂、肋间神经痛
天容	下颌角后方，胸锁乳突肌前缘凹陷处	咽喉肿痛、颊肿、耳鸣、耳聋、头项痛肿、甲状腺肿大、颈淋巴结核、颈项部扭伤
颧髎	眼外角直下，颧骨下缘凹陷中	面神经麻痹、面肌痉挛、颊肿、齿痛、唇肿、面赤
听宫	耳屏和下颌关节之间，张口时出现凹陷的地方	耳鸣、耳聋、中耳炎、聋哑、牙痛、失音、癫痫、下颌关节功能紊乱

足太阳膀胱经常用经穴

足太阳膀胱经在体表的循行线，起于大眼角的睛明穴，上行过额至巅顶，行项后、后背、大腿后外侧、小腿后侧至小趾外侧的至阴穴，左右各67穴，是人体最长、穴位最多的一条经脉。刮痧常用经穴的部位（图2-13）及主治如下：

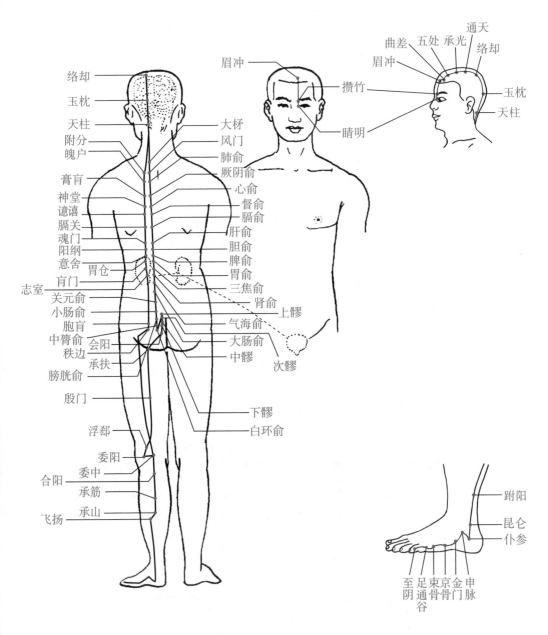

图2-13　足太阳膀胱经常用穴位图

穴位	定位	主治
睛明	内眼角向上0.1寸，靠近眼眶骨内缘处	目赤肿痛、迎风流泪、目眦痒痛、目翳、视物不明、近视、夜盲、散光、视神经炎、视神经萎缩、视网膜炎、视网膜出血、早期白内障、鼻塞、头痛、腰痛
攒竹	眉毛内侧端，眶上切迹处	目视不明、目赤肿痛、近视、视神经疾患、视网膜出血、夜盲、目眩、眼睑跳动、角膜白斑、头痛、面瘫
眉冲	眉头直上入发际0.5寸处	头痛目眩、目痛、视物不明、鼻炎、鼻塞、癫痫
曲差	头部，前发际正中直上0.5寸（神庭），旁开1.5寸	头痛、目眩、鼻塞、鼻衄
五处	头部，前发际正中直上1寸，旁开1.5寸	头痛、目眩、癫痫
承光	头部，前发际正中直上2.5寸，旁开1.5寸	头痛、目眩、目视不明、鼻塞
通天	头部，前发际正中直上4寸，旁开1.5寸	头痛、眩晕、鼻塞、鼻衄、鼻渊
络却	头部，前发际正中直上5.5寸，旁开1.5寸	头晕、目视不明、耳鸣
玉枕	头部，枕外粗隆上缘中点旁开1.3寸	头项痛、目痛、鼻塞
天柱	项部，横平第二颈椎棘突上缘（哑门），斜方肌外缘凹陷中	后头痛、眩晕、项强、肩背痛、鼻塞、目视不明、癫狂病
大杼	第一胸椎棘突下，旁开1.5寸	咳嗽、肩胛酸痛、颈项强急、咽喉肿痛、鼻塞、头痛、目眩、中风、癫痫、颈椎病
风门	第二胸椎棘突下，旁开1.5寸	咳嗽、胸背痛、胸中热、发热、头痛、目眩、感冒、气管炎、百日咳、荨麻疹
肺俞	第三胸椎棘突下，旁开1.5寸	咳嗽、胸满、腰脊痛、咽喉肿痛、骨蒸潮热、盗汗吐血、黄疸、皮肤瘙痒、荨麻疹、肺结核、肺炎
厥阴俞	第四胸椎棘突下，旁开1.5寸	胸满、心痛、心悸、咳嗽、烦闷、胃脘痛、呕吐、风湿性心脏病、神经衰弱、肋间神经痛

穴位	定位	主治
心俞	第五胸椎棘突下，旁开1.5寸	胸引背痛、心烦、心痛、咳嗽、吐血、健忘、失眠、梦遗、癫狂、痫证、冠心病、心绞痛、风心病、神经衰弱、肋间神经痛、精神分裂症、癔病
督俞	背部，第六胸椎棘突下，旁开1.5寸	心痛、胸闷、寒热、气喘、腹痛、腹胀、胃痛、呃逆
膈俞	第七胸椎棘突下，旁开1.5寸	背痛、脊强、胃脘胀痛、呃逆、饮食不下、气喘、咳嗽、吐血、潮热、盗汗、贫血、慢性出血性疾病、膈肌痉挛、胃肠炎、荨麻疹、小儿营养不良
肝俞	第九胸椎棘突下，旁开1.5寸	脊背痛、胁痛、目赤、目视不明、夜盲、眩晕、黄疸、吐血、衄血、癫狂、痫证、肝炎、胆囊炎、视网膜出血、胃炎、胃痉挛、肋间神经痛、神经衰弱、精神病、月经不调
胆俞	第十胸椎棘突下，旁开1.5寸	胁痛、腋下肿痛、口苦、舌干、咽痛、呕吐、饮食不下、黄疸、肺结核、潮热、胆囊炎、胆道蛔虫、肝炎、胃炎、腋下淋巴结炎、肋间神经痛
脾俞	第十一胸椎棘突下，旁开1.5寸	背痛、胁痛、腹胀、呕吐、泄泻、痢疾、饮食不化、黄疸、水肿、胃溃疡、胃炎、胃下垂、神经性呕吐、肝炎、贫血、慢性出血性疾病、糖尿病
胃俞	第十二胸椎棘突下，旁开1.5寸	胸胁痛、胃脘痛、反胃、呕吐、肠鸣、饮食不化、噎膈、泄泻、痢疾、胃下垂、胃痉挛、胰腺炎、糖尿病
三焦俞	第一腰椎棘突下，旁开1.5寸	腰脊强痛、腹胀、肠鸣、食物不化、腹泻、肩背拘急、小便不利、水肿、黄疸
肾俞	第二腰椎棘突下，旁开1.5寸	腰膝酸痛、目昏耳鸣、耳聋、遗精、阳痿、月经不调、白带、遗尿、小便频数、小便不利、水肿、咳喘少气、癫痫、肾炎、尿路感染、半身不遂
气海俞	第三腰椎棘突下，旁开1.5寸	腰痛、腰腿不利、痛经、崩漏、痔疮、腰骶神经根炎、肠鸣、腹胀
大肠俞	第四腰椎棘突下，旁开1.5寸	腰脊疼痛、腹痛、腹胀、肠鸣、泄泻、便秘、脱肛、痢疾、肠痈、骶髂关节炎、坐骨神经痛、阑尾炎、肠出血、脚气
关元俞	第五腰椎棘突下，旁开1.5寸	腰痛、泄泻、小便不利、遗尿、消渴、慢性肠炎、糖尿病、贫血、慢性盆腔炎、膀胱炎
小肠俞	第一骶椎棘突下，旁开1.5寸	腰腿痛、小腹胀痛、痢疾、泄泻、痔疾、疝气、遗精、遗尿、尿血、小便赤涩、白带、骶髂关节炎、肠炎、盆腔炎、淋病、子宫内膜炎

穴位	定位	主治
膀胱俞	第二骶椎棘突下，旁开1.5寸	腰脊强痛、膝足寒冷无力、腹痛、泄泻、便秘、小便赤涩、癃闭、遗精、遗尿、女子阴部肿痛生疮、淋浊、坐骨神经痛、痢疾、糖尿病、子宫内膜炎、膀胱炎、膀胱结石
中膂俞	骶部，横平第三骶后孔，骶正中嵴旁开1.5寸	腹泻、疝气、腰骶痛
白环俞	第四骶椎棘突下，旁开1.5寸	腰痛腿痛、白带、月经不调、遗精、疝气、坐骨神经痛、子宫内膜炎、小儿麻痹后遗症、下肢瘫痪
上髎	正对第一骶后孔中	大小便不利、月经不调、带下、子宫脱垂、遗精、阳痿、腰骶痛
次髎	第二骶后孔处	腰痛、腰以下麻木、月经不调、赤白带下、痛经、疝气、小便赤淋、尿潴留、睾丸炎、卵巢炎、盆腔炎、子宫内膜炎
中髎	正对第三骶后孔中	便秘、腹泻、小便不利、月经不调、带下、腰骶痛
下髎	第四骶后孔处	腹痛、肠鸣、泄泻、便秘、小便不利、白带多、痛经、子宫内膜炎、盆腔炎、腰骶痛
会阳	骶部，尾骨端旁开0.5寸	痔疮、腹泻、阳痿、带下
承扶	大腿后面，臀下横纹的中点处	腰、骶、臀、股部疼痛，痔疮
浮郄	腘横纹外侧，委阳上1寸，股二头肌肌腱内侧	股腘部挛痛、麻木、便秘
附分	背部，第二胸椎棘突下，旁开3寸	颈项强痛、肩背拘急、肘臂麻木
魄户	第三胸椎棘突下，旁开3寸	肺痨、咳嗽、气喘、项强、肩背痛、气管炎、肺炎
膏肓	第四胸椎棘突下，旁开3寸	肺痨、咳嗽、气喘、肩胛背痛、吐血、盗汗、健忘、遗精、饮食不化、四肢倦怠、肺结核、气管炎、胸膜炎、神经衰弱、各种慢性虚损性疾病

穴位	定位	主治
神堂	第五胸椎棘突下，旁开3寸	咳嗽、气喘、胸腹满、脊背急强、肩痛、心脏病、神经衰弱、精神分裂症、肋间神经痛
谵谵	背部，第六胸椎棘突下，旁开3寸	咳嗽、气喘、肩背痛、热病
膈关	第七胸椎棘突下，旁开3寸	胸中噎闷、脊背强痛、饮食不下、呕吐、嗳气、多涎、肋间神经痛、膈肌痉挛、胃出血
魂门	背部，第九胸椎棘突下，旁开3寸	胸胁痛、背痛、呕吐、腹泻
阳纲	第十胸椎棘突下，旁开3寸	肠鸣、腹痛、泄泻、黄疸、消渴、胃炎、肝炎、胆囊炎
意舍	第十一胸椎棘突下，旁开3寸	背痛、腹胀、肠鸣、泄泻、呕吐、饮食不下、黄疸、糖尿病
胃仓	背部，第十二胸椎棘突下，旁开3寸	胃脘痛、腹胀、小儿食积、水肿、背脊痛
肓门	腰部，第一腰椎棘突下，旁开3寸	腹痛、痞块、便秘、乳疾
志室	第二腰椎棘突下，旁开3寸	腰脊强痛、遗精、阳痿、小便淋沥、水肿、肾下垂、前列腺炎、阴囊湿疹、下肢瘫痪
胞肓	第二骶椎正中线旁开3寸，平第二骶后孔	肠鸣、腹胀、便秘、癃闭、腰脊强痛
秩边	骶管裂孔旁开3寸	腰骶痛、便秘、小便不利、阴痛、下肢痿痹、痔疾、膀胱炎、睾丸炎、坐骨神经痛
合阳	小腿后面，委中与承山连线上，委中直下2寸	腰脊强痛、下肢痿痹、疝气、崩漏
飞扬	小腿后面，昆仑直上7寸，承山外下方1寸处	头痛、目眩、鼻塞、鼻衄、腰腿疼痛、痔疮
仆参	足外侧，昆仑直下，跟骨外侧，赤白肉际处	下肢痿痹、足跟痛、癫痫

穴位	定位	主治
金门	足外侧，外踝前缘直下，骰骨下缘凹陷中	头痛、腰痛、下肢痿痹、外踝痛、癫痫、小儿惊风
殷门	臀下横纹正中直下6寸	大腿痛、股外侧肿、腰脊强痛不可俯仰、坐骨神经痛、下肢麻痹、小儿麻痹后遗症
委中	膝弯正中央的横纹上，两条大筋的中间	膝窝筋脉挛急、下肢痿痹、腰痛、髋关节屈伸不利、中风昏迷、半身不遂、腹痛、吐泻、癫痫、抽搐、衄血不止、遗尿、小便难、自汗、盗汗、丹毒、疔疮、坐骨神经痛、肠炎、痔疮、湿疹
委阳	腿弯横纹外侧端，股二头肌肌腱内缘	腿足拘挛疼痛、痿痹不仁、腰脊强痛、小腹胀满、小便不利、腰背肌痉挛、腓肠肌痉挛、肾炎、膀胱炎
承筋	腓肠肌肌腹中央略有凹陷处	小腿痛、膝酸重、腰背拘急、痔疾、下肢麻痹、腓肠肌痉挛、坐骨神经痛
承山	小腿后腓肠肌两肌腹之间凹陷的顶端	腿痛转筋、腰背痛、腹痛、疝气、便秘、脚气、鼻衄、痔疾、癫痫、腓肠肌痉挛、坐骨神经痛、下肢瘫痪
跗阳	外踝与跟腱之间的凹陷处直上3寸	下肢痿痹、外踝红肿、腰腿痛、头重、头痛、目眩、坐骨神经痛、腓肠肌痉挛
昆仑	外踝尖和跟腱之间的凹陷中	脚跟肿痛、腰骶疼痛、肩背拘急、头痛、项强、目眩、鼻衄、癫痫、坐骨神经痛、高血压、内耳眩晕症
申脉	外踝正下方凹陷中	足胫寒冷、不能久坐、腰痛、目赤肿痛、头痛、眩晕、项强、失眠、癫痫、精神分裂症、坐骨神经痛、内耳眩晕症
京骨	足外侧，第五跖骨粗隆前下方凹陷的赤白肉际处	膝痛脚挛、腰腿痛、头痛、项强、目翳、癫痫、腰肌劳损、小儿惊风、神经性头痛
束骨	足外侧，第五跖趾关节后缘，赤白肉际处	头痛、项强、目眩、腰腿痛、癫狂
足通谷	足外侧，第五跖趾关节前缘，赤白肉际处	头痛、项强、鼻衄、癫狂
至阴	足小趾外侧，趾甲角旁约0.1寸处	足下热、头痛、鼻塞、鼻衄、胎盘不下、胎位不正、神经性头痛、偏瘫

足少阴肾经常用经穴

足少阴肾经的体表循行线，起于足小趾之下，斜向足心，沿足心及下肢内侧后缘上行，过腹达胸，左右各27穴。刮痧常用经穴的部位（图2-14）及主治如下：

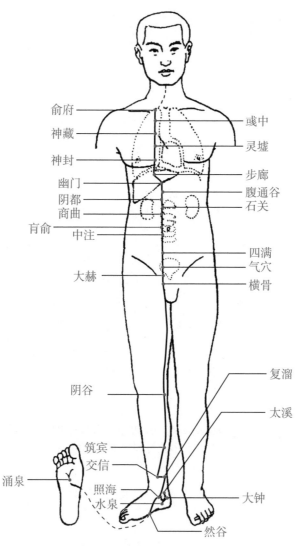

图2-14　足少阴肾经常用穴位图

穴位	定位	主治
涌泉	足掌心前1/3和后2/3交界处	足心热、下肢瘫痪、霍乱转筋、头顶痛、头晕、眼花、失眠、咽喉痛、舌干、失音、小儿惊风、癫痫、昏厥、神经衰弱、三叉神经痛、扁桃体炎、高血压、精神分裂症、癔病、中暑、休克
然谷	足舟骨粗隆下缘凹陷中	足背痛、下肢痿痹、月经不调、子宫脱垂、外阴瘙痒、白浊、遗精、阳痿、小便不利、泄泻、胸胁胀痛、咳血、小儿脐风、黄疸、咽喉炎、肾炎、膀胱炎、睾丸炎、不孕症、糖尿病
太溪	内踝后缘与跟腱内侧的中间，与内踝尖平齐处	内踝肿痛、足跟痛、下肢厥冷、腰脊痛、头痛目眩、咽喉肿痛、牙痛、耳鸣、耳聋、咳嗽、气喘、月经不调、失眠、健忘、遗精、阳痿、小便频数、咯血、消渴、哮喘、肾炎、膀胱炎、慢性喉炎、神经衰弱、贫血、下肢瘫痪
大钟	足内侧，内踝后下方，跟骨上缘，当跟腱附着处前缘凹陷处	痴呆、癃闭、遗尿、便秘、月经不调、咳血、气喘、腰脊强痛、足跟痛
水泉	内踝与跟腱之间的凹陷处直下1寸	足跟痛、月经不调、痛经、闭经、子宫脱垂、小便不利、目昏花、腹痛、附件炎、膀胱炎、前列腺炎
照海	内踝下缘的凹陷处	月经不调、痛经、赤白带下、阴痒、子宫脱垂、疝气、小便频数、咽喉干燥、目赤肿痛、失眠、嗜卧、惊恐不宁、慢性咽喉炎、扁桃腺炎、便秘、神经衰弱、癔病、癫痫
复溜	太溪穴直上2寸	足痿、腿肿、下肢瘫痪、腰脊强痛、泄泻、肠鸣、水肿、腹胀、盗汗、身热无汗、肾炎、睾丸炎、功能性子宫出血、尿路感染
交信	内踝与跟腱之间的凹陷处上2寸，胫骨后缘，复溜前0.5寸	股膝胫内侧痛、月经不调、赤白带下、功能性子宫出血、子宫脱垂、阴痒、淋病、睾丸肿痛、疝气、泄泻、痢疾、肠炎
筑宾	内踝与跟腱间的凹陷处直上5寸	小腿内侧痛、腓肠肌痉挛、疝气痛、小儿脐疝、呕吐、癫狂、癫痫、肾炎、膀胱炎、睾丸炎
阴谷	半屈膝，膝弯横纹内侧头上	膝股内侧痛、阳痿、疝气、月经不调、阴道炎、阴部瘙痒、泌尿系感染、小便难、癫狂
横骨	脐中下5寸，旁开0.5寸	少腹痛、阴部痛、遗精、阳痿、遗尿、小便不利、疝气、尿道炎、盆腔炎、附件炎、尿潴留

穴位	定位	主治
大赫	脐中下4寸，旁开0.5寸	月经不调、带下、痛经、阴部痛、子宫脱垂、遗精、泄泻、痢疾
气穴	脐中下3寸，旁开0.5寸	月经不调、白带、小便不通、腹泻
四满	下腹部，脐中下2寸，前正中线旁开0.5寸	月经不调、崩漏、带下、产后恶露不尽、遗精、小腹痛、水肿
中注	脐中下1寸，旁开0.5寸	腰腹疼痛、月经不调、便秘、泄泻、痢疾
肓俞	肚脐旁开0.5寸	腹痛绕脐、腹胀、腰脊痛、呕吐、泄泻、痢疾、便秘、月经不调、疝气、胃痉挛、肠炎、肠麻痹、膀胱炎
商曲	上腹部，脐中上2寸，前正中线旁开0.5寸	胃痛、腹痛、腹胀、腹泻、便秘、腹中积聚
石关	上腹部，脐中上3寸，前正中线旁开0.5寸	胃痛、呕吐、腹痛、腹胀、便秘、不孕
阴都	上腹部，脐中上4寸，前正中线旁开0.5寸	胃痛、腹胀、便秘、不孕
腹通谷	上腹部，脐中上5寸，前正中线旁开0.5寸	腹痛、腹胀、胃痛、呕吐、心痛、心悸
幽门	上腹部，脐中上6寸，前正中线旁开0.5寸	善哕、呕吐、腹痛、腹胀、腹泻
步廊	胸部，第五肋间隙，前正中线旁开2寸	胸痛、咳嗽、气喘、乳痈
神封	胸部，第四肋间隙，前正中线旁开2寸	胸胁支满、咳嗽、气喘、乳痈
灵墟	胸部，第三肋间隙，前正中线旁开2寸	胸胁支满、咳嗽、气喘、乳痈

穴位	定位	主治
神藏	胸部，第二肋间隙，前正中线旁开2寸	胸胁支满、咳嗽、气喘、呕吐、乳痈
或中	胸部，第一肋间隙，前正中线旁开2寸	胸胁支满、咳嗽、气喘
俞府	胸部，锁骨下缘，前正中线旁开2寸	咳嗽、气喘、胸痛

手厥阴心包经常用经穴

手厥阴心包经的体表循行线，由胸侧乳头外1寸的天池穴上行至腋，沿上肢内侧中线下行，终于中指端，左右各9穴。刮痧常用经穴的部位（图2-15）及主治如下：

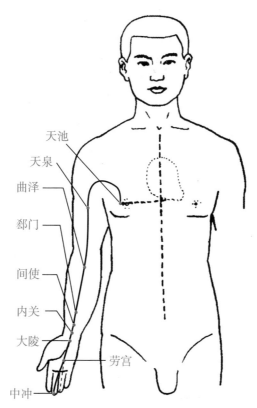

图2-15 手厥阴心包经常用穴位图

穴位	定位	主治
天池	乳头外侧1寸，当第四肋间隙中	咳嗽、气喘、胸闷、胸痛、乳痈、颈淋巴结肿大
天泉	臂内侧，腋前纹头下2寸，肱二头肌长、短头之间	心痛、咳嗽、胸胁胀满、胸背及上臂内侧痛
曲泽	肘横纹，肱二头肌腱尺侧（即内侧）缘	肘臂痛、心悸、咳嗽、胃痛、呕吐、泄泻、热病、风湿性心脏病、小儿舞蹈病、急性胃肠炎、支气管炎、中暑
郄门	腕横纹上5寸，两筋之间	肘臂痛、心悸、胃痛、咳血、呕吐、热病、心肌炎、风湿性心脏病、心绞痛、胸膜炎、癫痫、膈肌痉挛
间使	腕横纹上3寸，两筋之间	肘臂痛、心悸、胃痛、呕吐、月经不调、癫痫、心肌炎、风湿性心脏病、荨麻疹、癔病、精神分裂症、胃炎、子宫内膜炎
内关	腕横纹上2寸，两筋之间	肘臂挛痛、心悸、胸痛、胃痛、呕吐、呃逆、失眠、头痛、热病、风湿性心脏病、心肌炎、心绞痛、心动过速、心律不齐、胃炎、膈肌痉挛、急性胆囊炎、癔病、癫痫、甲状腺功能亢进、偏头痛、中风
大陵	腕横纹中央，两筋之间，仰掌取穴	手臂痛、腕下垂、喉痹、心悸、胸闷、皮肤湿疹、心动过速、胃炎、扁桃腺炎、精神分裂症、癫痫、腕关节肿痛
劳宫	掌内侧，第二、三掌骨之间，偏于第三掌骨	鹅掌风、口疮、口臭、鼻衄、中风昏迷、中暑、心绞痛、口腔炎、小儿惊厥、癔病、精神分裂症、手掌多汗症、手指麻木、高血压
中冲	中指指尖中央	掌中热、心烦、舌强肿痛、中风昏迷、中暑、热病、小儿惊风

手少阳三焦经常用经穴

手少阳三焦经的体表循行线，起于无名指外侧端，循上肢外侧中部上行，过肩、经颈，达耳后、耳前，斜行眼外角之下，左右各23穴。刮痧常用经穴的部位（图2-16）及主治如下：

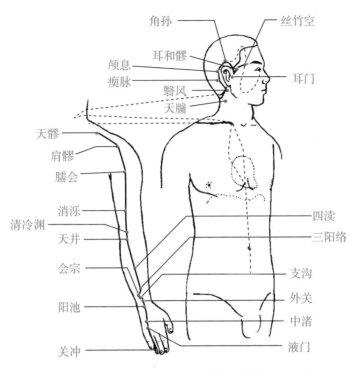

图2-16 手少阳三焦经常用穴位图

穴位	定位	主治
关冲	无名指尺侧距爪甲角约0.1寸的爪甲根处	头痛、目赤、咽喉肿痛、热病、中暑、喉炎、扁桃体炎、眼结膜炎、腮腺炎
液门	第四、五指缝间，掌指关节前凹陷中	手臂痛、喉痹、头痛、目赤、耳鸣、热病、咽喉炎、前臂肌痉挛、齿龈炎、角膜白斑
中渚	手背第四、五掌骨间，掌指关节后方凹陷处	手指不能屈伸、肩背肘臂酸痛、头痛、目赤、耳鸣、耳聋、热病、消渴、肘腕关节炎、肋间神经痛
阳池	腕背横纹中，指总伸肌腱尺侧凹陷中	手腕痛、肩臂痛、目痛、咽喉肿痛、腕关节炎、风湿热、糖尿病
外关	腕关节背面中央直上2寸，在两骨之间，与内关穴相对	手指疼痛、肘臂屈伸不利、肩痛、头痛、目赤肿痛、耳鸣、耳聋、热病、腮腺炎、胸胁痛、高血压、偏瘫、小儿麻痹后遗症

穴位	定位	主治
支沟	腕背横纹上3寸，两骨之间	手指震颤、肘臂痛、胁肋痛、耳鸣、耳聋、落枕、热病、呕吐、便秘、肋间神经痛、舌骨肌麻痹、产后血晕
会宗	腕背横纹上3寸，尺骨桡侧缘	上肢麻痹、耳鸣、耳聋、痫证、胆囊炎
三阳络	前臂背侧，腕背横纹上4寸，尺骨与桡骨中间	耳聋、暴喑、齿痛、上肢痹痛
四渎	前臂背侧，肘尖下5寸，尺骨与桡骨中间	耳聋、暴喑、齿痛、上肢痹痛
天井	屈肘，尺骨鹰嘴上1寸凹陷中	颈项肩臂痛、耳聋、偏头痛、胁肋痛、颈淋巴结核、甲状腺肿大、癫痫、荨麻疹、忧郁症
清冷渊	臂外侧，肩峰角与肘尖的连线上，肘尖上2寸	头痛、目痛、胁痛、肩臂痛不能举
消泺	肱三头肌肌腹的中间	肩臂痛、肩胛肿痛、颈项强痛、头痛、牙痛、癫痫
臑会	臂外侧，肩髎下3寸，三角肌后缘	颈淋巴结肿大、瘿气、上肢痹痛
肩髎	肩峰后下方，上臂外展平举，肩髃穴后1寸的凹陷中	中风瘫痪、肩关节周围炎、风疹、肋间神经痛
天髎	肩井与曲垣连线的中点，肩胛骨上角骨边凹陷处	肩臂痛、颈项强急
天牖	乳突后下方，平下颌角，胸锁乳突肌后缘	头痛、眩晕、项强、目不明、暴聋、喉痹、颈淋巴结肿大、肩背痛
翳风	耳垂后，正当乳突前下方的凹陷处	耳鸣、耳聋、中耳炎、面瘫、下颌关节炎、腮腺炎、颈淋巴结核、牙痛
瘈脉	耳后，翳风与角孙沿耳轮弧形连线的中下1/3交界处	头痛、耳鸣、耳聋、小儿惊风

穴位	定位	主治
颅息	耳后，翳风与角孙沿耳轮弧形连线的上中1/3交界处	头痛、耳鸣、耳聋、小儿惊风
角孙	耳尖上方的发际处	耳部肿痛、目赤肿痛、齿痛、偏头痛、项强、腮腺炎、角膜白斑、视神经炎
耳门	耳屏上切迹前，下颌骨髁状突后缘凹陷中，张口有孔取穴	耳鸣、耳聋、中耳炎、齿痛、下颌关节炎、口周肌肉痉挛
耳和髎	鬓发后际，平耳郭根前，当颞浅动脉后缘	头痛、耳鸣、牙关紧闭、口眼㖞斜
丝竹空	眉毛外端凹陷中	目眩、目赤肿痛、结膜炎、电光性眼炎、眼睑跳动、面神经麻痹、头痛、牙痛、癫痫

足少阳胆经常用经穴

足少阳胆经的体表循行线，起于目外眦，经头侧，躯干外侧，下肢外侧下行，过足背至足四趾外侧端，左右各44穴。刮痧常用经穴的部位（图2-17）及主治如下：

穴位	定位	主治
瞳子髎	目外眦旁，眶骨外侧缘凹陷中	目赤、目痛、目翳、角膜炎、视网膜出血、屈光不正、青少年近视、视神经萎缩、面神经麻痹
听会	耳屏间切迹前，下颌髁状突的后缘，张口取穴	耳鸣、耳聋、聋哑、中耳炎、齿痛、面神经麻痹、咀嚼肌痉挛、头痛、半身不遂
上关	颧骨弓上缘，张口时耳前凹陷处	耳鸣、中耳炎、齿痛、偏头痛、面神经麻痹、面肌痉挛、惊痫、抽搐
颔厌	头维穴与曲鬓穴弧形连线的上1/4与下3/4交界处	头痛、眩晕、惊痫、瘛疭、耳鸣、目外眦痛、齿痛
悬颅	头维穴至曲鬓穴沿发际弧形连线中点	偏头痛、三叉神经痛、面肿、目外眦痛、角膜炎、齿痛、鼻衄

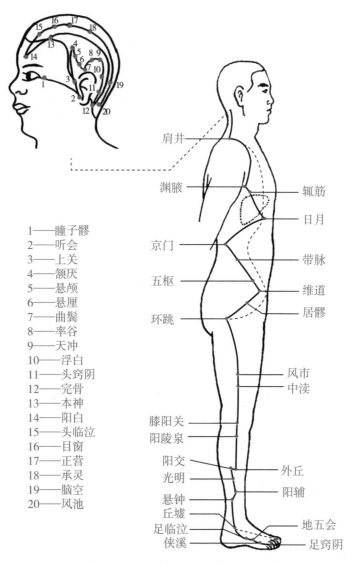

1——瞳子髎
2——听会
3——上关
4——颔厌
5——悬颅
6——悬厘
7——曲鬓
8——率谷
9——天冲
10——浮白
11——头窍阴
12——完骨
13——本神
14——阳白
15——头临泣
16——目窗
17——正营
18——承灵
19——脑空
20——风池

肩井

渊腋　　　　　　辄筋

　　　　　　　　日月

京门　　　　　　带脉

五枢　　　　　　维道

环跳　　　　　　居髎

　　　　　　　　风市
　　　　　　　　中渎

膝阳关
阳陵泉

阳交　　　　　　外丘
光明　　　　　　阳辅

悬钟
丘墟
足临泣　　　　　地五会
侠溪　　　　　　足窍阴

图2-17　足少阳胆经常用穴位图

穴位	定位	主治
悬厘	头部鬓发处，头维与曲鬓弧形连线的下1/4与上3/4交界处	偏头痛、目赤肿痛、齿痛、耳鸣、面痛
曲鬓	耳前鬓发后缘直上，平耳尖正上方的发际处	偏头痛、三叉神经痛、颊颔肿、齿痛、目赤肿痛、视网膜出血、颞肌痉挛、失音、项强
率谷	头部，耳尖直上，入发际1.5寸	头痛，眩晕，小儿急、慢惊风，耳聋，耳鸣
天冲	头部，耳根后缘直上，入发际2寸	头痛、癫痫、牙龈肿痛、耳聋、耳鸣
浮白	头部，天冲与完骨弧形连线的上1/3与下2/3交点处	头痛、耳鸣、耳聋、瘿气
头窍阴	头部，乳突后上缘，天冲与完骨弧形连线的上2/3与下1/3交点处	头痛、眩晕、耳鸣、耳聋
完骨	头部，耳后乳突的后下方凹陷处	癫痫、头痛、颈项强痛、失眠、喉痹、颊肿、齿痛、口眼㖞斜
本神	头部，前发际上0.5寸，头正中线旁开3寸	癫痫、小儿惊风、中风昏迷、头痛、目眩
阳白	前额部，目正视，瞳孔直上，眉上1寸	头痛、眩晕、目痛、视物模糊、眼睑跳动、面瘫
头临泣	目正视，瞳孔直上，入发际0.5寸	头痛、目痛、目翳、结膜炎、角膜白斑、鼻窦炎、小儿惊痫、热病、癫痫
目窗	头部，目正视，瞳孔直上，前发际上1.5寸	头痛、眩晕、目痛、远视、近视、视物模糊、小儿惊痫
正营	头部，目正视，瞳孔直上，前发际上2.5寸	头痛、头晕、目眩
承灵	头部，目正视，瞳孔直上，前发际上4寸	头痛、眩晕、目痛、鼻渊、鼻衄
脑空	头部，横平枕外隆凸上缘，风池直上	头痛、颈项强痛、目眩、目赤肿痛、鼻衄、耳聋、惊悸、癫痫、热病

穴位	定位	主治
风池	风府穴旁，胸锁乳突肌和斜方肌上端之间的凹陷处	头痛、眩晕、颈项强痛、目赤肿痛、电光性眼炎、视神经萎缩、鼻窦炎、耳鸣、高血压、中风、半身不遂、脑动脉硬化、面神经麻痹、感冒、颈肌痉挛、肩关节周围炎
肩井	大椎穴与肩峰连线的中点	肩背痹痛、手臂不举、颈项强痛、颈淋巴结核、乳腺炎、中风、疝气、高血压、功能性子宫出血、小儿麻痹后遗症
渊腋	侧胸部，举臂，腋中线上，第四肋间隙	胸满、胁痛、上肢痹痛、腋下肿
辄筋	侧胸部，渊腋前1寸，第四肋间隙	胸满、气喘、呕吐、吞酸、胁痛、腋肿、肩背痛
日月	乳头直下，第七肋间	胁肋疼痛、胃脘痛、呃逆、呕吐、吞酸、黄疸、急慢性肝炎、胆囊炎、胃溃疡
京门	第十二肋骨游离端下际处	胁痛、腹胀、腰痛、泄泻、小便不利、水肿、肋间神经痛、肾炎、高血压
带脉	第十一肋端直下平脐处	腹痛、腰胁痛、月经不调、子宫内膜炎、附件炎、盆腔炎、带状疱疹
五枢	侧腹部，髂前上棘内侧，平脐下3寸处	赤白带下、月经不调、疝气、少腹痛、腰胯痛、便秘
维道	侧腹部，五枢穴前下0.5寸	少腹痛、腰胯痛、水肿、疝气、月经不调、子宫脱垂、子宫内膜炎、附件炎、盆腔炎、肾炎、阑尾炎
居髎	髋部，髂前上棘与股骨大转子高点连线的中点处	腰腿痹痛、瘫痪、疝气、少腹痛
环跳	侧卧屈股姿势取穴，股骨大转子与骶管裂孔连线的外1/3和内2/3交界处	腰胯疼痛、下肢痿痹、挫闪腰痛、膝踝肿痛、遍身风疹、半身不遂、坐骨神经痛、髋关节及周围软组织疾病
风市	大腿外侧正中。立直时，两手自然下垂呈立正姿势，中指尖到达处即本穴	下肢痿痹、麻木、半身不遂、遍身瘙痒、中风后遗症、小儿麻痹后遗症、坐骨神经痛、膝关节炎、荨麻疹

穴位	定位	主治
中渎	大腿外侧中线上，膝上5寸	下肢痿痹、麻木、半身不遂、坐骨神经痛、中风后遗症
膝阳关	股骨外上髁上方凹陷处	膝髌肿痛、膝窝筋脉拘急、小腿麻木、膝关节炎、坐骨神经痛
阳陵泉	腓骨小头前下方的凹陷中	膝肿痛、下肢痿痹麻木、胁肋痛、半身不遂、呕吐、黄疸、小儿惊风、坐骨神经痛、肝炎、胆囊炎、胆道蛔虫症、小儿舞蹈病
阳交	小腿外侧，外踝高点上7寸，腓骨后缘	癫狂、胸胁胀满、下肢痿痹
外丘	外踝上7寸，腓骨前缘	下肢痿痹、颈项强痛、胸胁痛、癫痫、腓神经痛、胸膜炎
光明	外踝上5寸，腓骨前缘	下肢痿痹、膝痛、目痛、夜盲、视神经萎缩、白内障、乳房胀痛、颊肿
阳辅	外踝上4寸，腓骨前缘凹陷处	下肢外侧痛、腋下痛、胸胁痛、偏头痛、目外眦痛、颈淋巴结炎、颈淋巴结核、坐骨神经痛、膝关节炎
悬钟	外踝高点上3寸，腓骨后缘	腰腿痛、脚气、颈项强痛、胸胁疼痛、腋下肿、半身不遂、颈淋巴结肿大、坐骨神经痛、小儿舞蹈病、动脉硬化症
丘墟	外踝前下方，趾长伸肌腱外侧凹陷中	外踝肿痛、下肢痿痹、颈项痛、目赤肿痛、疝气、中风偏瘫、胆囊炎
足临泣	第四、五跖骨结合部的前方凹陷内	足背肿痛、偏头痛、目痛、乳腺炎、胁肋痛、颈淋巴结肿大、中风偏瘫
地五会	足背外侧，第四、五跖骨间，第四跖趾关节后缘凹陷中	头痛、目赤肿痛、耳鸣、耳聋、乳痈、腋肿、胁痛、足跗肿痛
侠溪	第四、五趾缝间，趾蹼缘上方	足背肿痛、膝股痛、胸胁痛、头痛、耳鸣、耳聋、目痛、颊肿、眩晕、惊悸、中风、高血压、肋间神经痛、乳痈
足窍阴	第四趾外侧，趾甲角旁0.1寸	足背肿痛、偏头痛、目赤肿痛、耳鸣、耳聋、咽喉肿痛、胸胁痛、热病、多梦、高血压、肋间神经痛

足厥阴肝经常用经穴

足厥阴肝经的体表循行线，起于足拇趾外侧大敦穴，沿拇趾、次趾缝上行，经内踝前、小腿内侧前缘，上行至内踝上8寸处，与足太阴脾经相交，居足太阴、足少阴之间，沿膝股内侧中线上行抵少腹，走侧腹至胁，左右各14穴。刮痧常用经穴的部位（图2-18）及主治如下：

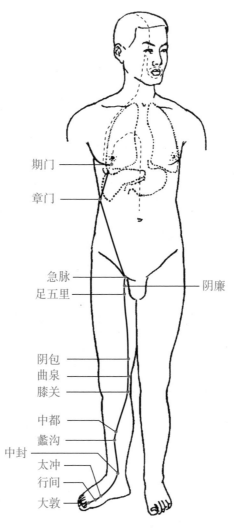

图2-18　足厥阴肝经常用穴位图

穴位	定位	主治
大敦	足拇趾腓侧趾甲角旁0.1寸	经闭、崩漏、子宫脱垂、功能性子宫出血、疝气、遗尿、癃闭、癫痫、阴中痛、糖尿病
行间	足拇趾与次趾的趾缝后约0.5寸处	足背肿痛、疝气、痛经、胸胁痛、目赤痛、头痛、癫痫、中风、高血压、青光眼、肋间神经痛、睾丸炎、功能性子宫出血
太冲	足拇趾与次趾的趾缝后约2寸处	足背痛、下肢痿痹、头痛、疝气、月经不调、小儿惊风、肋痛、呕逆、目赤肿痛、眩晕、癃闭、癫痫、高血压、尿路感染、乳腺炎、精神分裂症
中封	足背，内踝前，胫骨前肌腱内缘凹陷中	疝气、遗精、小便不利、腰痛、少腹痛、下肢痿痹、内踝肿痛
蠡沟	内踝高点上5寸，胫骨内侧面正中	胫部酸痛、月经不调、赤白带下、子宫内膜炎、子宫脱垂、疝气、睾丸肿痛、小便不利
中都	内踝高点上7寸，胫骨内侧面正中	胫寒痹痛、胁痛、腹胀、疝气、小腹痛、功能性子宫出血、产后恶露不尽、急性肝炎、膝关节炎
膝关	正坐屈膝，胫骨内侧髁后下方	膝关节炎、下肢痿痹、咽喉肿痛
曲泉	屈膝，膝内侧腿弯横纹端	膝关节肿痛、下肢痿痹、月经不调、痛经、白带、子宫脱垂、阴道炎、小便不利、疝气、阳痿、遗精、头痛、目眩、癫狂
阴包	大腿内侧，髌底上4寸，缝匠肌后缘	月经不调、小便不利、遗尿、腰骶痛引少腹痛
足五里	大腿内侧，气冲穴直下3寸	少腹痛、小便不通、睾丸肿痛、阴囊湿痒
阴廉	大腿内侧，气冲穴直下2寸	月经不调、带下、少腹痛、股内侧痛
急脉	耻骨联合下缘中点旁开2.5寸	少腹痛、疝气、子宫脱垂
章门	第十一肋骨端下缘	胁痛、腹胀、肠鸣、泄泻、呕吐、痞块、黄疸、胸膜炎、肋间神经痛、胃肠炎

穴位	定位	主治
期门	乳头直下，第六肋间隙	胸胁胀痛、胸中热、呕吐、呃逆、泄泻、饥不欲食、咳喘、肋间神经痛、肝炎、胆囊炎、胃肠神经官能症

八、经络刮痧常用经外奇穴

头颈部奇穴

穴位	定位	主治
四神聪	百会穴前、后、左、右各旁开1寸，共4穴	头痛、眩晕、失眠、健忘、脑积水、大脑发育不全、休克、神经衰弱、精神分裂症、脑血管意外后遗症、癫狂、中风
印堂	两眉头连线中点	头痛、头晕、鼻炎、鼻窦炎、鼻衄、目赤肿痛、急性结膜炎、颜面疔疮、舌下腺炎、神经性头痛、面神经麻痹、三叉神经痛、高血压、神经衰弱
太阳	外眼角和眉梢之间，向后约1寸的凹陷中	偏正头痛、目赤肿痛、牙痛、目眩、目涩、急性结膜炎、眼睑炎、视神经萎缩、视网膜出血、麦粒肿、神经血管性头痛、面神经麻痹、三叉神经痛、高血压
牵正	耳垂前方0.5寸，和耳垂中点平	面神经麻痹、口腔溃疡
上迎香	鼻两侧，鼻唇沟上端尽处	头痛、鼻塞、鼻息肉、鼻炎、鼻窦炎、过敏性鼻炎、结膜炎、泪囊炎、暴发火眼、迎风流泪
安眠	乳突下凹陷处前5分	失眠、梦魇、癫狂、眩晕

项背腰骶部奇穴

穴位	定位	主治
百劳	大椎穴上2寸，旁开1寸	落枕、颈项部扭伤、颈淋巴结肿大、肺结核、百日咳、咳嗽、哮喘、气管炎、骨蒸潮热、盗汗自汗
血压点	第六、七颈椎棘突之间旁开2寸	高血压、低血压
定喘	第七颈椎棘突下旁开0.5寸	哮喘、咳嗽、落枕、背痛、上肢麻痹疼痛、荨麻疹

穴位	定位	主治
瘰疬	第六胸椎棘突旁开0.5寸	颈淋巴结核、颈淋巴结炎
气喘	第七胸椎棘突下旁开2寸	哮喘、胸痛、心悸
胰俞	第八胸椎棘突下旁开1.5寸	胰腺炎、呕吐、腹痛、胃疼、消食
痔疮	第三、四腰椎棘突附近寻找充血点即是本穴	痔疮
腰眼	第四腰椎棘突下旁开3.5～4寸处的凹陷处	腰痛、尿频、消渴、虚劳、消瘦、妇科病
华佗夹脊	从第一胸椎棘突下起至第五腰椎棘突下止，每椎棘突下旁开0.5寸	范围很广，除治疗腰背部局部病症外，还治疗相应部位的内脏疾患。其中上背部的夹脊穴治疗心、肺、甲状腺、乳腺疾病及上肢病证；下背部夹脊穴治疗肝、胆、胃、胰、肠、膈疾病；腰部夹脊穴治疗肾、大小肠、膀胱、子宫、外阴、肛门疾病及下肢疾病
腰奇	第二骶椎棘突下凹陷处	癫痫、头痛、失眠、便秘

胸腹部奇穴

穴位	定位	主治
呃逆	乳头直下与肋弓平齐处	膈肌痉挛、呃逆不止
胃上	脐上2寸，旁开4寸	胃下垂、腹胀
提托	脐下3寸，旁开4寸	子宫脱垂、痛经、下腹疼痛、疝气痛、腹胀、肾下垂

上肢部奇穴

穴位	定位	主治
十宣	两手10指尖端，距指甲0.1寸处，共10穴。可用三棱针点刺出血，或用刮痧法急救	中暑、晕厥、中风、昏迷、高热、咽喉肿痛、指端麻木
四缝	食指、中指、无名指、小指掌侧第一、二节指骨关节横纹的中点	疳积、小儿消化不良、腹泻、百日咳、咳嗽、气喘、肠道寄生虫症
落枕	手背第二、三掌骨间，掌指关节后约0.5寸处	落枕、偏头痛、胃痛、咽喉肿痛、肩臂痛

穴位	定位	主治
肩前	肩锁关节内侧凹陷处和腋窝前面的皱襞连线之中点	肩周炎、肩臂痛、上肢麻痹、偏瘫
治痒	上臂外侧，肩峰直下，肱骨后缘与腋窝前皱襞相平齐处，也即三角肌下部	湿疹、荨麻疹、过敏性皮炎
肘尖	屈肘，在尺骨鹰咀凸起的尖端	颈淋巴结核、痈疽、肠痛

下肢部奇穴

穴位	定位	主治
鹤顶	屈膝取穴，在膝关节髌骨上缘正中的凹陷处	膝关节炎、膝关节类风湿性关节炎、下肢瘫痪、无力
膝眼	屈膝，膝关节伸侧面，髌骨之下髌韧带两侧的凹陷中，左右两腿共4穴	各种原因引起的膝关节痛、腿痛
胆囊	足少阳胆经阳陵泉穴下约2寸处的敏感点	急性胆囊炎、胆石症、胆道蛔虫症、慢性胆囊炎急性发作、胆绞痛
阑尾	足阳明胃经足三里穴下2寸左右的敏感点	急性或亚急性阑尾炎
百虫窝	髌骨内上角向上3寸处	皮肤瘙痒、荨麻疹、蛔虫病
肝炎	内踝尖上2寸	肝炎

第二节　全息刮痧法的理论基础

生物全息理论的创立者为山东大学的张颖清教授。生物全息理论阐明生物体局部与整体具有统一性，生物体的每一局部都具有全身缩影的特征。自从全息生物学创立以来，对原来使人感到玄妙的、不易被人理解的中医四诊，如望舌、切脉、面诊、手诊等诊断方法，以及手针、耳针、头针、眼针等各种通过局部器官诊断、治疗的方法有了科学的依据。用生物全息理论把中医生理、病理、诊断、治疗的方法贯穿起来，就会发现中医学固有的系统性。中医各种局部诊断、治疗方法正是生物全息理论的实际应用，生物全息理论使中医学由自发运用全息理论变为自觉运用全息理论。全息刮痧法正是在这样的启发下诞生的。

因为体内脏腑气血的病变，可反映于体表各组织器官。所以人体每一局部区域内的生理病理变化，都蕴含着全身五脏六腑、气血阴阳的整体信息。

在刮痧疗法中，运用生物全息理论对头、手、足、面部、耳部、脊椎等局部器官的不同区域进行刮拭刺激来达到治疗和保健的目的，又可以通过在刮拭过程中所发现的敏感点和出痧形态，察知内脏健康损害的部位和程度。这种按生物全息理论选区配穴，进行刮痧治疗的方法叫全息刮痧法，也有人称之为反射区刮痧。

全息刮痧刮拭部位与疾病部位对应性强，全息刮痧使刮痧诊断简便快捷，准确性高，增强了刮痧治疗的效果。

一、全息一词的由来和含义

"全息"一词，始于物理学，是"全部信息"的简称（信息是指客观事物的具体性表现）。1948年，物理学家盖柏和罗杰斯，发明了一种新的照相技术，运用这种照相技术，不仅能拍摄到物体全方位的立体影像，而且底片的任何碎片，仍能显现整体原像。像这样乙事物包含甲事物的全部信息，或局部包含整体信息的现象，就叫全息现象。

二、生物全息现象及其原理

生物全息现象是普遍存在的现象，我们这里仅仅从一个生物体的局部和整体之间的关系来简单谈谈。树木的一个分枝，就是整棵树的缩影；吊兰的一个分枝，即是母本的再造；斑马一节肢体的斑纹数目和躯干上的斑纹数目相等；金钱豹一节肢体的斑点数和躯干上的斑点数相近……这是我们看得见的局部包含了整体全部信息的全息现象。月季花的一节枝条，经插枝养护，可以发育成一个新个体；动物的一个受精卵，在适宜的条件下，可以发育成一个新生命。植物的一节枝条和动物的一个卵细胞，虽然在外观上不能直接看出是整体的缩影，但它们包含了整体的全部信息。无论是能直接看见的，或是不能直接看见的，生物体局部包含着整体全部信息的现象，则是一种普遍的规律，这叫生物的全息律。

生物体为什么具有全息律呢？

张颖清所著《全息生物学》一书中，从生物胚胎发育的角度探讨了这一问题。书中认为，一个生物体，是由受精卵（在有性生殖过程中）或起始细胞（在无性生殖过程中），主要通过细胞有丝分裂的方式发育而来的。在细胞进行有丝分裂时，含有遗传信息传递基础的染色体，被复制成完全一样的两份，分别分配到两个子细胞中，于是就使每个子细胞，也就是体细胞，都具有了和原初的受精卵或起始细胞完全相同的一整套基因。体细胞的进一步分裂，并在整体的控制和需求下经过特化，形成了一个个形态、功能各异的局部器官。一个个局部器官有机地组合起来，便构成了生物整体，于是生物新个体就形成了。所以生物体上任何一个细胞、器官或局部，都有着与真正胚胎相同的发育原因，都含有与真正胚胎相同的基因，于是也就可以体现出是整体的缩影这样的胚胎性质。于是张颖清就把生物体上这样一个个相对独立的部分，叫作"全息胚"。像头、耳、鼻、眼、手、足这些局部器官皆是全息胚。

由于人体各个器官的发育，在卵细胞中都是预先有定位的，或者说在受精卵中早已画好了未来整体的图谱，所以这一未来整体的图谱，也应在卵细胞分裂而形成的体细胞、局部器官等任何一个全息胚中都存在着。而中医全息诊疗法中任何一个局部器官的穴区图，都可以看成是未来整体图谱的一部分。全息胚上的穴区，实际上是未来整体中某一器官发育的位点（比如耳穴图谱中的胃区、手诊图谱中的胃区，如果把耳或手比作月季花的一节枝条，让它继续发育的话，胃区将发育为胃腑）。因此也可以称穴区为"全息胚的未来器官"。

张颖清说："全息胚有对应未来或现在整体全部器官和部位在内的未来器官的图谱；在动物高于原肠胚发育阶段的全息胚和植物的全息胚的未来器官图谱，基本是整体缩影式的；全息胚未来器官中的一部位，以该全息胚的其他部位为对照，与其他全息胚未来器官图谱中或整体的同名部位的生物学性质相似程度较大。"

由此我们可以知道，某个局部器官的穴区和同名内脏器官，以其他部位为对照，其生物学性质相似程度较大。举例而言，耳、手、足的肝区或肾区，则与肝脏或肾脏的生物学性质相似程度较大，因为它们都相当于受精卵中同一个位点，有着共同的发育基础。这个位点在整体这个发育程度最高的全息胚上，得到了充分的发育，并特化为肝脏或肾脏，而在耳、手、足这些较大的全息胚上，却滞育在低级发育阶段，以极不发达的形式潜在地存在着，通常人们看到的只是耳、手、足的整体形态，实在是难以想到其中还存在着肝、肾的发育基点或区域。

所以，中医学中的头针、耳针、手针、足针等穴区图，实际就是头、耳、手、足……这些局部器官所包含的未来整体的图谱。人体的任何局部器官，也都包含了对应现在整体的全部信息。

三、局部器官全息穴区的排布规律

从原则上来说，局部器官是整体的缩影，局部包含了整体的全部信息。但由于局部在发育的过程中，受到整体的制约并根据整体的需要，特化为形态功能各不相同的器官，其间必然有物质的迁移、叠加、变形等一系列的变化，因此不同器官的全息穴区排布图，也就不可能像整体的照片那样真切。于是我们就有必要了解全息穴区的一般排布规律或说是排布方式。根据中医学中诸多的全息穴区图谱，我们尝试把其排布规律或排布方式归纳总结为下述几个方面，供大家参考。

整体缩影式：某些局部器官的全息穴区排布图，大体像一个人体的缩影。比较典型的如耳穴分布规律，像一个倒立的人（见耳部全息穴位示意彩图）。足部反射区图，若将双脚并拢，足底部的反射区所组成的图谱，大体像一个蹲坐的人形（见足底部全息穴位示意彩图）。

体表投影式：分为内部器官在体表的投影和内部器官功能定位在体表的投影。内部器官在体表的投影，比如在躯干这个大全息胚上，胸、背为肺脏的体表投影区，心前区和左肩胛区为心脏的体表投影区，脐腹部为大小肠的体表投影区，少腹部和腰骶部为子宫、膀胱的体表投影区。这些区域即是内脏器官在体表的投影区，属全息穴区的范围。内部器官功能定位在体表的投影，比如头部的穴区即是根据大脑皮质的功能定位在头部表面的投影来确定的。在大脑皮质的中央前回和旁中央小叶前部，是发动躯体随意运动的最高级中枢，这一部分在头部表面的投影，即是头部的顶颞前斜带，治疗大脑运动中枢功能受损所造成的偏瘫等症。

顺序排布式：人体的躯干和四肢，其长轴远远大于横轴，形成了近似圆柱样的形状，而躯干和每节肢体，都是一个完整的全息胚，都有全息穴区分布，其全息穴区的位置，大体依照人体从头到足各器官的次序来排布，这就叫顺序排布式（见人体全息穴区排布示意彩图）。要掌握全息穴区的顺序排布规律，首先应了解每节肢体的头尾极性。在生长轴线上，总是对立的两极连在一起，而相同的两极相距最远。如全息穴区排布示意彩图所示：四肢部位远端为头区，近端为足区；躯干部位上部为头区，下部为下肢区。依照人体各器官的位置次序，可以再细分为头、颈、上肢、肺、心、肝、胃、胰、十二指肠、肾、大小肠、腰、下腹、下肢等区。张颖清教授提出的第二掌骨诊疗法、中医传统的华佗夹脊诊疗法、背俞穴诊疗法、20世纪60年代中医界流行的背部和脊柱两侧阳性反应物诊疗法、近几年流行的正脊疗法，其穴区分部规律都属顺序排布式。

部位对应式：部位对应式主要指两极对应、上下对应、左右对应、前后对应。两极对应即头尾对应，比如足底与头顶相对应；上下对应是指肩与髋对应、肘与膝对应、腕与踝对应、指与趾对应等；左右对应则指左侧肩、肘、腕、髋、膝、踝分别和右侧肩、肘、腕、髋、膝、踝相对应；前后对应是指体前器官与体后同水平段相对应，如甲状腺位于前颈部，后颈部相同水平段部位为其对应区、乳房位于前胸两侧，背部两侧同水平段的区域为乳房对应区、体后脊椎部位对应体前任脉部位。

经脉循行式：从全息生物学的角度看，经脉是生物学性质相似程度较大的细胞群的连续。因此在任何局部器官的某一经脉的循行区进行刮拭，都可以治疗该经脉循行路线上的病证和该经脉所络属的脏腑的病症。比如小腿外侧前缘足阳明胃经的循行区域，可以治疗局部病、胃经病及胃腑病，小腿这个全息胚上的此区域，便可命名为胃经区。又如足底部全息穴区示意彩图中肾上腺区、肾区、输尿管区和膀胱区，基本在足少阴肾经的循行线上，这几个反射区可以主治肾上腺、肾、输尿管和膀胱的病症，除反射区和相关内脏有对应关系外，和肾经主干的循行也不无关系。全息穴区的上述5种排布方式或规律，实际上是相互交叉重叠、相互渗透的。这样就往往使每个局部器官的全息穴区图谱显得复杂起来，也使每个穴区的主治证候更加广泛起来。

四、全息穴区和同名器官之间的联系

西医认为，人体各器官都处在通过神经—体液联系的统一的内环境中，当某个内脏器官发生病变时，其病理信息必然要通过神经—体液的播散，影响到整个内环境的变化，于是和病变内脏处于同一内环境中的各个周围全息胚上的同名穴区，也就会受到影响，而出现敏感、疼痛、结节、色泽改变、刮拭时容易出痧等异常改变。因为这些穴区的细胞团和病变内脏的生物学性质相似程度较大，故荣则俱荣，枯则俱枯，如影随形。因此也就可以通过对外周较大全息胚（如耳、手、足、面、鼻、目、舌等）的诊察，来了解内脏的健康状况。对周围全息胚上的穴区进行刺激，比如针、灸、刮拭，使某穴区受到损伤，这一损伤信息通过神经传入中枢，中枢接收到损伤信息后，便发出修复损伤的指令。身体接收到这一指令，体液内环境便发生了相应的变化，以适应修复损伤部位的需要，最终使针、灸、刮拭的损伤部位得到了修复。由于我们针、灸、刮拭某些穴区是有目的的，所以机体在修复这些穴区的同时，也就修复了和这些穴区的细胞团生物学性质相似程度较大的同名内脏器官，从而使该内脏的病也得到了治疗。比如我们刮拭心前区和肩胛区出痧后，机体在修复这两个出痧区的同时，也修复了心脏的健康损害，从而改变了心肌的供氧，缓解了心绞痛。这可以说是刮痧疗法治病机理的学说之一。全息穴区和内脏之间通过神经—体液的联系，是它们之间联系的途径之一。

全息穴区和内脏器官的联系途径之二，则是中医所说的经络。关于经络的有关知识，在上一节已有详述。我们在这里则从另一个角度来谈谈经络在联系全息穴区和内脏方面的作用。

全息生物学认为，就经络现状来说，某一经络以该经线以外的部分为对照，是生物学性质相似程度较大的细胞群的连续。

我们前面已经介绍过，人体主要的经脉，是分别和五脏六腑相连属的十二经脉。各经脉和其所属内脏的细胞群相连续，也必然和其所属内脏的细胞群的生物学性质相似程度较大。不同内脏，其细胞的生物学性质则有所差异，故不同经脉，包括从该经脉所分出的经别、别络、孙络、浮络上的细胞群，其生物学性质也应有所差异。

既然每一个内脏都有一条经脉（十二经脉左右对称，实际上是一对经脉）和其相连续，那么各个周围全息胚上的全息胚器官（即各全息胚上的穴区）也应像整体上的内脏器官一样，都有一条（或说是一对）极细小的经脉和其相连续。这就是说，每个全息胚也都有十二经脉发育的基础。这些细小的经脉，也可以称作是全息胚经脉（对整体十二经脉来说，可以称作细小络脉），它和其所属的全息胚器官生物学性质相似程度较大。

又由于全息胚器官和同名内脏器官的生物学性质相似程度较大，那么当和某全息胚器官相连属的细小全息胚经脉进入人体的整体经络网后，必然会和其生物学性质相似程度较大的主干经脉自然形成连续，从而就在整体经络网中形成了一棵"经络树"。

一棵经络树，以某内脏器官为根基，以络属该内脏的经脉为主干，以通向其所联系的官窍（即目、舌、口、鼻、耳等）的经脉分枝和通向全身各全息胚同名穴区的细小经脉（全息胚经脉，也即络脉）为枝条，以其所联系的官窍及各全息胚上的同名穴区为叶子，这样就形成了一条自成体系的经络通路。因其很像一棵大树，故而我们称其为"经络树"。

一棵经络树，既沟通了内脏和五官、五体（皮毛、肉、筋、骨、脉）之间的联系，也沟通了内脏和全身各全息胚上相关穴区的联系，既是生物学性质相似程度较大的细胞团的连续，还是毛细血管、小血管、神经末梢、小神经束、肥大细胞等特别密集的通道。所以很容易在此经络树中形成各种信息的特异性的优势传导路。

人体有十二正经，至少有十二对这样的经络树。经络树与经络树之间，凡相表里的两经（如胆经与肝经、胃经与脾经、大肠经与肺经、小肠经与心经、膀胱经与肾经相表里），皆有交通枝密切相连，此外凡经气交接流注的两经，或另有交通枝相连接的两经，其联系也较密切。凡联系较密切的经络树之间，与联系不密切的经络树之间相比较，其细胞的生物学性质相似程度就较大些。

至此我们就可以做出如下推论：当一个内脏器官发生病变时，就像一棵树的根基部发生了病害会影响到树干和枝叶的正常生长一样，其病变也必然会波及整个经络树，于是就在经络主干的循行部位上，出现了敏感点、压痛点，刮痧时极易出痧或痧密成片、成块（大多是腧穴所在处）。在该经络树的叶子上，即各全息胚相关的穴区上，出现了色泽变化、压痛、敏感、隆起、凹陷、皮下结节样、条索样异常改变，刮拭易出痧等现象。因此我们就可以根据这些异常现象所在的经脉与区域，来测知内脏病变的病位、病性（指大体的寒热虚实），乃至病情的久暂轻重。这就是全息诊断及经络腧穴诊病的机理所在。当用针、灸、刮拭、按摩、敷药等方法刺激经穴或全息胚上的全息穴区时，这种刺激信息便沿经络树的叶、枝、干（刺激经穴便是对经络树干的直接刺激）而传入相应的内脏，并传遍该经络树，既可以促进该经络、脏腑的气血运行，又可以调动其调节能力、抗病能力和康复能力，从而就可以达到防治疾病、强身健体的保健效果。尽管全身的经络通过各种类型的交通枝，或其他联系方式，最终形成了一个巨大的整体贯通的网络系统，但由于经络树与经络树之间，其细胞的生物学性质有一定差异，这就使病理信息的传导与刺激治疗信息的传导，在一般情况下只在该经络树内较活跃，而较少波及其他经络树，更难以对整个经络网形成特别明显的影响，于是就使全息诊疗具有了一定的特异性。比如胃有病，一般是在足阳明胃经的腧穴和各全息胚的胃区可能出现阳性反应，而不可能使所有经脉的腧穴和所有全息胚上的全部穴区都出现阳性反应。刺激胃经腧穴和各全息胚上的胃区，主要调节胃的健康损害，而不可能治疗五脏六腑所有的疾病。当然在病变严重或病程长久之后，病变亦可由此脏波及彼脏，由此经波及彼经，那么相应的经络树也就应当有异常反应了。因此在刮痧选区时，不仅要选取病变系统的穴区，也还要根据中医表里相关、五行生克制化规律等选取相关的穴区。

五、全息刮痧常用的全息穴区

全息刮痧法广泛用于人体各全息胚，既有大面积区域，如头部、背腰部、胸腹部、四肢部的全息穴区，也有耳、手、足这样的小面积区域。由于一个较大的全息胚中包含一些较小的全息胚，所以全息穴区是相互交叉重叠的。有时刮拭一个局部的全息穴区，往往有多种作用。人体有众多的全息胚，使全息刮痧法选取穴区的范围十分广泛（详见胃病全息穴区刮拭部位示意彩图），丰富了刮痧治疗选区的部位。这里仅列举头、耳、四肢、手足、躯干等部位常用的全息穴区。

头部全息穴区

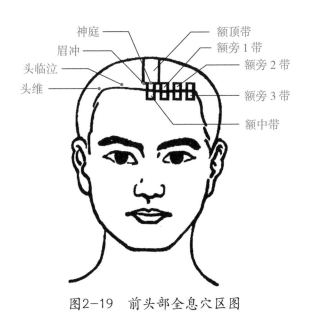

图2-19　前头部全息穴区图

【额中带】 额部正中发际内，自神庭穴向下 1 寸，左右各旁开0.25寸的条带（图2-19）。主治头痛、眩晕、癫痫、中风、精神失常、失眠、头面部及口、鼻、舌、咽喉疾病。

【额旁 1 带】 额中带外侧、目内眦直上入发际，自眉冲穴向下 1 寸，左右各旁开0.25寸的条带（图2-19）。主治心、肺、胸膈等上焦疾病，如胸痛、胸闷、心悸、失眠、心绞痛、咳喘、肺炎、呃逆等。

【额旁2带】 额旁 1 带外侧，瞳孔直上入发际自头临泣穴向下 1 寸，左右各旁开0.25寸的条带（图2-19）。主治脾、胃、肝、胆、胰等中焦病证。如急性胃炎、肠炎、胃及十二指肠溃疡、肝炎、胆囊炎、胆石症、胰腺炎、肋间神经痛、带状疱疹等。

【额旁3带】 在额旁 2 带外侧，目外眦直上入发际，自头维穴内侧0.75寸处向下 1 寸，左右各旁开约0.25寸的条带（图2-19）。主治肾、膀胱、泌尿生殖系统等下焦病证，如阳痿、遗精、功能性子宫出血、痛经、盆腔炎、不孕症、白带、子宫脱垂、肾炎、前列腺炎、阑尾炎、泌尿系统感染、尿潴留、尿失禁、夜尿症等。

【额顶带】 从神庭穴至百会穴的连线，左右各旁开约0.5寸的条带（图2-19、图2-21）。主治上、中、下三焦病证。将此带分为 3 等分。前1/3治疗胸部及上焦病症，如感冒、咳喘、心悸、胸痛、胸闷等；中1/3治疗上腹部及中焦病症，如肝炎、胃炎、胃溃疡、胃肠炎、胰腺、胆囊疾病等；后1/3治疗下腹部，下焦，及腰、腿、足病证，如肾炎、水肿、尿频、排尿困难、尿失禁、前列腺炎、前列腺肥大、阳痿、遗精、子宫脱垂、脱肛、小儿夜尿、高血压、头顶痛、瘫痪、麻木、颈腰腿足疼痛等。

【顶颞前斜带】 自前顶穴至悬厘穴的连线，向前后各旁开约0.5寸的条带（图2-20）。主治全身运动障碍的病症。将全带分为 3 等分，上1/3治疗对侧下肢的瘫痪、震颤、疼痛、浮肿等病症；中1/3治疗对侧上肢的瘫痪、震颤、疼痛、浮肿等病症；下1/3治疗中枢性及周围性面神经瘫痪、面肌痉挛、失语、流涎、发音障碍、脑动脉硬化，偏头痛及口腔疾病。

【顶颞后斜带】 从百会穴至角孙穴的连线，向前后各旁开约0.5寸的条带（图2-20）。主治全身感觉障碍的病症。将全带分为 3 等分，上1/3治疗对侧腰腿痛、麻木、髋关节疼等病症；中1/3治疗对侧上肢疼痛、麻木、感觉异常；下1/3治疗面部麻木、痉挛、偏头痛、耳鸣、耳聋、眩晕、三叉神经痛、牙痛、颞

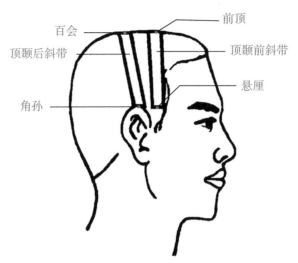

图2-20　侧头部全息穴区图

颌关节炎及失语等。

　　【顶后斜带】　在顶后部，即由络却穴至百会穴连线两侧各旁开约0.25寸的条带（图2-21）。主治颈肩部病症，如颈椎病、落枕、肩周炎、冈上肌腱炎。

　　【顶枕带】　在顶枕部，即从百会穴至脑户穴连线左右各旁开约0.5寸的条带（图2-21、图2-22）。主治头颈、腰背、腰骶及眼部病症。将全带分为3等分，上1/3主治头颈部病症，如后头痛、头晕、颈椎病、落枕等；中1/3主治腰背部病症，如急慢性腰背痛；下1/3主治腰骶痛、皮层性视力障碍、近视、白内障，以

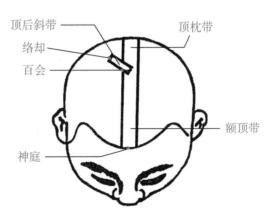

图2-21　头顶部全息穴区图

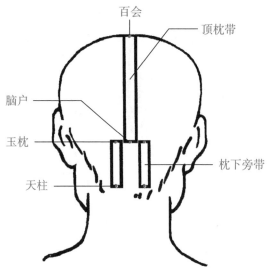

图2-22　后头部全息穴区图

及各种眼病，还可治疗足癣等。

【枕下旁带】　在枕部枕外粗隆下方，即玉枕穴至天柱穴连线左右各旁开约0.25寸的条带（图2-22）。主治小脑疾病引起的平衡障碍、共济失调、后头痛以及偏瘫肢体的精细运动障碍等。

耳部全息穴区

耳部为全身的缩影。耳部的全息穴区面积较小，多作为保健刮痧法的常用部位。耳部全息穴区的分布详见耳部彩图。治疗刮痧用得较多的穴区是耳轮角消失处的胃区、对耳轮的脊椎区、耳背沟部的降压沟。

面部全息穴区

面部的全息穴区以顺序排布式分布，像一个伸臂、分腿站立的人形。人体的躯干，大脑颈部肺脏、心脏肝胆脾胃、泌尿生殖器官从上至下排布在面中线，鼻两侧为腹部大小肠区。外眼角下方对应上肢，面颊外下方对应下肢，详见面部全息穴区示意彩图。

面部

面部是人体的全息缩影。面部正中对应人体的头部、颈部和躯干，两眼下、外方对应上肢，口角旁两颊部对应下肢。具体分布：额头为头面部、颈部全息区，两眉间区域对应肺脏，两眼间区域对应心脏，鼻中部对应肝脏，左侧对应胰腺，右侧对应胆囊，鼻头对应脾脏，鼻翼对应胃，鼻两侧对应大肠和小肠，口唇上下对应泌尿生殖器官。上唇对应膀胱，女性还对应子宫卵巢，男性还对应前列腺。下唇对应肾脏。面颊中部外侧是中医肾功能的对应区，主要反映内分泌系统的功能。

四肢部位、手部、足部全息穴区

四肢部位

四肢部位的每节肢体，都是一个完整的全息胚。全息穴区的分布近心端为足区，远心端为头区。依照从头到足各器官的次序来排布。如刮拭四肢中任何一节肢体头区，都可以治疗头颈部的病；刮拭足区，可治疗下肢、足部的疾病；刮拭任何一节肢体的中区，都可以治疗胃、胰、十二指肠的病症等（详见人体全息穴区排布示意彩图）。

根据全息对应关系原理，四肢部位局部的病变，可采取健侧和患侧，上肢和下肢交替治疗的方法。如左侧肢体瘫痪，刮右侧健康肢体治疗；肩关节周围炎，除刮拭肩背部外，可在髋关节处寻找敏感压痛区进行刮拭；网球肘除刮拭疼痛部位外，还可在膝关节下方寻找敏感区、压痛区进行刮拭；腕关节病变可以刮拭踝关节等等。

手部

手部为全身的缩影。手掌为脏腑器官的缩影，手背为脊椎背部的缩影。手部的全息穴区面积较小，手掌多作为保健刮痧法的常用部位。手背对应脊椎，中指背对应大脑及颈椎，手背第三掌骨对应胸椎和腰骶椎，常用作脊椎定位诊断刮痧以及脊椎病变的治疗刮痧。手掌第二掌骨桡侧是全身的缩影，常用作脏腑病变定位诊断刮痧及常见颈腰、下肢及脏腑病症缓急镇痛刮痧。手部全息穴区的分布详见手掌、手背及手部第二掌骨全息穴区示意彩图。

足部

足部为全身的缩影。足底为脏腑器官的缩影；足趾为头部器官的对应区；足内侧为脊椎的对应区；足外侧为四肢的对应区；足背部为颈、胸部脏腑器官、胸胁部、淋巴腺的对应区。足部全息穴区的分布详见足底部、足侧部彩图。足部的全息穴区多作为保健刮痧法的常用部位。治疗刮痧用得较多的穴区是头区、各脏腑器官对应区、脊椎对应区。

躯干部脊椎对应区，脏腑器官体表投影区、对应区

躯干部脊椎对应区

躯干部脊椎对应区是人体最大的全息胚（详见背部脊椎脏腑对应区示意彩

图），脊椎对应区的范围相当于与该脏腑器官相同水平段内的督脉、夹脊穴和膀胱经。刮拭脊椎对应区调节脊椎两侧肌张力的平衡和小关节的功能紊乱可防治全身病变。头部五官、颈肩部的病变，可刮拭同水平段的颈椎对应区治疗。胸腔内脏器的病变，可刮拭同水平段的胸椎对应区治疗。腹腔内脏器的病变，下肢病变均可刮拭同水平段的腰椎、骶椎对应区治疗。

脏腑器官体表投影区、对应区

脏腑器官体表投影区指靠近该脏腑器官的体表区域（详见脏腑器官体表投影区示意彩图）。如颈前部甲状腺区为甲状腺体表投影区；左胸部和左肩胛区为心脏体表投影区；左胸胁、左背部肋骨缘处为胰腺体表投影区；右胸胁、右背部为肝脏体表投影区；靠近横膈的体表区域为横膈的体表投影区；脐腹部为大小肠体表投影区；小腹部的体表区域男性为膀胱的体表投影区，女性为膀胱与子宫的体表投影区，小腹两侧的体表区域为卵巢的体表投影区；腰部两侧的体表区域为肾脏的体表投影区。对应区包括左右、前后、上下对应，如脊椎与人体前正中线相对应；女性上背部两侧与乳房同水平段区域为乳房对应区；脏腑器官对应区多指前后对应，与体表投影区部位相同。皮肤局部病变可根据左右对应的原理，左病刮右或右病刮左。刮拭脏腑器官体表投影区、对应区可以直接防治脏腑器官的病变。

第 三 章

全息经络刮痧法机理、优势与临床应用

全息经络刮痧法操作简便，效果显著。本章将详细介绍全息经络刮痧法在防病、治病方面的机理、优势与临床应用。

第一节　全息经络刮痧法的机理

全息经络刮痧法广泛用于多种疾病的治疗，特别是对疼痛性疾病有立竿见影的效果，并且能有效地预防疾病、养颜美容，还能准确、迅速地诊测健康。为什么不打针、不吃药，又不用任何仪器，仅靠刮拭皮肤表面的经络穴位和全息穴区就能诊病、治病、防病、美容呢？

一、激发机体自愈系统的自调机能

刮痧疗法不用针药，不直接干预病变的组织器官，虽然只在皮肤表面刮拭，却启动了人体强大的自愈系统，激发了自调机能。机体自愈系统的自调机能是人体自带的"医生"，这个医生就是中医的经络系统。经络的纵横交错和沟通联络作用，使机体各脏腑组织器官有机地联系起来，通过这种联系主宰着全身气血运行，经络既是全息穴区和内脏器官的联系途径，又是调节生命活动的信息反馈系统。这种整体调控作用，使机体各脏腑组织器官在功能上能协调共济，成为一个统一的有机整体。

经络是气血运行的通络，也是津液运行的通路。中医的津液和血液同是体内各种营养物质、激素、各种酶、生物活性物质，以及代谢产物的运输载体。经络运送气血津液，如同河流运送舟船，通过津液、血液的运输，这些营养物质和生物活性物质才能到达作用的靶器官，维持体内的新陈代谢和各项生理活动。

经络是三维立体结构，分布在身体从表到里的各部位。皮肤表面的细小络脉、孙络、浮络组成经脉线的皮部。覆盖在各局部器官表面的皮肤也是各脏腑器官的全息穴区。根据中医经络学说和生物全息理论，皮肤和脏腑、四肢、五官、九窍都有一定的内在联系，故皮肤也是脏腑功能状态外在的表现部位。体表经络穴位和各全息穴区就是机体自调系统设在体表的开关。刮痧板刮拭皮肤经络的皮部和全息穴区的刺激作用，鼓舞和激发了经气，良性刺激会启动体内的传导通路，再经过经脉所特有的能量传导作用，并通过多层次的连接，可到达全身各脏腑器官，发挥经络整体性、双向性的良性调控功能，使相连接或相对应的脏腑器官也发生良性调整反应。从而达到调畅气机，平衡阴阳气血，激发和调节各脏腑功能活动的作用。

黄帝内经指出："正气存内，邪不可干，邪之所凑，其气必虚"。扶正祛邪是中医的治疗大法。中医指的正气就是机体的自我调节机能，人体本身就具有应对各种致病因素的能力。自我调节机能正常，面对各种致病因素可以自我调节，这就是健康的人生病少的原因。而自调机能减弱或下降，正是发生亚健康和疾病的原因。扶正就是激发和维护机体的自调机能。刮痧疗法刺激体表经络，根据机体的病理状态，通过不同的刮拭部位和刮拭手法补虚泻实，扶正祛邪，激发机体自调机能，体现了中医大道至简的思维。这就是刮痧疗法不用针药却能调节内分泌，消炎解毒，治疗多种病症的原因。

现代医学认为刮拭皮肤可促进代谢及神经调节。根据现代医学皮肤—内脏神经反射形成原理，皮肤感觉器官与机体管理内脏器官活动的植物神经关系密切，刮拭皮肤可刺激神经末梢，增强其传导功能，调节神经系统的兴奋与抑制反应，可以改善和增强内脏器官功能活动。

无论中、西医理论都可以证实刮痧激发和修复人体自愈机能。人体自愈系统机能越好，刮痧疗效越迅速。人体自愈系统的机能有多强大，刮痧疗法的效果就有多神奇！当然刮痧疗法的优势也是它的局限性。同所有的中医外治法一样，如果人体有了器质性病变，使自愈系统机能严重下降，刮痧疗法的疗效就会降低；当自愈系统遭到彻底破坏，刮痧疗法也无能为力，应当求治于多种医疗方法。

二、刮痧化瘀排毒、净化体内环境

中医认为，经络气血运行不畅，出现气血瘀滞是很多疾病，特别是疼痛性疾病发生的原因。刮痧疗法迅速出痧，排出体内毒素，活血化瘀，疏通经络，变阻滞为通畅，所以对气滞血瘀引起的五脏六腑病变有显著疗效。中医有句名言：不通则痛，通则不痛。刮痧疗法迅速疏通经络，故对疼痛性疾病有立竿见影的效果。

红色的痧迅速排出血液中的毒素

刮拭部位所出现的红色、紫红色、暗青色或青黑色的斑点、斑片，就是"痧"。

痧是渗出于血脉之外的含有体内毒素的血液。正确的刮痧并不会损伤血管，因为"痧"是从最细小的有微循环障碍部位的微血管中被挤压出来的。微循环是指微动脉与微静脉之间的血液循环，也包括淋巴液和组织液间的循环。微血管只有一层内皮细胞，管壁极薄，为普通纸的1％。微血管单层内皮细胞间隙具有通透性，血液中的小分子物质从微血管壁渗出渗入，进行氧气、营养物质和代谢产物的交换。当脏腑功能障碍、代谢产物潴留、免疫机能异常、炎症与结缔组织病变均会造成微循环障碍。微循环障碍是亚健康和疾病形成的重要原因。微循环障碍的部位体内毒素积聚，血液流动速度明显减慢，血管腔扩张、通透性紊乱。刮痧时刮板向下的压力会使含有体内毒素的血液从通透性紊乱的毛细血管渗出脉外。刮拭后血管瞬间收缩反应，出"痧"会立即停止。这些含有体内毒素的离经之血即是"痧"。由于皮肤的屏障作用，"痧"存在于皮肤和肌肉之间。痧的排出，瞬间改善了微循环，促进了血液的流动，新鲜的血液含有丰富的营养素和氧气，使凝血机制正常发挥，毛细血管的通透性恢复正常。刮痧的治疗方式促进了血液、淋巴液和组织间液的循环，迅速改变局部经脉的缺氧状态。使病变器官组织细胞得到充足的氧气和营养素的供应，细胞活化。这正是刮痧可以迅速缓解许多亚健康或疾病症状的原因。

刮痧排出体内多种毒素，清洁净化内环境

由于人们只看到了刮痧疗法出"红痧"的表像，多误认为刮痧只能活血化瘀、排出血中毒素。我在研究中发现：刮痧不仅可以排出血液中的毒素，还可以排出体内多种毒素，可以有效净化血液和体内环境。

体内毒素就是各种危害健康的病理产物。这些病理产物种类繁多，包括各种代谢废物，细菌、病毒以及它们的代谢产物和氧在体内代谢过程中生成危害细胞的氧自由基和其他活性物质。它们在体内存留时间过长，就形成对机体有害的内毒素。

根据中医气血津液理论分析病因、病理，我将这些毒素归纳概括为气毒、水毒和血毒，分别称为浊气、浊水和浊血，中医称之为"三浊"。浊气是中医"气"代谢过程中产生的毒素，浊血是血液代谢中产生的毒素（即过多的血脂、血糖、血尿酸等），浊水是中医津液（即一切体液）代谢后的废水及其化生的病理产物。三浊使经络气血瘀滞，微循环障碍，污染体内环境，影响脏腑器官发挥正常功能，使细胞缺氧老化。体内毒素既是脏腑器官病变的产物，又是疾病进一步发展的重要病因。

刮痧板的按压力同时作用于皮脉肉筋骨各层组织中的气血津液，不但可以出痧的方式有效排除浊血，还可以排出浊气和浊水等其他毒素。体内的浊气会通过刮拭后张开的汗孔迅速排出。体内湿气较多，也就是浊水多的部位，刮拭后皮肤会迅速增厚，毛孔清晰可见，这是体内的浊水迅速从细胞间隙及淋巴管微循环障碍的部位渗漏至组织间隙的结果，张开的毛孔更是浊水排出的重要通道。

刮痧排毒还有一个更重要的渠道，那就是激发各脏腑器官的自我排毒机能，畅通各种排毒的渠道，使机体的各种代谢产物通过呼吸、汗液、大小便等形式排出体外。

刮痧并不是针对某一种病的病因、病理进行对抗性的治疗，而是排除多种毒素，净化内环境、净化血液，还脏腑器官清洁的工作环境。体内环境不清洁是脏腑功能下降、失调的重要原因，就像我们呼吸污浊的空气，饮用不清洁的水和食用变质的食物会生病一样。清新的空气，清洁、无污染的水，新鲜的食物会使人舒适健康。所以哪疼刮哪的民间刮痧，因为迅速清洁病变部位小环境，刮刮就舒服，可以快速缓解症状而治标；而现代刮痧能以多种刮拭手法和经穴组合排出体内各种毒素，为脏腑器官提供清洁优质的内环境，从而有利于激发和调动脏腑器官自身的各种机能，包括自我调节能力、抗病能力和康复能力正本清源而治本，从而达到防病治病的效果。

现代医学也证实，皮肤对外界的刺激有极强的敏感性、调节性和传导性。刮拭皮肤局部有排毒作用。皮肤有皮脂腺、汗腺、丰富的淋巴管、血管和神经末梢。皮肤除有防御功能、调节体温、呼吸功能、分泌功能外，还有排泄体内代谢产物的作用。反复的刮拭刺激，被刮拭的局部部分细胞蛋白质分解，产生组织胺或类组织胺物质，促使皮肤汗孔开泄，毛细血管扩张，加速血液及淋巴液循环，同时使局部血管舒、缩功能的调整反应增强，增加组织的灌流量，可活化细胞、改善微循环，促进代谢产物的排泄，有宣泄病邪、排毒解毒的作用。

三、舒筋通络，松解粘连

刮痧可以修复软组织损伤。中医认为病变骨关节处的组织慢性损伤与外伤导致的病变关节周围会出现软组织水肿、充血、粘连及关节周围韧带、肌张力增加或筋肉黏连、纤维化，脊椎两侧肌张力不平衡。风寒湿邪引起血液瘀滞，常常导致骨关节疼痛，运动障碍。治疗骨关节疾病，中医主张活血化瘀，疏筋通络，祛风散寒。刮痧疗法以不同的刮拭手法不但可以迅速活血化瘀、疏通经脉，还能舒筋活络，松解黏连，缓解筋脉肌肉的痉挛，消除骨关节不稳定的因素，解除神经、血管的压迫症状，减缓炎症反应。经常刮痧可以改善局部微循环，减轻局部炎症反应，改善肌肉紧张僵硬，维护骨关节的稳定性，对改善骨关节疼痛、运动障碍症状以及延缓骨关节老化有显著效果。

四、退痧的过程增强机体自洁功能

刮出之痧颜色逐渐变浅，最后消失。痧到哪里去了？痧的消失不是毒素被身体吸收了，而是毒素被身体内具有免疫功能的细胞分解排出体外了。免疫机能是人体自带的清洁工。健康的人本身有自洁功能，能主动清除各种代谢废物，无论是内生的、或是外来的。现代医学研究证实人体免疫机能就是承担这个任务。退痧的过程正是人体清洁工作的结果，经常刮痧，可以锻炼和激发人体清洁的积极性，使之不会懈怠。

人体血液、淋巴液和组织间液中有多种防御因素，能对体内异物，即非正常组织、外来组织有识别能力和排除能力。免疫系统中的淋巴细胞及血液中的吞噬细胞就有这样的功能。它们将识别出来的异物中和、吞噬、分解，通过复杂的生化过程排出体外，因有净化体内环境的作用，被称为体内的清洁工。刮拭时各部位所出现的痧是渗出于血脉之外，存在于组织之间、皮肤之下的离经之血。这些离经之血成为身体的异物，它们被机体具有免疫功能的淋巴细胞及血液中的吞噬细胞识别出来后，将其化解，通过呼吸、汗液、尿液等途径排出

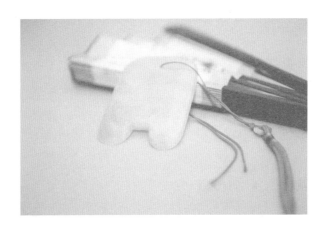

体外。

体内淋巴细胞及血液中的吞噬细胞活力正常，刮出之痧则清除快，反之则慢。经常刮痧，使体内清洁工的排异能力增强，可以有效、快速地清除病理产物。现代医学认为，清除机体有害异物的过程可以激发免疫系统的功能，提高机体的应激能力和组织创伤的修复能力。痧消退的过程相当于不用注射自家血液的血清抗原疗法。所以刮痧疗法除当时迅速改善微循环，疏通经络的效果之外，痧消退的过程可提高自身清除异物的能力，增强免疫功能，这是刮痧的另一功效，也称为刮痧的后效应。

第二节　全息经络刮痧法的优势

全息经络刮痧法集治疗、保健、诊断、美容于一体，操作简便，通过刮拭体表全息穴区和经络穴位，从而排出体内毒素净化体内环境，对人体进行整体调节，提高自身抗病能力、康复能力。此法不完全局限于西医疾病的分类学诊断，也不局限于对病因、病理、病位的对抗性治疗，而重在祛浊补虚，净化内环境，增强经络的整体调控功能，提高机体自愈系统的自调机能，既能治疗局部的病变，也能治疗各系统多种疾病，一刮多效，还能增强体质，有防病保健和养颜美容作用。并能对疾病进行中医定位、定性诊断。

一、非药物疗法、安全可靠

全息经络刮痧法属非药物疗法。它以刮拭刺激体表各局部器官的全息穴区和经络穴位，激发经气，对经络进行整体性、双向性的良性调整反应，促使机体产生一系列的生化效应。促使经络功能低下、亢进或紊乱状态，调整为正常状态。刮痧法对机体的各个系统，各个器官的功能几乎都能发挥这种多方面、多环节、多种途径的调整作用，达到治病保健的目的。这种调整作用对正常生理功能无干扰，不会产生不良反应。因此刮痧治病安全可靠。

二、疗效显著、一刮多效

全息经络刮痧法对疼痛性疾病有立竿见影的疗效。如头痛、各种神经痛、胃肠痉挛性疼痛、扭伤、肩周炎、膝关节痛、颈椎腰椎骨质增生、乳腺增生、痛经等疾病，单独使用本法治疗可以起到显著的治疗作用；对于内、外、妇、儿科病症，如感冒发热、高血压、食欲不振、肠胃病、心悸、哮喘、中风后遗症、糖尿病、胃肠功能紊乱、神经衰弱、视力减退、月经不调、小儿生长发育缓慢等常见病，不仅能改善症状，亦能直接调节脏腑器官的功能活动，有良好的治疗作用。

刮痧治病遵循中医的法则，并不直接插手病变局部，而是重在整体调节。刮拭刺激全息穴区和经络，疏通了经络，改善了偏颇的内环境，通过神经—体液的调节反应，受益的不仅是病变器官，还有同处于相同内环境中，或与之相连经脉的脏腑系统，良好的环境激活了脏腑系统的自我调节功能，一次刮痧能改善多种症状，甚至收到意想不到的效果，这就是中医刮痧的优势，一刮多效！

三、丰富了刮拭部位

全息刮痧法的刮拭部位多暴露在外，方便刮拭。手足头部穴区面积小，与病变部位对应性强，治疗效果显著。全息刮痧取穴非常灵活，可交替选取各局部器官的同名全息穴区。如：左右交替，即患侧、健侧交替取穴区；上病取下，下病取上；胸腹病取背，背腰病取前。治疗部位多样化，选择范围广，可使治疗不间断，还能提高机体对刮拭刺激的敏感性。全息刮痧法与经络刮痧法结合，拓宽了取穴思路，丰富了刮拭部位，可显著增强治疗效果。

四、舒适减痛辨证刮痧，增强疗效

刮痧以刮拭的外力激发机体自愈系统的自调机能。肌肤喜欢温柔的抚摸，不喜欢暴力的刺激。全息经络刮痧顺应人体生理规律，改进刮痧术，把疼痛减到最低，针对不同部位有三级刮痧术，即躯干四肢减痛刮痧术，面部美白祛斑不留痕、具有微整形效果的面部刮痧术和四两拨千斤的手足头三维精细刮痧术。被刮者能在舒适感觉中享受刮痧，极大地提高了刮痧的疗效，扩大了刮痧的受益群体。本书重点介绍减痛刮痧术、基本刮痧术操作要点和常见病症刮痧部位。

中医全息经络刮痧调理常见病讲究辨证施刮，刮痧部位不是千人一方，前后一法，而是根据不同体质选择刮痧重点，效果更好。初学者可在"全息经络刮痧法的临床应用"章节参考"辨证刮痧"选择刮拭重点。

五、早期诊断、保健和治疗同步完成

人体的生命过程中，会有各种原因使脏腑功能减弱，代谢产物缓慢蓄积。量变积累到一定程度会发生质的变化，这正是疾病由萌芽到形成的过程。在这一过程中，自觉症状常不明显，或只表现出精力减退、易于疲劳，稍事休息，即可缓解。此时，用现代医学的检测手段尚不能构成疾病的诊断，因此常常不能引起人们的注意与警惕，从而延误了早期治疗的黄金时机。但是机体只要有代谢产物蓄积，引起轻微气血失调，在刮拭过程中，就会出痧或发现异常阳性反应。这时根据痧的形色特点和阳性反应的状态，在疾病的潜伏期或前驱期，即能发现体质的弱点及潜伏的病变。刮痧的超前诊断或早期诊断的方法，对预防保健乃至治疗提供了明确方向，使其更具有针对性，有重要的实用价值。而且不需借助任何仪器，其诊断、保健和治疗同步完成。因为刮拭出痧的过程，既是诊断的过程，也是保健或治疗的过程，诊断结果出来，保健或治疗也结束了。

六、操作简便、自诊自疗

全息经络刮痧法操作简便，一听就懂，一学就会，易于掌握。全息刮痧法刮拭头、手、足、耳、胸、腹、背部的全息穴区，治疗部位集中；全息穴区面积小，故刮拭范围小，刮拭时间短；诊病、治病、防病，简便、快捷；手、头等暴露部位的穴区治疗不受时间、环境的限制，便于治疗和自我保健；刮拭手、足、头部的背腰部对应区，有效解决了刮痧法中背腰部自己无法刮痧治疗的难题。经络刮痧法刮拭的经脉线皮部是较宽的面积。因此，只要刮拭在经脉的大概方位上，刮拭的压力就可以传导到深部的经脉线，产生治疗作用。即使是没有医学知识的普通人也可按照教材，找到刮拭部位，为自己或他人治病、诊病。由于此法的攻补兼施、双向调节作用，使选穴配区化繁为简，一组经穴配方能治疗多种病症，十分易于学习和掌握。既可以查出潜伏的疾病，又可以了解病情的进退，随时进行自诊自疗，实现将健康掌握在自己手中。医务人员学会此法，增添了一种有效地诊治疾病的方法，在没有药物和诊疗仪器的情况下，仍能为患者快速诊治疾病。

第三节　全息经络刮痧法的临床应用

全息经络刮痧法集诊断、治疗、保健、美容于一体。

刮痧是中医技法，刮痧可以使中医气血津液理论具象化，形象地判断中医病位、病因、病性，了解病势进退，并能早期发现疾病的蛛丝马迹，做到早期诊断；在治疗方面化繁为简，泄邪排毒、经脏同治、攻补兼施、缓急镇痛、双向调节；在保健方面畅达气血、防衰抗老、清洁经络，促进代谢，防微杜渐；在美容方面，祛斑除痘，养颜美容，标本同治。刮痧具备一刮多效的特点，使诊断、预防、治疗和美容皆在刮拭过程中同步实现。

一、刮痧诊断

在多年临床观察中发现：完全健康的人，刮拭后不出"痧"；一些自我感觉良好，而有潜伏病变的人刮拭后会出痧；病患者病变部位、病情轻重、病程长短不同，刮出之"痧"的部位、颜色、形态亦不同；同一种病证出痧的部位、颜色、形态又有一定的规律性；由于全息穴区和经脉腧穴与脏腑器官之间的联系，内脏及各组织器官发生病变，其相应的全息穴区和经脉循行线上在刮拭时会有痧出现，还会有敏感疼痛、结节等阳性反应及皮肤增厚、毛孔开张现象。刮痧根据痧的颜色、形态变化、阳性反应物的形态大小、软硬及敏感区疼痛的性质及程度，可以直观地了解病变的部位、病情的轻重及病势的进退。刮痧是中医技法，以中医理论分析刮痧后的痧像和各种阳性反应，可以做出中医诊断结论，指导刮痧调理，确定经穴配方，选择刮痧补泻手法。

判断病位

不同的疾病，出痧的部位和出现阳性反应的部位各异；同一种疾病，出痧的部位和出现阳性反应的部位又有一定的规律性。这种规律性多与经络的循行分布、全息穴区的分布以及脏腑、经络的病理状态有直接的关系。

根据出现痧斑和阳性反应的经穴判断病位

如背部膀胱经心俞和上肢心经出现痧和阳性反应，即可判断病位在心脏或心经；背部膀胱经胃俞和下肢胃经出现痧和阳性反应，即可判断病位在胃经或胃；手背第三掌骨腰区出现痧和阳性反应，即可诊断病位在腰部。

根据出痧和阳性反应区断病，尤以第一次刮出的痧和出现的阳性反应最为准确。当出痧较少，甚至不出痧时以阳性反应物的形态、大小、深浅和敏感区疼痛的性质、程度，作为诊断依据。例如背部膀胱经心俞有结节，说明心脏或心经缺氧、气滞血瘀的时间较长；对原因不明的上腹痛，可通过按揉第二掌骨桡侧穴区诊测病位，如按揉第二掌骨桡侧心穴处敏感疼痛，则病位在心，胃穴处敏感疼痛则病位在胃。

根据痧和阳性反应的深浅及形态诊断病变

刮痧后第二天才看到皮肤上深颜色的痧斑，提示血脉瘀滞的部位深；出痧在皮肤浅表提示血脉瘀滞的部位表浅。痧和阳性反应的形态有时可以提示病变组织的形态，如乳腺增生者，背部乳腺对应区出现痧的形态，即提示乳腺增生的形态，均匀的痧提示乳腺弥漫性增生，条索或包块样痧或结节多与乳腺增生物的形态相应。

确定病因和病性

根据痧的色泽、形态疏密，皮肤变化判断病因、病性

根据出痧的颜色、光泽、深浅、形态疏密，刮拭后皮肤、毛孔的变化，以及刮拭时的阳性反应状态可以判断病因在气、在血，还是在津液，并区别内环境的寒热虚实性质。热邪所致急症，痧色鲜明；寒邪所致陈旧性病症，痧色晦暗。同样的病症，出痧多，色泽鲜红为实热证、血瘀证；出痧少，痧粒饱满，痧色艳或浅为阴虚证；出痧多，皮肤迅速增厚为痰瘀互结证；出痧少而皮肤迅速增厚为湿气盛或痰湿证。刮痧后毛孔迅速张大为气虚证，有异味排出为浊气盛，出痧少为气血不足的虚证。

根据刮拭阳性反应判断病因、病性

判断气血津液病变

气血津液病变刮痧的不同表现：

气病特点：单纯气的病变不会出痧。刮痧板下出现胀痛或饱满感为气滞证；酸痛或板下空虚感为气虚证，刮痧后毛孔迅速张大为气虚证；有异味排出为体内有浊气，为浊气盛。如气的病变导致血液和津液的病变则会有以下血液和津液病变的特点。

血病特点：刮拭后快速出痧，出痧量的多少与血液瘀滞范围和程度成正比。刮痧时出现刺痛为血瘀证，结节为血瘀日久。

津液病特点：刮痧时出痧量极少，或根本不出痧，而皮肤迅速增厚、变饱满或发硬，伴毛孔迅速张大，或有少量乳白色液体渗出为湿气盛；刮痧时出痧慢而少，痧色鲜艳浅淡，或痧粒饱满，量少稀疏为津血不足的阴虚证。

同样的病症，出痧多，色泽鲜红为实热证、血瘀证；出痧多，又伴有皮肤迅速成片状增厚为痰湿和血瘀证兼有的痰瘀互结证；出痧少而色浅淡，有散在局部皮肤迅速增厚为阴虚证和湿气并存。

判断寒热虚实性质

体内环境寒热虚实的刮痧表现：

寒证：出痧慢而少，或出痧量多，颜色深暗，或晦暗少光泽。皮肤温度低。

热证：出痧快，出痧量多，颜色鲜红或紫红，有光泽。皮肤温度高。

虚证：病情重或症状明显，却出痧少，或经过刮痧治疗病没痊愈，刮拭却不出痧，提示为气血不足的虚证。虚证刮痧的阳性反应多为酸痛，结节小或局部空虚感、松软。

虚证一般刮拭后不会出痧，或出痧慢而少。局部呈缺血性微循环障碍状态，多为推动血液流动的动力不足，或血细胞数量、质量的改变，使血流缓慢，组织灌流量不足，属于中医气血不足的虚证。

实证：刮拭后出痧迅速。痧量的多少与血液瘀滞的程度成正比。多因血液流动缓慢，瘀滞，导致细胞缺氧，体内毒素增多，为瘀血性微循环障碍。实证阳性反应多刺痛、胀痛，结节大而硬，局部软组织僵硬。

虚实兼有证：初次刮痧出痧迅速，症状改善明显，以后刮痧，出痧渐少或不再出痧，只有各种阳性反应，症状改善缓慢。因开始刮拭后迅速出痧，改变了气血瘀滞状况，症状立刻减轻。但因体弱正气不足，新生血液不能马上补充，刮后血瘀虽去，组织细胞仍有不同程度的缺血、缺氧状态。

判断病势和疗效

出痧与阳性反应区的变化与病势、疗效也有一定的关系。通过观察每次治疗后痧和阳性反应区的变化可以了解病情轻重、病势的进退。

病情较轻，病程较短者，体内毒素较少，刮出之"痧"部位表浅，痧色鲜红，痧粒分散，阳性反应结节部位浅、体积小、较柔软，阳性敏感区疼痛轻。

病情较重，病程较长者，体内毒素多，出痧部位较深，痧色暗红或青紫，痧粒密集，阳性反应结节部位深、体积大、较坚硬，阳性敏感区疼痛重。病情越重，病程越长，痧色越重，痧粒越密集，痧的部位越深，结节也越深、越大、越坚硬，敏感区也越疼痛。

治疗后出痧由多变少，由密变疏，痧色由深变浅，阳性反应的结节，由大变小，由硬变软，疼痛由重变轻，说明治疗有效，为疾病向愈的变化。气血不足之虚证，刮后出痧由少变多，可视为疾病向愈的变化。刮拭后出痧多，但病症不减轻，应考虑实证、顽固性的病或病情是否正处在邪气盛或进展的阶段。

服药过多、肥胖、气血不足者，均不易出痧，对这类人不以出痧多少判断疗效。

刮后出痧减少，病仍未愈时，要考虑是否为虚证，或所治之病是否为标证，需找出本证进行治疗才能解决问题（如肩周炎久治不愈，实为糖尿病的反应，须同时治疗糖尿病）。

全息经络刮痧诊断的具体方法详见《张秀勤刮痧　快速诊测健康》一书。

二、刮痧治疗

全息经络刮痧法广泛用于各科多种疾病的治疗。刮痧治疗疾病的方式是通过宣泄体内的各种毒素，净化体内环境，清洁血液，为脏腑器官创造良好的内环境，畅通经络，提供优质营养，激发和恢复经络系统的自我调节功能而实现对疾病的治疗作用。

泄邪排毒，缓急镇痛

刮痧将阻滞经络的浊血以痧的形式排出脉外，瞬间解除经络气血的瘀滞，故对气血不通引起的疼痛性疾病，往往有着立竿见影的效果。对于血脉瘀滞日久的骨关节疾病，刮痧促进和调整经气的运行，松解局部组织的粘连，缓解筋脉肌肉的痉挛，消除神经、血管的压迫症状，从而达到消炎退肿、缓急镇痛的作用。

由于刮拭的作用，使肌肤血管充血扩张，调动了人体正气的祛邪能力，同时刮拭时汗孔开张，这就十分利于浊气、风寒湿邪和体内各种毒素的外排，故对许多外感发热性疾病及浊气、湿气、血瘀之证，常常有极好的疗效。

整体调节，经脏同治

刮拭刺激全息穴区和经络穴位，能激发和调动经络系统的整体调节作用，通过这一作用不仅可以治疗经络气血偏盛、偏衰或气机紊乱而造成的该经络循行部位所发生的诸多疾病，还可以增强该经络所属脏腑的功能，恢复和提高脏腑的抗病能力与康复能力，从而达到治疗该脏腑疾病的效果。又由于脏腑外连目、舌、口、鼻、耳等五官，筋、脉、肉、皮、骨等五体，内又与怒、喜、思、悲、恐等情志变化相关，于是还可以通过经络与脏腑功能的调节而达到治疗五官、五体以及情志失调的疾病。刮痧疗法就是这样通过经络的整体调节作用，常常有一刮多效，达到经脏同治、身心同调的治疗效果的。如：刮拭膀胱经的肝俞及足厥阴肝经，既可以治疗肝脏的疾病，又可以治疗肝经循行部位所出现的胁痛、少腹痛、乳腺疾病、发生在胁肋部的带状疱疹，还可以治疗和肝相关的目病、筋病以及烦躁易怒的情绪异常等等。又如：头部额旁3带对应肾脏与整个泌尿生殖系统，所以刮拭此带，能治疗泌尿系感染、肾脏病、遗尿症、前列腺肥大、阳痿、遗精、妇科病，还可以治疗和肾相关的耳病、骨病和易生恐惧感的心理异常等。

攻补兼施，双向调节

刮痧疗法通过宣泄体内毒素，净化内环境，改善经络和脏腑的气血运行，促进经络和脏腑的功能，可以达到扶助人体正气，提高机体自愈系统的自调机能。虽然刮拭手法有补法和泻法的区别，但刮痧宣泄邪毒后，清洁的内环境有助于恢复正气，刮痧法是以"通泄"方式获得"补益"效果，以"减"得"加"。实际效果则是，补法以扶正为主兼能祛邪，泻法以祛邪为主兼能扶正。于是即使刮拭同一经穴也具有双向调节的功效。所以寒热不同、虚实迥别、症状相反、性质互异的疾病，往往可以用同一组穴区进行治疗。如：头部额旁2带对应肝胆脾胃，刮拭此带，既能治疗脾胃虚寒的腹泻，又能治疗肝胆脾

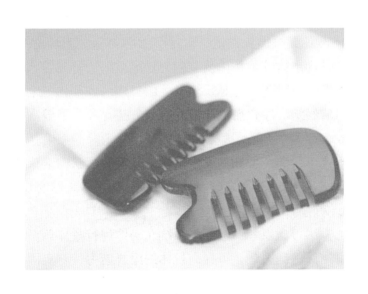

胃有热的便秘。又如刮拭内关穴，既能治疗心动过缓，又能治疗心动过速；刮拭奇穴血压点、督脉百会穴，对血压低者可升血压，对血压高者又可降血压；刮拭治疗甲状腺功能亢进的经穴，亦能治疗甲状腺功能低下。

三、刮痧保健

中医认为健康的标准是阴阳平衡。体内气足、血足、津液足，内环境清洁则阴阳平衡。气血津液代谢失调，会产生气虚、血虚、津液虚或代谢产物增多，有浊气、浊血和浊水，出现阴阳失衡的疾病状态。疾病的发展是一个从量变到质变的渐进过程。在潜伏阶段，体内气血津液代谢轻微失调，已有不同量的内毒素存在，在这时刮痧就会刮出痧，及时发现和宣泄三浊，为脏腑器官创造良好的内环境发挥自调机能。能预防和治疗潜伏的病变。全息经络刮痧法在保健方面的应用主要是延缓衰老、预防疾病和促进康复。

畅达气血津液，延缓衰老

气血津液是构成人体和维持生命活动的基本物质之一，是脏腑功能活动的物质基础，又是脏腑生理活动的产物。气血津液充足，即三足三通，则运行通畅，才能维持组织器官的正常生理功能，使人体保持健康。而气血津液不畅，则组织器官缺氧，细胞早衰，进而便会导致人体的衰老。保健刮痧法具有疏通经络，畅达气血津液，激发和调节经络脏腑功能，改变组织、细胞的缺氧状态，加强人体的新陈代谢，促进细胞的再生和活化等作用，于是就可以使人体保持旺盛的活力，并因此而达到防衰抗老、延年益寿的效果。

清洁经络，防微杜渐

当人体正气不足或机能失调时，经络气血津液运行发生轻度障碍，新陈代谢产物不能及时排出体外，在体内蓄积，导致脏腑器官的细胞发生轻度缺氧现象，局部出现微循环障碍。这是疾病发生的早期病理变化。全息经络刮痧法是促进代谢、清洁经络、净化血液津液的有效方法。经常保健刮痧，能及时排出体内毒素，改善微循环，清洁经脉和体内环境，消除隐患。达到三无，无浊气、浊水、浊血，可以避免大病的发生。无论是没有症状的潜伏期或是初起症状的前趋期，只要坚持刮痧，便能达到防微杜渐，防患于未然的效果。

全面调节，巩固疗效

保健刮痧的方法可激发和促进经络系统对身体进行整体调节的功能。在疾病的恢复期，采用保健刮痧法，可提高机体的康复能力，有巩固治疗效果和防止复发的作用。

全息经络刮痧保健的具体方法详见《张秀勤刮痧 养五脏调体质》《张秀勤刮痧精粹 全新升级版》两本书。

四、刮痧美容

中医整体观念和生物全息理论都表明，面部各种皮肤问题是脏腑功能气血津液代谢失调的外在表现。面部皱纹增多、衰老过快是脏腑功能减退的表现，面部皮肤晦暗、斑痘丛生是体内气血失调，血液不清洁的反应。刮痧美容是面部皮肤和脏腑气血表里双清之法，以"清、通"为补，同时调理面部皮肤和内脏气血，活血化瘀，畅通气血，增强脏腑功能，是标本兼治的美容之法。

刮痧净血，减法美容

洁净的肌肤源自于清洁的血液和体内环境。中医认为，经络气血运行不畅，发生气滞血瘀，血液和体内环境不清洁，不只是疼痛性疾病发生的原因，更是很多疾病，包括损美性疾病的主要原因。因为经络气血瘀滞，内毒素增多，会影响皮肤的代谢功能，使面色晦暗或出现斑痘等皮肤疾患。

刮痧疏通经络，快速将含有内毒素的血液排出于血管之外，净化了血液，促进了血液、淋巴液和组织间液的循环，通畅的血液能增强皮肤自身的代谢及自洁能力，清洁的血液和组织液能为皮肤细胞提供各种优质的营养素，使皮肤细胞活化。刮痧通过疏通经络，净血排毒，清洁体内环境，调畅气血，以通为补，促进新陈代谢而养颜美容，属于减法美容。

面部刮痧，一刮就美

采用不出痧而通经络的特殊刮痧手法做面部刮痧，疏通了皮肤的营养供应渠道，使肌肤局部的微血管和毛细血管扩张，局部组织血容量和血循环加快，供给皮肤营养的血流量持续增多，增加组织的灌流量，促进皮肤新陈代谢。面部刮痧不但有活血化瘀、宣泄病邪、排毒解毒的作用，同时能激活皮肤细胞吸收营养和自身的分泌和清洁功能有利于受损组织的修复、更新，从而治疗损美性疾病，及养颜美容、延缓面部皮肤衰老的速度。

面部美容刮痧法将中医经络学说和生物全息理论，以及面部骨骼、血管、神经、淋巴组织的特点相结合，总结出一套嫩肤养颜，祛斑减皱，紧肤瘦脸，提升肌肤的美容刮痧手法，使面部刮痧具有一刮就美的微整形美容效果。

调节脏腑，标本兼治

面部皮肤问题是标，其本在于脏腑气血失调，阴阳失衡。脏腑经络气血失调的性质、程度不同，面部斑痘的部位、形态、颜色则有明显差异。全息经络刮痧美容通过中医辨证，有针对性地刮拭全息穴区和经络穴位，能激发和调动经络系统的整体调节功能，从而纠正经络气血津液偏盛、偏衰的失调状态，恢复气血调和，阴阳平衡，提高脏腑的抗病能力、调节能力与康复能力，可以从本源处解决面部问题，巩固面部刮痧的效果。刮痧美容以诊断为先导，针对不同原因的面部问题，选择刮拭与病变脏腑相关的经络穴位或全息穴区，调节经络脏腑气血，恢复阴阳平衡，从根本上治疗多种损美性皮肤疾病。刮痧美容面部和身体同时调理，标本兼治，有效延缓面部皮肤衰老，养颜美容，防治各种面部皮肤疾患。全息经络刮痧美容的具体方法详见《张秀勤—刮就美》《张秀勤刮痧　美颜纤体》两本书。

第四章

全息经络刮痧的方法

本章介绍全息经络刮痧的基本知识，包括器具、使用方法、操作要领、实施步骤、人体各部位的刮拭顺序及刮痧后的反应；适合不同体质的补泻手法、刮拭的时间和疗程；刮痧法的最佳适应证、禁忌证与注意事项，并介绍提高疗效的方法。

第一节　刮痧器具及运板方法

刮痧器具包括刮痧板和保护皮肤的刮痧介质。器具的选择直接关系刮痧治病保健的效果。全息经络刮痧法选用经过加工的，有药物治疗作用和没有副作用的器具。这样的器具能发挥双重作用，既能作为刮痧器具使用，其材质本身又有治疗作用，可以明显提高刮痧的疗效。

一、全息经络刮痧器具

（一）刮痧板

刮痧板材质

刮痧板是刮痧的主要器具。其材质有水牛角制品，也有玉制品。水牛角质地坚韧，光滑耐用，药源丰富，加工简便。水牛角具有发散行气，清热解毒，活血化瘀的作用。玉性味甘平，入肺经，润心肺，清肺热。据《本草纲目》介绍：玉具有清音哑，止烦渴，定虚喘，安神明，滋养五脏六腑的作用，是具有清纯之气的良药，可避秽浊之病气。古人常将玉石制品佩戴在手腕、颈部及膻中部位，若将玉石质刮痧板佩戴在膻中部位，不仅方便使用，通过其对局部的按摩和其中微量元素的慢性吸收，还可养神宁志，健身祛病。水牛角及玉石质刮痧板均有助于行气活血、疏通经络。

全息经络刮痧板

全息经络刮痧板为玉石材质，分为身体刮痧玉板和美容刮痧玉板。身体刮痧玉板为长方形，边缘光滑，四角钝圆。刮板的长边用于人体平坦部位的刮痧治疗和保健，刮板的两个半圆角，除适用于人体凹陷部位的刮拭外，更适合人体脊椎部位及头部全息穴区的刮拭。

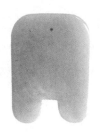

身体刮痧玉板

　　面部刮痧用特制的美容刮痧玉板，四个边的形状、边角的弯曲弧度是根据面部不同部位的曲线设计的，短弧边适合刮拭额头，长弧边适合刮拭面颊，两角部适合刮拭下颌及鼻梁部位。玉石刮板在保存时要避免磕碰。

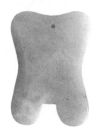

美容刮痧玉板

多功能刮痧梳子

　　多功能刮痧梳子为水牛角材质。一个长边可以用来刮拭身体，另一个长边具有粗厚的梳齿状，便于疏理头部的经穴，既能使用一定的按压力，又不伤及头部皮肤，还不会起静电损伤头发。

　　水牛角和玉石材质的刮痧板，刮拭完毕可用肥皂水洗净擦干或以酒精擦拭消毒。为避免交叉感染，最好固定专人专板使用。水牛角刮板如长时间置于潮湿之地，或浸泡在水里，或长时间暴露在干燥的空气中，均会发生裂纹，影响使用寿命。因此刮毕洗净后应立即擦干，最好放在塑料袋或皮套内保存。

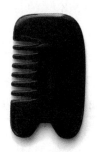

多功能刮痧梳子

（二）刮痧介质

刮痧介质有刮痧油和美容刮痧乳。

刮痧油用具由没有毒副作用的中药及渗透性强、润滑性好的植物油加工而成。中药的清热解毒、活血化瘀、消炎镇痛作用有助于疏通经络，宣通气血，活血化瘀。植物油有滋润保护皮肤的作用。刮痧时涂以刮痧油不但减轻疼痛，加速病邪外排，还可保护皮肤，预防感染，使刮痧安全有效。

美容刮痧乳专用于面部刮痧，渗透性及润滑性好，其中的中药成分药性平和，颜色浅淡，对皮肤无刺激性，有活血化瘀、改善面部微循环，滋养皮肤的功效。

二、刮痧运板方法

持板方法：用手握住刮痧板，将刮痧板的底边横靠在手掌心部位，大拇指及另外四个手指呈弯曲状，分别放在刮痧板两侧。刮痧时用手掌心的部位施加向下的按压力，既省力，又可以避免手指疲劳，关节劳损。

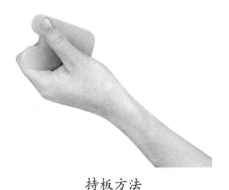

持板方法

刮痧运板方法分为基本运板方法和特殊运板方法。

（一）基本运板方法

基本运板方法是根据身体各部位解剖形态特点和经络穴位、全息穴区治疗的需要，最常应用的刮痧运板方法，共有7种。

1. 面刮法（边刮法）　面刮法是刮痧最常用、最基本的刮拭方法。手持刮痧板，根据部位的需要，将刮痧板的1/2长边或整个长边接触皮肤，刮痧板向刮拭的方向倾斜，自上而下或从内到外均匀地单方向、直线刮拭，不要来回刮。每次有一定的刮拭长度。一般倾斜30°~60°，以45°应用最为广泛。这种刮拭方法适用于身体比较平坦部位的经络和穴位，如躯干、四肢、头部平坦部位。

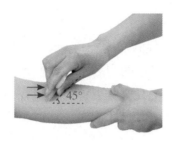

面刮法

2. 角刮法（单角刮法、双角刮法）　单角刮法是用刮痧板的一个角部在穴位处自上而下直线刮拭，刮痧板向刮拭方向倾斜45°。这种刮拭方法多用于肩部肩贞穴，胸部膻中、中府、云门穴，颈部风池穴。

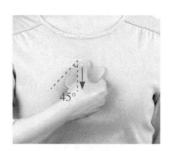

单角刮法

双角刮法是用刮痧板凹槽处的两角部刮拭，以凹槽部位对准脊椎棘突，凹槽两侧的双角放在脊椎棘突和两侧横突之间的部位，刮痧板向下倾斜45°，自上而下地直线刮拭。这种刮拭方法常用于脊椎部位的诊断、保健和治疗。

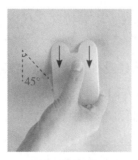

双角刮法

3. 点按法　点按法是将刮痧板角部与穴位成90°垂直，向下按压，由轻到重，逐渐加力，片刻后迅速抬起，使肌肉复原，多次重复，手法连贯。这种刮拭方法适用于无骨骼的软组织处和骨骼缝隙、凹陷部位，如人中穴、膝眼穴。

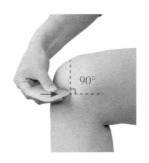

点按法

4. 拍打法　拍打法是将五指和手掌弯曲成弧状，拍打法多用于四肢特别是肘窝和膝窝的经穴。弯曲的指掌与肘窝和膝窝皮肤完全接触，称为实拍；指掌弯曲弧度增大，指掌两端接触肘窝和膝窝内外侧，手掌中间不接触皮肤，称为空拍。空拍与实拍作用相同，区别在于空拍可以减轻疼痛。拍打法与面刮法作用相同，只是拍打法出痧快，只在治疗刮痧时应用。拍打时一定要在拍打部位先涂刮痧油。拍打时注意力量由轻渐重，两次拍打要间隔2~3秒钟，让被拍者休息适应。明确心血管疾病诊断者禁止拍打。拍打法仅限于四肢肘窝和膝窝，其他部位禁用拍打法。拍打肘窝可治疗上肢疼痛、麻木，心肺疾病，拍打膝窝可治疗下肢疼痛、麻木，腰背、颈项疼痛。

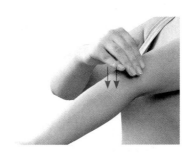

拍打法

5. 厉刮法　厉刮法是将刮痧板角部与穴区成90°垂直，刮痧板始终不离皮肤，并施以一定的压力做短距离（约1寸长）前后或左右摩擦刮拭。这种刮拭方法适用于头部全息穴区。头部全息穴区面积较小，要求刮拭按压力较大，刮痧板可以在穴区内前后或左右移动。

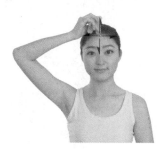

厉刮法

6. 按揉法（平面按揉法、垂直按揉法） 平面按揉法是用刮痧板角部的平面按压在穴位上，刮痧板角部平面始终不离开所接触的皮肤，柔和、缓慢地向下揉按，按揉压力应渗透至皮下组织或肌肉内。这种刮拭方法常用于对脏腑有强壮作用的穴位，如合谷、足三里、内关穴以及手足全息穴区、胸腹部、背腰部全息穴区中疼痛敏感点的治疗。

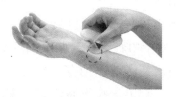

平面按揉法

垂直按揉法是将刮痧板的边缘以90°按压在穴区上，刮痧板始终不离开所接触的皮肤，柔和、慢速地向下至肌肉之内，或骨骼之上，做前后或左右短距离（5毫米以内）移动按揉。垂直按揉法适用于骨缝部穴位，以及第二掌骨桡侧全息穴区的保健和治疗。

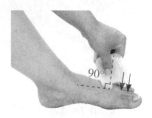

垂直按揉法

7. 疏理经气法 疏理经气法是用刮痧板长边自下而上或自上而下沿经脉的

循行部位单向、直线刮拭，用力轻柔均匀，平稳和缓，连续不断。一次刮拭面积宜长，如从肘、膝关节部位刮至指、趾尖。这种刮拭方法常用于分段刮拭结束后，以及保健刮痧时对经络进行整体疏理，放松肌肉，消除疲劳。

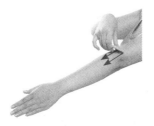

疏理经气法

（二）特殊运板方法

特殊运板方法在刮拭角度、压力和刮拭方向等运板方面的变化，在活血化瘀、消除阳性反应时有减轻疼痛的作用，多用于面部刮痧，以及身体其他有阳性反应的部位和刮痧诊断时应用。特殊运板方法不但增加刮痧的舒适感，还有既通经络又不出痧的效果。

1. 平刮法　平刮法的刮拭角度小，速度慢。手持刮痧板，以刮痧板整个长边及较大面积接触皮肤，刮痧板向刮拭的方向倾斜，倾斜的角度尽量小于15°，自上而下或从内向外均匀、速度缓慢地单方向、直线刮拭。

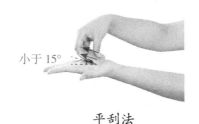

小于15°

平刮法

平刮法角度小，刮痧板大面积接触皮肤，可以减轻疼痛，适用于身体比较敏感的部位和大面积的穴区，常用于面部、脏腑体表投影区、腰背肌部位和疼痛区域的诊断和治疗。

2. 推刮法　推刮法的刮拭速度慢，距离短。手持刮痧板，以刮痧板整个长边接触皮肤，刮痧板向刮拭的方向倾斜，倾斜的角度小于45°，角度可变换，角度越小越舒服，以15°角用得最多，面部要小于15°，自上而下或从内向外均匀地速度缓慢地单方向直线刮拭。

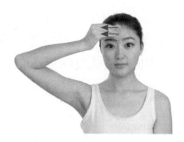

推刮法

推刮法短距离缓慢地刮拭，有利于发现刮痧板下的阳性反应物，常用于面部、脏腑体表投影区、腰背肌部位和疼痛区域的诊断和治疗。

3. 揉刮法　揉刮法是边揉边刮。手持刮痧板，根据刮拭范围的大小，分别以刮痧板整个长边或1/2长边接触皮肤，角度小于15°，刮痧板大面积接触皮肤，连续做缓慢均匀、柔和的弧形旋转移动刮拭，刮痧板向前推进的按压力大于回旋的按压力。

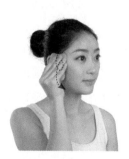

揉刮法

揉刮法刮痧板接触皮肤面积大、速度缓慢，可以减轻疼痛，有利于大面积调动气血，或消除面积较大的阳性反应物，多用于面部刮痧、重点穴区和阳性反应区中疼痛敏感点、疏散结节的治疗。

4. 摩刮法　将刮痧板平面紧贴掌心或四指部位，刮痧板另一平面紧贴面部刮拭部位，以掌心或四指力量按压刮痧板的平面，将按压力渗透至肌肉深部，可用两块刮痧板在面颊两侧自下而上或从外而内均匀地连续做缓慢、柔和的旋转移动，向前移动的按压力要大于回旋的按压力。摩刮法可大面积疏通深部的经脉，改善深部的微循环。

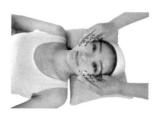

摩刮法

5. **提拉法** 用刮痧板整个长边和刮痧板1/2的面积接触皮肤，角度小于30°，可用两块刮痧板从下向上交替刮拭，刮拭的按压力渗透到肌肉的深部，以肌肉运动拉动皮肤，两板交替向上方做提升刮拭。提拉法有防止肌肤下垂，促进肌肉收缩的作用。

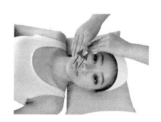

提拉法

6. **软坚散结法** 软坚散结法是消散结节的刮痧方法，分别从四周向结节中心部位推送气血津液，以软化结节。根据结节的大小确定刮痧板接触皮肤的部位，角度小于15°。刮痧板大面积接触皮肤，连续做缓慢均匀、柔和的弧形旋转移动刮拭。刮痧板向前推进的按压力大于回旋的按压力。根据结节的深浅部位，决定刮痧板的按压力大小。深部结节应从3分力开始，逐渐过渡到5分力、7分力。在逐层加力的同时间断配合推刮法、揉刮法刮拭结节处。推、揉、刮交替进行，逐层推送气血津液，使结节逐渐软化、消散。

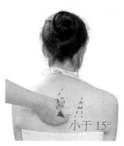

软坚散结法

第二节　刮痧七要素

刮痧的手法直接关系刮痧的效果和舒适度。运用不同的刮痧手法可分别达到补气、养血、活血、化瘀、利湿、化痰、散结、松解粘连的治疗效果。从实践中总结出的刮痧七要素是刮痧操作的精髓。掌握了刮痧的七要素，刮痧不但能快速宣泄各种病邪，还能做到"泻中有补，泻中有调，有补有泻"，实现"一刮就好"的效果。好的刮痧技术可以极大地减轻刮痧过程中的疼痛感，使刮痧成为舒适享受的过程。我总结的针对不同部位的三级刮痧术操作要点，其区别就在于刮拭按压力、速度、角度、面积、长度等要素的变化组合。

一、刮痧七要素

（一）刮拭按压力

刮痧时除向刮拭方向用力外，更重要的是要有向肌肤内的按压力，压力大小决定刮拭刺激的强度和深度。刮痧疗法通过刮拭皮肤疏通经络，须使刮拭的作用力根据需要分别传导到肌肉、血脉、筋骨，才有调理体内气血津液运行，调节脏腑和骨关节疾病的治疗作用。

将刮痧的按压力从皮肤到骨骼设为10分，轻放皮肤上为1分，无压力。按压在骨骼上为10分，为重压力。取其中为5分，渗透至肌肉之中，为中等压力。2~3分力为轻压力，为补法，激发潜能，补充能量。4~6分力为中等压力，为平补平泻法，调动机体自调机能，有补有泻，自动调平衡，畅通气血津液。7~9分力为重压力，可达筋膜及骨骼之上，为泻法，宣泄三浊。长时间泻法刮痧会损伤正气，延迟肌体康复时间。

刮痧最忌只在皮肤表面摩擦，这样不但没有治疗效果，还会形成表皮水肿。但并不是按压力越大越好，气血不足的体质、病症和骨骼凸起、皮下脂肪少的部位、大血管所在处，按压力应适当减轻，始终要保持按压力均匀、平稳，不要忽轻忽重、头轻尾重或头重尾轻。

（二）刮拭速度

刮拭的速度关系到刮痧的舒适感和刮痧治疗的效果。正确的刮拭速度是与人体心脏跳动的频率相合，每分钟60~80次，可借助心脏收缩推动血液运行之力，既体感舒适，又利于气血流动，可以减轻疼痛。快于以上节律为速度快，慢于以上节律为速度慢。

刮拭速度快，按压力小，作用部位表浅，适合体质虚寒者短时间刮拭，可以快速调动气血，有益气活血温通的补益效果。病变部位较深或血脉瘀滞、疼痛的部位，按压力增大，减慢刮拭速度，可化解深部血瘀，还能减轻疼痛。

手足头全息穴区部位小，刮拭手法须缓慢柔和，刮拭速度与呼吸节律相同。

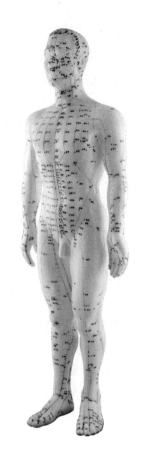

（三）刮拭角度

刮痧板与皮肤之间的角度大小决定刮拭的舒适度和刺激的强度。刮痧板与皮肤间的夹角应小于45°，在疼痛敏感的部位，最好小于15°。最忌大于90°刮拭。

当治疗的经穴需要较强的刺激时，刮拭的角度就要增大，比如急救时刺激人中穴，需要90°垂直按压；深在骨缝部位的穴位需要按压力较大时也采用90°垂直按压。

（四）刮拭方向

刮拭方向有两种含义。一指刮痧板是直线刮拭还是弧线刮拭，直线刮拭有推动、引导气血直线运行的作用。弧线刮拭有调动气血向中心集中，或由深层向浅层调动气血，或软坚散结，缓解软组织紧张僵硬引起的疼痛作用。二指是否按照经络气血运行方向刮拭。顺经气运行方向刮拭为补，逆经气运行方向刮拭为泻。

（五）刮拭长度和宽度

每次刮拭有一定的长度，一般以穴位为中心，每次刮拭长度为8~15厘米，以刮拭长度大于穴区范围为原则。如果需要刮拭的经脉较长，可分段刮拭。总的刮拭长短和宽度应大于病变的范围。

刮痧重在疏通调整经络。穴位是"点"；经络在皮肤的管辖宽度皮部是"面"，经脉线是皮部中间的"线"。刮痧治疗是点、面、线相结合。因为刮拭的宽度包含了经脉线和穴位点。刮痧疗法素有"宁失其穴，不失其经"之说，因为只要找对了经脉所在的"面"和"线"，穴位就在其中。脏腑器官的全息穴区更是具有一定面积的区域，因此以上原则也适用于全息刮痧。

具体穴区刮拭长度要区别对待，诊测小面积的穴区或经脉，如对手背脊椎区，额头部的经脉做诊断刮痧时，刮拭长度应该以毫米计算。

（六）刮拭面积

刮拭面积指刮痧时刮痧板接触皮肤的面积大小，面积大小决定刮痧作用力范围是点还是面：以刮痧板角部边缘，或刮痧板长边边缘接触皮肤，作用力集中，作用面积小，刺激强度大；以刮痧板平面接触皮肤，作用面积大，刺激强度小而柔和，舒适度好。

（七）刮拭时间与刮痧间隔

刮痧时间分为每次总的刮痧时间，每个部位刮痧时间，以及刮痧治疗的间隔时间。

1. **每次总的刮痧时间** 刮痧时间长短与刮痧速度有关，速度快则时间短，速度慢则时间长。刮痧时间长短要根据被刮者的体质、年龄和病变部位的轻重程度，刮拭速度而定，不能一概而论。

一般一次刮痧治疗应控制在20~30分钟，体弱者还应适当缩短时间。

如体质强壮者、年轻或刮拭速度慢时，刮拭时间可适当延长；反之，体弱者、年龄大者，或刮拭速度快时刮拭时间可适当缩短。

2. **每个部位刮痧时间** 初学者可以每个部位刮拭30下左右。当有了一定的刮痧经验时可区别对待：年轻体壮可以让痧出透，即刮拭至没有新的痧出现再停止刮拭；年老体虚者保护正气，不要追求出痧，只要出少量的痧或皮肤毛孔微张即可停止刮拭，以避免宣泄过度；对于出痧少或不出痧者，只要毛孔张开，局部疼痛减轻，刮痧板下不平顺感觉减轻就可停止刮痧。

3. **刮痧治疗的间隔时间** 刮痧分为涂刮痧油的治疗刮痧和不涂刮痧油的保健刮痧两种。

（1）治疗刮痧：涂刮痧油，两次刮痧需要间隔5~7天。也可根据被刮拭者的体质、刮痧后的恢复情况灵活掌握。以同一部位局部皮肤痧象完全消退，疲劳和触痛感消失为准。痧的消退一般需要5~7天，快者2~3天，慢者则需要2周左右。

（2）保健刮痧：不涂刮痧油，隔衣刮拭，可以每天刮拭。

刮痧治疗的间隔时间还要视病症缓急、被刮者体质的强弱，以及刮痧后恢复的情况而定。急性病体质较好者，治疗间隔期可以适当缩短。当症状缓解后，治疗间隔期可以适当延长。慢性病症状明显好转后，也应将治疗间隔期延长。

二、刮痧的补泻手法与补泻作用

刮痧疗法根据刮拭按压力的大小和刮拭速度快慢，有补法、泻法和平补平泻法之分。可以根据被刮者的体质强弱、年龄、胖瘦和刮拭部位而选择应用。

刮痧疗法与其他疗法的区别在于刮痧的补泻手法与对机体的补泻作用不完全相同。刮痧的补泻作用是多种因素决定的。

（一）刮痧补泻手法

刮痧的补泻手法取决于刮拭按压力的大小和速度的快慢。临床分为三种手法：补法、泻法和平补平泻法。

1. 补法　补法刮拭按压力小，2~3分轻压力，速度慢，慢于心律。短时间施以补法刮拭能激发人体正气，使减弱的机能恢复正常。临床多用于年老、体弱，久病、重病或形体瘦弱之虚证患者，以及身体皮下脂肪和肌肉比较薄弱的部位。如胸骨、胫骨前侧、足背等处。

2. 泻法　泻法刮拭按压力大，7~9分重压力，速度快，快于心律，能疏泄病邪，使亢进的机能恢复正常。原则上适用于年轻、体壮，新病、急病或形体壮实的实证患者。但实际操作时，为了减轻刮痧的疼痛，基本不用泻法。

3. 平补平泻法　平补平泻法，有三种刮拭手法。第一种为按压力大，速度慢；第二种为按压力小，速度快；第三种为按压力中等，4~6分中压力，速度适中，与心律相合。平补平泻法广泛适用于除体质虚弱者外的所有人群。三种手法具体应用时可根据被刮者的病情和体质状况灵活选用。其中按压力中等，速度适中的手法易于被刮者接受。对于疼痛敏感的部位多选用按压力大，速度慢的手法刮拭可以减轻疼痛。平补平泻法介于补法和泻法之间，常用于正常人保健或虚实兼见证的治疗。

（二）根据病情变换应用补泻手法

临床应用时应根据体质、年龄、部位、症状与体征选择刮痧手法。注意：虽然根据体质和部位选择适当的刮拭手法，但是每次刮痧均应以补法开始，使被刮者有适应的过程，逐渐向平补平泻法过渡。虚证型患者，以补法为主，治疗过程中，对主要经络穴位或阳性反应区，可以短时间运用平补平泻法，以增强治疗效果。

同一个人，身体的不同部位刮痧的手法也应有所变化，在皮下脂肪和肌肉薄弱的部位，比如胸骨、胫骨前侧、骶骨中部、手背、足背等处，无论体质强壮与否，都应以补法刮拭；在肩部、臀部肌肉丰满处，可以用平补平泻法刮拭。

（三）刮痧补泻手法不等于补泻作用

1. 刮痧的"补"与药物、食物的"补"不相同　刮痧的"补"作用与药物明确的补益作用不相同。刮痧的补不是补充外来的营养，而是疏通经脉后激发自身化生气血的功能，补充了自身原有的营养。刮痧的作用特点是"以泻为补""以通为补"。刮痧是宣泄疗法，无论用何种刮拭手法，只要刮拭出痧，毛孔开泄，就有宣泄病气的作用。出痧就是宣泄血液中的内毒素。出痧后，迅速疏通了经脉，新鲜的血液为细胞补充了氧气和营养物质，会有明显的补益效果。

2. 泻法刮痧也能补气血，补法刮痧也可泻病气　刮痧的补泻手法也不完全等同于补泻作用。因为刮痧疗法是依据体形胖瘦、年龄大小和刮拭部位选择补泻手法的。对于瘦弱之人，皮松肉懈部位，筋肉薄的关节部位，年老体弱者，耐受力差者，即使是祛除体内病气，也要用按压力小、速度慢的补法刮痧，补法刮痧仍然有宣泄病气的作用；而应用补法，如果刮拭部位过多，时间过长，大面积毛孔开泄，也会出痧过多，损伤正气，出现泻的效果。对于适合应用泻法的刮痧者，如果宣泄适度，经脉疏通即停刮拭，泻法也能有补益的作用。

3. 补泻作用由多方面因素决定　刮痧的按压力大小和刮拭速度快慢决定刮痧的补泻手法，而刮痧的补泻作用是由刮拭技巧和多方面因素决定的。

首先，刮痧的补泻作用取决于每次总体刮拭时间的长短和刮拭部位的多少。无论用何种手法刮拭，即使是补益作用的经穴，如刮拭时间过长、出痧过多，部位过多都有宣泄的作用；短时间的小部位刮拭、少量出痧，均可提高机体的兴奋性，增强脏腑功能，一样有补益作用。同样，对同一个部位频繁地、长时间刮拭刺激也会减弱该部位对刮拭刺激的敏感性，而减弱补泻的作用。

刮痧的补泻作用还取决于身体的功能状态。因为经络穴位有双向调节作用。有些腧穴有补虚或泻实的相对特异性。比如，内关、足三里、百会等。当胃肠功能减弱，脾气虚腹泻时，刮拭足三里可以健脾和胃、益气止泻，使胃肠蠕动减慢；当便秘、胃肠有痞积时，刮拭足三里又可以消积化滞，疏通经络，治疗腹胀便秘，促进胃肠蠕动。同为刮拭足三里，作用却截然相反。其中起决定作用的是胃肠当时是抑制状态还是兴奋状态。

穴位如同中药，刮拭技巧就是药量。根据机体的虚实状态，变换刮痧压力、速度、角度、方向、长度和时间，会使同一穴位有不同的补泻作用。

第三节　刮痧治疗顺序、步骤

为了治疗的效果和减少穿脱衣服的次数，身体刮痧有一定的顺序要求。

一、刮拭顺序与方向

1. **刮拭顺序**　整体刮拭顺序一般是先上后下，先背腰后胸腹，先躯干后四肢，先阳经后阴经。

先刮拭头面部、颈项部，再刮拭肩部、背部，然后是胸部、腹部，最后刮拭四肢。为减少穿脱衣服的次数，也可以先刮暴露部位，如头部、手部、上肢，再刮躯干部、下肢，最后刮足部。

因刮痧诊断的需要，以及全息刮痧，可以不按此顺序进行。急症可根据病情决定刮拭顺序。

2. **刮拭方向**　背部、四肢从上向下刮；面部、胸部从内向外刮。特殊情况如肢体水肿，静脉曲张，内脏下垂，体质虚弱者例外。全息刮痧可根据肌肉走向决定刮拭方向。

二、刮痧治疗步骤

1. **选择环境、器具**　以空气新鲜、冷暖适宜，温度保持在18～25℃，相对湿度保持在50%~60%的室内环境为佳。室温过高时应避免空调或风扇的冷气直吹；室温低时应盖上衣被、毛毯等保暖。

准备刮痧器具，检查刮痧板是否厚薄适中，边缘光滑，有无裂纹及粗糙处，以免划伤皮肤。

2. **明确诊断，做好解释说明工作**　详细询问被刮者的健康状况，结合既往病史，确定临床诊断。根据诊断，选定治疗的部位、穴位，并注意记录，以便下次治疗时参考。

初次接受刮痧者，应先向其介绍刮痧的一般常识，刮痧的注意事项。对精神紧张，疼痛敏感者，更应做好解释安抚工作，以便取得积极配合。

3. **选择体位**　应选择便于刮痧者操作，既能充分暴露所刮的部位，又能使被刮者感到舒适，有利于刮拭部位肌肉放松，可以持久配合的体位。采取坐位时应选择有靠背的椅子，被刮者根据治疗部位的需要，或背靠椅背坐位，或面向椅背骑坐，双臂放在椅背上，使其身体有所依靠。俯卧位时腹部下垫一软枕，托起腹部，避免腰部下陷，肌肉紧张。

坐位：适宜刮拭头、颈、肩、四肢、胸、背、腰等部位。

仰卧位：适宜刮拭前头部、头顶部、侧头部、面部、胸、腹等部位。

侧卧位：适宜刮拭侧头部、胸、背、腰、髋、下肢侧面等部位。

俯卧位：适宜刮拭后头部、背、腰、下肢后侧等部位。

4. 选择部位，涂刮痧油或美容刮痧乳　先暴露出所刮拭的部位，清洁皮肤，再将刮拭部位下面的衣服用纸巾保护好。在刮拭的全息穴区和经络穴位处均匀涂抹刮痧油。面部保健和治疗刮痧时先涂敷美容刮痧乳。

5. 刮拭　手持刮痧板，先用刮痧板边将刮痧油均匀涂抹在被刮拭区域，根据体质和病情掌握刮拭的时间和选择合适的手法，用刮痧板的边缘，自上而下，或由内而外依次刮拭各经穴。

刮拭完毕，用清洁的纸巾按压在所刮之处，沾吸残留的刮痧油渍，边沾边进行按揉，利于毛孔回缩复原。迅速盖好衣被，或将衣服穿好，注意保暖。

6. 交代刮后注意事项、整理物品　向被刮者交代刮痧后注意事项。整理物品，清洁刮痧器具、清洁环境。

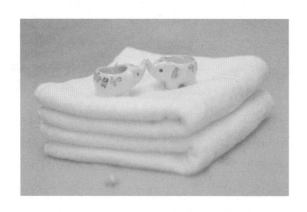

第四节　刮痧须知

刮痧操作之前，一定要了解刮痧的注意事项、适应证与禁忌证，以及刮痧后的正常反应和异常反应，及异常反应的处理方法。

一、刮痧注意事项、适应证与禁忌证

（一）注意事项

1. 治疗刮痧时应避风，注意保暖。因刮痧时皮肤汗孔开泄，风寒之邪可通过毛孔直接入里，不但影响刮痧的疗效，还会因感受风寒引发新的疾病。冬季刮痧后，应将被刮部位覆盖后再走出室外。

2. 每次刮痧不超过30分钟，每次刮痧只治疗一种病症。如需刮拭部位较多时，可分次交替选择全息穴区、经络穴位刮拭。

3. 刮痧治疗时，不要过分追求出痧，防止刮拭过度，消耗正气，或造成软组织损伤。

4. 刮痧治疗后饮热水一杯，补充水分，促进代谢产物的排出。

5. 刮痧治疗后，须待皮肤毛孔闭合恢复原状后，一般3小时左右方可洗浴。

6. 皮肤病患者，皮损处干燥，无炎症、渗液、溃烂者（如神经性皮炎、白癜风、牛皮癣等病症），可直接在皮损处刮拭。如皮损处有急性炎症、渗液溃烂时，不可直接刮拭病变局部。

7. 严重的糖尿病、动脉硬化患者按压力应适当减轻，乳头、凸起的痣处禁刮。

8. 下肢静脉曲张、下肢浮肿、内脏下垂者，应从下向上刮拭。

（二）适应证

1. **适应病症**　感冒发热、中暑、头痛、咳嗽、急慢性支气管炎、哮喘、牙痛、鼻炎、咽喉肿痛、视力减退、腹泻、便秘、食欲缺乏、痔疮等常见病；各种神经痛、急慢性扭伤、感受风寒湿邪、劳损导致的颈肩腰腿痛、落枕等；心悸、高血压、高血脂、痛风眩晕、中风后遗症、糖尿病、失眠、多梦等血管神经失调及代谢性疾病，痛经、闭经、月经不调、乳腺增生等病症。

2. **美容、美体**　适用于黑眼圈、眼袋、皱纹、皮肤干燥、毛孔粗大、肌肤

松懈、痤疮、黄褐斑等损美性疾病和养颜美容、减肥、瘦身、美体。

3. **防病保健**　益智健脑，强身健体，改善亚健康，病后恢复，延缓衰老。

（三）禁忌证

1. 有出血倾向的疾病，如血小板减少症、白血病、严重贫血、过敏性紫癜症等禁刮。长期服用抗凝剂者慎刮。

2. 严重心脑血管病急性期、肝肾功能不全、全身水肿者禁刮。

3. 新发生的骨折患部，韧带、肌腱急性损伤部位禁刮。

4. 原因不明的肿块及恶性肿瘤部位禁刮。恶性肿瘤术后瘢痕处禁刮。

5. 妇女月经期、妊娠期下腹部、腰骶部禁刮。

6. 感染性皮肤病，皮肤破溃、渗液处，严重下肢静脉曲张局部禁刮。

7. 过饥、过饱、过度疲劳、大汗后暂缓刮痧。

二、刮痧后的反应及处理

（一）正常反应

1. **皮肤毛孔张开，皮肤出痧**　刮痧治疗后，皮肤毛孔张开，肌肤微微发热。有的治疗部位出现鲜红色、暗红色、紫色及青黑色的散在、密集的斑片状痧；重者皮肤下面深层部位可触及大小不一的包块状痧；有的皮肤毛孔迅速张开，皮肤增厚，但只有少量痧或未出痧。无论出痧与否，均自觉周身轻松，原有症状减轻。

刮痧治疗半小时左右，皮肤表面的痧逐渐融合成片。深部包块样痧慢慢消散，并逐渐由深部向体表扩散。在12小时左右，包块样痧处表面皮肤逐渐呈青紫色或暗青色。

2. **刮痧后24~48小时刮痧局部触摸有疼痛反应**　刮痧后24～48小时，出痧部位的皮肤在触摸时可有轻微疼痛感，出痧较多者局部皮肤表面微微发热。如刮拭手法过重或刮拭时间过长，即使没出痧，局部也会出现同样反应。

体质虚弱者或刮拭过度，24小时之内会出现短时间的疲劳反应。一般无须处理，只要休息后即可很快恢复正常。

3. **痧斑逐渐消退**　所出之痧一般在5～7天慢慢消退，快者2～3天，慢者可延迟至2周左右。痧消退的时间与被刮者体质、病情、出痧部位、痧色深浅，以及刮痧次数有直接的关系。胸背部的痧、上肢的痧、浅颜色的痧及皮肤表面的痧消退较快；下肢的痧、腹部的痧、深颜色的痧，以及皮下深部的痧消退较慢。阴经所出的痧消退得慢，阳经所出的痧消退得快。下肢大面积青黑色痧消退最慢。免疫功能强者，痧消退得快，免疫功能弱者，痧消退得慢。初次刮痧者，痧消退得慢，多次刮痧后，痧消退得快。

（二）异常反应及处理

1. 疲劳 刮痧后少数体质虚弱者或刮痧时间过长，24小时后仍有疲劳反应，注意补充营养和休息即可缓解。体质极虚弱者，刮后如不注意避风、保暖，偶尔会出现感冒。

2. 晕刮 晕刮是在治疗刮痧过程中出现的晕厥现象。发生晕刮时，轻者精神疲倦、头晕目眩、面色苍白、恶心欲吐、出冷汗、心慌、四肢发凉，重者血压下降，出现短时间晕厥。

（1）晕刮的原因：晕刮的原因有以下几种。最常见的是被刮者对刮痧缺乏了解，精神过度紧张或对疼痛特别敏感者；其次是身体虚、体弱，如在空腹、熬夜或过度疲劳时接受刮痧；另外如果操作者刮拭手法不当，对体质虚弱者采用了泻刮手法，或者刮拭部位过多，时间过长，损伤了正气。

（2）晕刮的治疗：出现晕刮时应立即停止原来的刮痧治疗。抚慰被刮者勿紧张，帮助其平卧，注意保暖，饮温开水或糖水。马上拿起刮痧板用角部点按人中穴，对百会穴和涌泉穴施以泻刮法会即刻好转。晕刮好转后，继续刮内关、足三里。采取以上措施后，晕刮可立即缓解。

（3）晕刮的预防：①对初次接受刮痧治疗者，应做好说明解释工作，消除顾虑。选择舒适的体位以便配合治疗。②空腹、过度疲劳、熬夜后、出汗、吐泻过多、失血过多时暂缓刮痧治疗。③根据患者体质选用适当的刮拭手法，体质虚弱宜用补刮手法。④刮痧治疗部位宜少而精，治疗时间不宜过长，每次治疗一种病症。⑤在治疗刮痧过程中，要勤观察，经常询问病人的感觉，及时发现晕刮的先兆。

做到以上几条，完全可以防止晕刮的发生。

第五节　舒适减痛，增强疗效的刮痧技巧

一、舒适减痛刮痧技巧

很多经历过刮痧疗法的人对刮痧时的疼痛感留下了深刻的印象，有的人甚至因为惧怕刮痧的疼痛而不接受刮痧。刮痧的疼痛分为两种，一种是经络气

血不通畅的痛感，这是疾病的反映。中医自古就有经络气血"不通则痛"的理论。即刮拭经络气血瘀滞的部位均会出现不同程度的疼痛感觉。这种痛感，疼痛的轻重程度与病变有关。痛点处正是刮痧疗法治疗过程中要寻找的重点部位。另一种疼痛源自于不专业的刮痧技术。刮痧给人留下疼痛恐惧感的主要原因是操作者没有掌握刮痧的要领。正确的刮痧操作，掌握了减轻刮痧疼痛的技巧，可以把刮拭痛感减到最轻，甚至察觉不到，不会出现难以忍受的疼痛。减轻疼痛的刮痧技巧有以下几点。

（一）舒适体位，掌控刮拭角度、按压力、速度

被刮拭者应选择舒适、可持久配合的体位。体位舒适，避免被刮者关节肌肉紧张僵硬，可减轻疼痛。

刮痧板与刮拭方向形成的角度过大会增加刮拭时的疼痛感。角度越小越舒服，因为角度越小，刮痧板接触皮肤的面积就越大，皮肤单位面积承受的压强就越小。在脂肪、肌肉不丰满的骨骼处，疼痛敏感的部位，刮痧时需要减小刮拭的角度，多用小于15°刮拭，或用刮痧板平面的1/3~1/2接触皮肤，甚至以刮痧板整个平面接触皮肤，以慢于心率的速度刮拭。这种刮拭就像温柔的抚摸，可以减轻疼痛。刮拭的按压力保持平稳、均匀，避免忽轻忽重地刮拭也是减轻疼痛的重要因素。

（二）减轻疼痛的三级刮痧术

用蛮力生硬、重力快速刮痧会增加疼痛。错误的刮拭方法不但增加刮拭疼痛，还会导致施刮者腕关节劳损。针对不同部位，应灵活变换肢体发力点及其他刮痧要素。以下是我在临床实践中总结的可明显减轻疼痛，提高刮痧疗效的

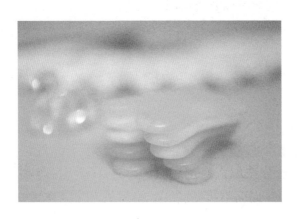

三级刮痧术。

一级刮痧术：躯干四肢减痛刮痧术。在面积大、肌肉丰满的部位刮拭，被刮者卧位或坐位。施刮者多站立姿势，以双足为发力点，将足力、腿力、腰力、肩部的力量运用到肘关节带动腕力刮痧，匀速刮拭，速度与心率相同，合理掌控刮痧要素，很容易做到柔中有刚，可以减轻刮痧的疼痛感。

二级刮痧术：面部美白祛斑不留痕，具有微整形效果的刮痧术。被刮者卧位。施刮者取坐位。端坐，松肩、垂肘，运用腕力、指力刮拭。刮痧板角度小，与面部皮肤大面积接触，多以皮下软组织带动皮肤移动，根据需要分别按照心率和呼吸节律刮拭，轻柔、舒适又不出痧。

三级刮痧术：手足头全息三维精细刮痧术。被刮者与施刮者均坐位（头部刮痧施刮者可站位）。平心静气，用指力，以毫米计算刮拭长度，按呼吸节律，3~5分压力缓慢调理气血。

三级刮痧术具体应用时，可根据诊断、治疗的需要，调整按压力、速度，变换刮拭方法。须做到按压力增加时，速度要相应减慢。无论刮痧速度快慢，速率一定要均匀。骨骼凸起部位，脂肪、肌肉薄弱的部位一定要用补法刮拭。

（三）调动气血，软坚散结

阳性反应部位多是疼痛的敏感点。能否消除阳性反应关系到刮痧的疗效。一定不要用蛮力生硬刮拭，而对阳性反应部位和疼痛敏感点，首先用逐层加力的刮法查清阳性反应所在的深浅部位。再由浅到深逐层刮拭，就像拨萝卜一样，逐层化解瘀结点，不但化解速度快，还可以减轻疼痛。注意刮拭的范围应大于疼痛的区域。

对于较硬的顽固结节，可先从四周分别以平刮法多次向阳性反应区域推动气血后，软化结节，再用推刮法，或弧线揉刮法缓慢刮拭阳性反应物。交替使用平刮、推刮、揉刮法刮拭，可软坚散结、松解局部软组织粘连，既可以加快阳性反应消失的速度，又明显减轻疼痛。

用中医理论分析会发现，同是结节等阳性反应，但是有气结、血结、阴虚结、痰湿结、筋结之分，针对结节的不同成因，分别采用相应的行气、化瘀、养阴、利湿化痰、理筋拨筋的刮痧手法。针对不同病理变化的刮痧手法，可把疼痛减到最低，加快阳性反应的消除。

刮拭经脉瘀滞严重，疼痛明显的部位时，可以暂停，先刮拭其他部位，稍事休息，经脉瘀滞程度会有所缓解，再继续刮拭原来的疼痛部位，疼痛必然减轻。

对疼痛敏感点，柔软的腹部，血脉瘀滞部位较深或肌肉脂肪少的关节部位应用拔罐方法疏通经络，可以减轻疼痛。

皮肤对外界刮拭刺激的耐受有一定限度。当在同一部位多次刮拭超过皮肤耐受限度后，会引起局部皮肉软组织、甚至骨膜损伤，加重刮痧时和刮痧后的疼痛。因此掌控好不同病情、不同部位的刮拭时间、刮拭按压力，避免刮拭过度，损伤皮肉。

二、增强疗效的刮痧技巧

（一）会选取刮痧重点

刮痧疗法，选对刮拭的经穴组合就如同医生开对了药方。中医刮痧要辨证施刮。因为不同的人即使患同一种疾病，因为体质不同，体内环境寒热虚实有差异，病变的经穴也不尽相同。但是因为大多数读者没有中医基础，本书病症刮痧治疗部位的经穴组方多是根据西医疾病诊断确定的。如何找到最适合自己的刮痧经穴呢？首先按照书中所列经穴刮拭，凡是刮拭时刮痧板下感觉弹性很好，很顺畅，没有疼痛感觉，又不出痧的部位就不是你的病变部位，简单刮拭几下即可。只有那些刮痧板下不顺畅，有结节、紧张僵硬感，有疼痛，或迅速出痧的部位才是你的病变之处。这些部位就是最适合你的重点刮拭经穴。

（二）会灵活应用刮拭手法

中医药方不只是有中药名称，更重要的要有剂量多少。刮痧经穴组方就是中药方，刮拭手法就是药量。不要所有的经穴都用同样的按压力，刮拭同样的次数。每个部位刮多少下？按压力是轻还是重？这就相当于中药的剂量。按压力小，刮的次数少的轻刺激有补益气血效果。按压力大，刮的次数多的重刺激有排毒解毒，化瘀通脉的宣泄作用。

刮拭每个部位时要细心体会，刮痧板下有凹陷、空虚、酸痛的感觉是经脉气血不足之处，应以补法、轻刺激刮拭；在病邪积聚处则疼痛明显、出痧多，需要用平补平泻法重点刮拭；对于明显的结节，要采用交替变换多种方法来化瘀疏通经穴，不要硬碰硬地蛮刮，要从四周向结节处调送气血，逐渐加大按压力，分层化解结节，推刮法与揉刮法相结合，用以柔克刚的软坚散结法。

（三）慢性病刮痧有讲究

急性病，或从来没有刮过痧的人，初次刮痧只要按照书中部位刮拭，都会有明显效果，刮刮就舒服。这是因为机体长久以来没有做过清洁体内环境、清洁血液的治疗，就像一部骑了很久的车子，擦掉油泥一定骑起来很轻快。但是慢性病经常刮痧治疗，宣泄了体内的毒素，血脉瘀滞和体内环境已经好转，出痧会逐渐减少。此时应根据证候变化转为调和补，可采取下列方法：

变化刮痧部位和手法

经过几次治疗刮痧后，出痧明显减少或不出痧时，为巩固疗效，避免损伤正气，适当减轻刮拭的按压力，同样的经穴应该转为补法刮拭，或改为重点刮拭疼痛敏感点及有结节、肌肉紧张僵硬之处。

适当延长治疗的间隔时间

慢性病可把治疗的经穴和全息穴区分成两组，交替治疗，或采用左右肢体经络、穴区交替治疗。这样就使每条经络和穴区治疗的间隔时间延长，保持病变全息穴区和经络穴位的敏感性。

康复期按照体质辨证刮痧

经过刮痧治疗，病情好转、稳定后的康复期，可改为按照本书第五章1~5节辨病刮痧与第6节辨证刮痧结合起来，针对体质选取刮痧部位进行调理。

（四）保护正气，不可追求出痧

刮痧是宣泄疗法，只有血液中有毒素才会出红色的痧斑，如果体内的毒素为浊气或痰湿之毒，怎么刮拭也不会有红色的痧出现，一味地追求出痧用蛮力刮拭只能使皮肉损伤肿胀。

刮痧最忌刮拭过度。刮拭过度，不只会损伤皮肉，还会耗损阳气，伤及正气和津液。痧消退的过程需要调动机体的免疫机能，体弱者一次出痧太多，退痧的过程会过多消耗正气，对疾病恢复不利。刮痧治疗疾病不可急于求成，应该遵守、顺应生命的规律，疾病的康复需要一个过程，过度刮拭，追求出痧反而欲速则不达。

（五）全息刮痧法与经络刮痧法结合应用

全息刮痧和经络刮痧两种取穴部位可以单独应用，或交叉重叠使用，变换刮痧部位可以减轻机体对外界刺激的耐受性，提高刮痧疗效。单独应用全息刮痧法时，每次只选2~3个全息穴区即可。单独应用经络刮痧法时，每种病症所配的穴位均应刮拭。也可在经络刮痧后，痧消退的过程中，选刮其他部位有关的全息穴区。联合应用时，每次可用一组经络穴位配合1~2个部位有关的全息穴区。对于因疼痛过重、外伤、各种皮肤病不便刮拭的部位，可以刮拭对侧或其他与之相对应的全息穴区。

（六）辨病与辨证相结合

本书介绍刮痧效果较好的内科、外科、妇科、儿科、五官科常见病的刮痧部位和刮拭方法，其中多数是西医疾病的名称。书中所提供的刮痧经穴配方是根据病变的规律所设。而不同的人患同一种疾病，虽然西医确定的病变器官、病因相同，但是用中医理论分析，每个人体内环境寒热虚实状态不相同。可以将疾病刮痧经穴和第五章第六节辨证刮痧经穴结合起来，参照辨证刮痧中的描述，确定自己的体质证型，辨病刮痧与辨证刮痧经穴相结合，刮痧就更有针对性。

（七）根据体质，选配刮痧搭档，综合调养

中医保健治病重在调理体内环境。中医外治法各有所长，刮痧擅长宣泄邪毒、活血化瘀、速通气血；艾灸擅长温补；拔罐与刮痧作用相似，擅长宣泄湿邪和化解深部瘀滞；按摩舒筋活络调补结合。在疾病的不同时期，在应用刮痧疗法的同时，针对每个人体内环境的阴阳、寒热、虚实、湿燥、瘀滞的性质与程度，可有针对性的选配其他中医技法。从情志、饮食、生活起居几方面综合调理能加速恢复阴阳平衡的健康状态。

第 五 章

全息经络刮痧法的临床应用

本章将介绍刮痧效果较好的内、外、妇、儿、五官各科常见病证或症状的刮痧部位和刮拭方法，其中也包括一些难治病症的刮痧方法。

为便于没有中医基础的朋友查阅，本章应用了西医辨病论治和中医辨证论治的方法，指导刮痧的选经配区。对于可以用同一组穴区进行刮痧治疗的其他病证和症状，则注明某某病或症状可以照此刮痧治疗。病症不同，刮痧治疗会有刮拭重点和刮拭手法的区别，读者可以参考前面"增强疗效的刮痧技巧"章节，学习和了解不同病症的刮痧重点和刮痧手法技巧。

根据中医经络整体调节、双向调节的原理，采取"异病同治"法则，化繁为简，将数百种病症的治疗归纳为100多种配穴方案。读者可在正文后"病证和症状分类目录"中查找书目录以外的病症。

本章第1~5节为辨病刮痧，所列出的经络刮痧部位和全息刮痧部位，可以单独应用，也可根据病情交替或重叠使用。每次治疗时只在所列的各全息穴区中选取1~2个，其他全息穴区可在以后的时间里交替选择刮拭。

当身患多种疾病时，不必一一对病刮痧，可以用中医理论指导辨证刮痧，对照第6节辨证刮痧的部位刮拭。辨证刮痧不受西医疾病名称的局限，而是根据体内环境寒热虚实，气血津液的状态，化繁为简，从调节阴阳平衡的思路选取刮痧部位。本节特别适合身患多种疾病者，还适用于各种亚健康症状、疑难病症、未明确诊断的疾病的治疗。除刮痧禁忌证外，都可以对照每节前面的文字，判断自己的证型，选择刮痧部位。对于疾病的治疗可以将辨病刮痧与辨证刮痧结合应用效果更好。

本章除对每种证型详细介绍了刮痧疗法外，还介绍了其他适宜的中医外治法，患者可根据需要或医生的建议选择。

第一节　内科病症

1. 发　热

发热为体温超过正常水平状态。各种病原体（如病毒、细菌、寄生虫等）的感染及非感染性疾病（如恶性肿瘤、血液病、组织坏死、结缔组织疾病、过敏反应、中枢神经调节失常等）均可引起发热。在发热初期常有寒意或恶寒、寒战；发热时则有心率加速、呼吸增快，并有口唇干燥、尿少色深、疲乏软弱、头昏头痛等症状。

中医学将发热分为外感发热与内伤发热。外感发热多属高热，主要见于各种急性感染性疾病及急性传染病的病程中，特点是：发热急剧，病程较短，发热而恶寒，有外感病初起的表证。内伤发热多属低热持续两周以上的一类病症，见于各种慢性感染，甲状腺功能亢进症及植物神经功能紊乱等，特点是：发热缓慢，病程较长，发热而不恶寒，无外感病初起的表证。

以上疾病明确诊断后，均可用刮痧退热。内伤发热禁用泻法。

【刮痧治疗】
● 全息穴区（每次治疗选1~2个全息穴区）
头部：额中带，额旁1带。
背部：颈椎头部对应区，脊椎病变脏腑对应区。
手足部：全手掌，重点是心肺区。
　　　　全足底部，重点是心肺区。
● 经络穴位
头部：胆经——双侧风池。
背部：督脉——大椎至至阳。　膀胱经——双侧大杼至肺俞。
上肢：大肠经——双侧曲池、合谷。　三焦经——双侧外关。
　　　肺经——双侧列缺。
下肢：肾经——双侧复溜。

全息穴区

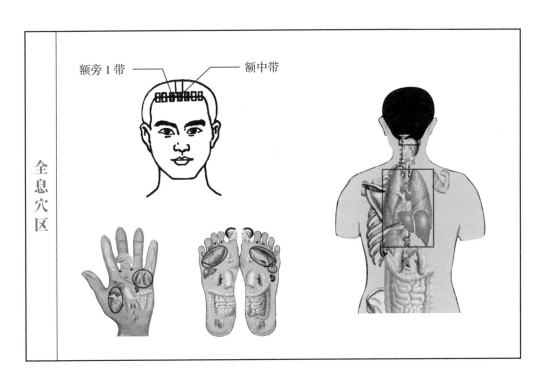

经络穴位

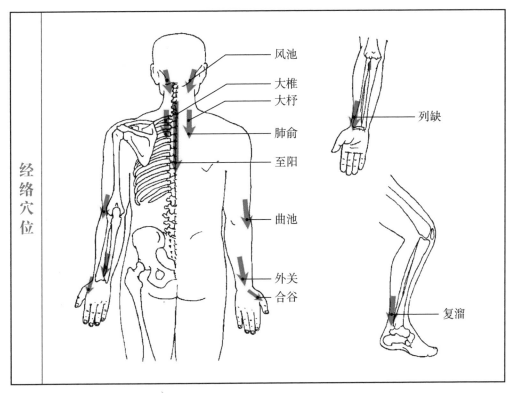

2. 头　痛

头痛是很多疾病都会引起的一种自觉症状，局部疾病如颅内脑实质疾患、脑血管疾患、脑膜疾患、近颅腔的眼耳鼻咽疾患；感染中毒性疾病如流感、肺炎、疟疾、伤寒、煤气中毒、尿毒症、菌血症；心血管系统疾病如高血压、动脉硬化、贫血、心脏病；机能性疾病如神经衰弱、偏头痛、精神紧张性头痛、癔病和癫痫后头痛。

中医学将头痛分为外感、内伤两大类型。外感头痛有怕冷、无汗，或壮热、面赤、烦渴、多汗。内伤头痛属于湿者，头重如裹、四肢困倦；属于痰者，头目眩晕、恶心欲吐；属于气虚者，绵绵作痛，遇劳加重、倦怠气短；属于血虚者，下午痛甚，常与心悸并见。各种头痛均可照此刮痧治疗。内伤头痛可根据症状分别结合"辨证刮痧"一节中治疗"痰证""气虚证""血虚证"的经穴刮拭。

【刮痧治疗】
● 全息穴区（每次治疗选1~2个全息穴区）
头部：额中带，额顶带后1/3，顶颞前斜带下1/3（患侧）。
颈部：颈椎头部对应区。
手足部：手掌中指，手第二掌骨桡侧头穴。
　　　　全足底部，重点刮大拇趾。
● 经络穴位
头部：经外奇穴——双侧太阳。
　　　胆经——双侧曲鬓、风池。
　　　胃经——双侧头维。
　　　督脉——百会。以其为中心，分别向前至神庭、向左右至耳上区、向后至哑门。
　　　疼痛重者加阿是穴。
肩部：胆经——双侧肩井。
上肢：大肠经——双侧曲池、合谷。

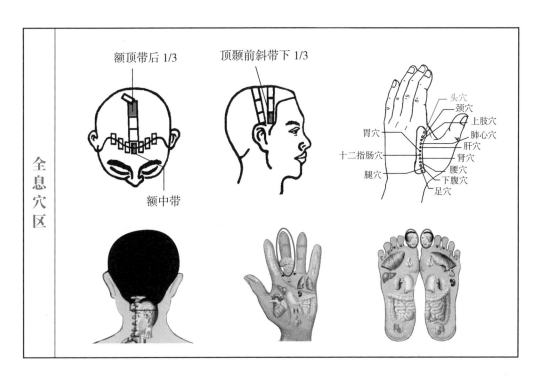

全息穴区

额顶带后 1/3

顶颞前斜带下 1/3

额中带

头穴
颈穴
上肢穴
肺心穴
肝穴
肾穴
腰穴
下腹穴
足穴

胃穴
十二指肠穴
腿穴

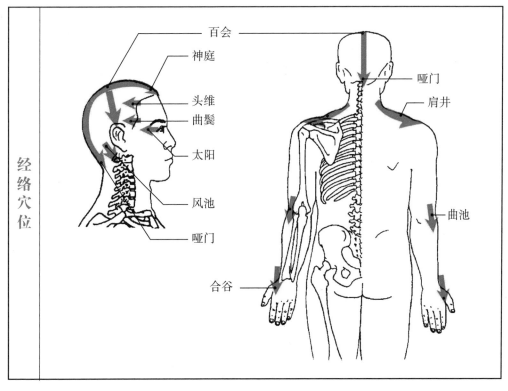

经络穴位

百会
神庭
头维
曲鬓
太阳
风池
哑门

哑门
肩井
曲池
合谷

3. 感　冒

感冒是四季常见的外感病，多是由于病毒或细菌感染引起的上呼吸道炎症。临床表现有头痛、发热、畏寒、乏力、鼻塞、流涕、打喷嚏、咽痛、干咳、全身酸痛等症状，部分患者还可出现食欲不振、恶心、呕吐、腹泻等消化道症状。

中医学认为感冒多因感受外邪，肺卫功能失调所致。分为风寒外感、风热外感和暑湿外感。风寒外感症状是恶寒重，发热轻，无汗，头痛，四肢关节酸痛，鼻塞声重，时流清涕，咽痒，咳嗽，痰多稀薄。风热外感症状是身热，微恶风，汗出不畅，头痛，鼻塞涕浊，口干而渴，咽喉红肿疼痛，咳嗽，痰黄黏稠。兼有食欲不振、恶心、呕吐、腹泻等消化道症状者为暑湿外感。各种外感均可照此刮痧。暑湿外感还可结合本节内"腹泻"病的刮痧方法。

【刮痧治疗】
● 全息穴区（每次治疗选1~2个全息穴区）

头部：额中带，额旁1带。

颈部：颈椎头部对应区。

背部：脊椎肺脏对应区。

手足部：全手掌，重点是心肺区。

　　　　全足底部，重点是心肺区。

● 经络穴位

头部：督脉——百会至哑门。

　　　胆经——双侧风池。

　　　大肠经——双侧迎香。

背部：督脉——大椎至至阳。

胸部：肺经——双侧中府。

上肢：大肠经——双侧曲池、合谷。

　　　肺经——双侧列缺。

下肢：胃经——双侧足三里。

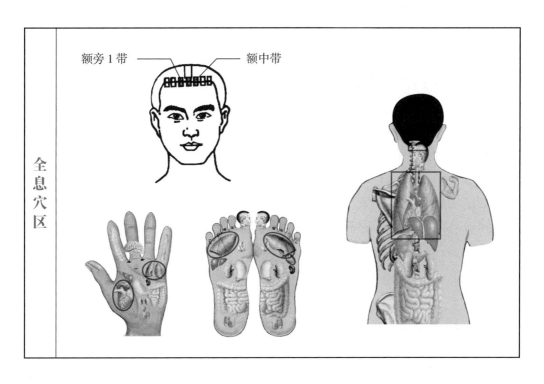

全息穴区

额旁 1 带　　额中带

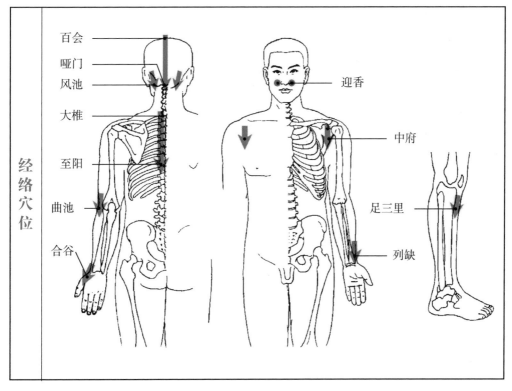

经络穴位

百会
哑门
风池
大椎
至阳
曲池
合谷

迎香
中府
足三里
列缺

4. 中 暑

中暑是由于高温环境或烈日暴晒，感受暑热引起的一种急性病。由于病情程度之轻重而症状表现各异。可见突然高热、大量汗出、口渴、头昏耳鸣、胸闷、心悸、恶心、四肢无力、皮肤灼热，甚则猝然昏倒、不省人事。临床可分为二型。

虚脱型：在闷热环境中劳动，由于大量出汗，以致脱水、失盐、血液浓缩，皮肤和肌肉血管扩张，引起血压下降，脑缺血，晕倒或虚脱。年老体弱或低血压者易得本病。虚脱型刮痧治疗禁用泻法。

高热型：炎热环境中长时间体力劳动，通风不良，空气潮湿，身体产热较多，散热少，引起体温调节障碍，出现高热、昏迷等症状。

【刮痧治疗】

● 全息穴区（每次治疗选1~2个全息穴区）

头部：额中带，额旁1带，额顶带前1／3。

颈部：颈椎头部对应区。

胸部：心脏、肺脏体表投影区。

背部：脊椎心脏、肺脏对应区。

● 经络穴位

头部：督脉——人中。

背部：督脉——大椎至至阳。

　　　膀胱经——双侧肺俞至心俞。

　　　小肠经——双侧天宗。

上肢：心包经——双侧曲泽至内关。

　　　大肠经——双侧曲池、合谷。

下肢：膀胱经——双侧委中。

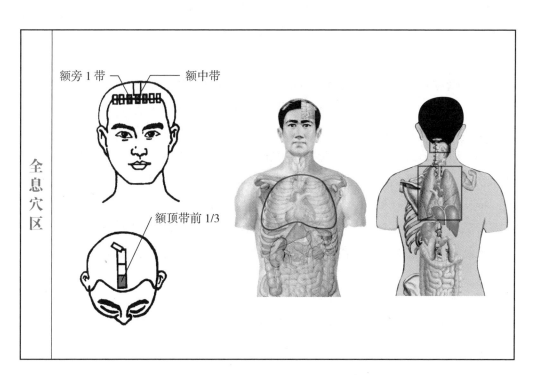

全息穴区

额旁1带　额中带

额顶带前 1/3

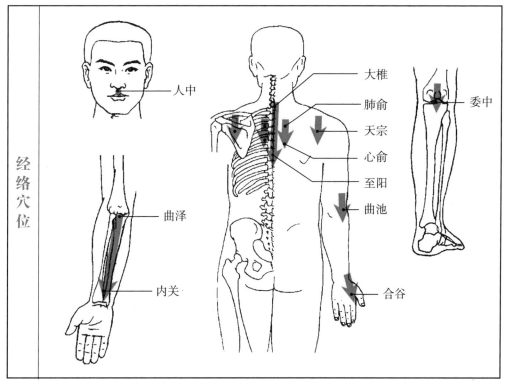

经络穴位

人中

大椎
肺俞
天宗
心俞
至阳
曲池

委中

曲泽

内关

合谷

5. 声音嘶哑

声音嘶哑是一个症状，指语声嘶哑，甚则不能发音。常见于现代医学之急、慢性喉炎，声带创伤、结节、息肉，或见癔病性失音、肿瘤等病症。

中医学将声音嘶哑称为"失音"，将其归纳为外感、内伤两大类。外感者因感受外邪，阻塞肺窍，肺气壅遏，失于宣畅，而致声音嘶哑。内伤者多为久病体虚，肺燥伤津，或肺肾阴虚，精气耗损，咽喉失于滋润而致发音不利；或用声过多、过强，损伤声道，津气被耗而导致失音；也有情志刺激，气机郁闭，声喑不出者。内伤声音嘶哑者可根据病因分别结合"辨证刮痧"一节中治疗"阴虚证""气滞证"的经穴刮拭。以上疾病所致的声音嘶哑（除肿瘤外）均可照此刮痧治疗。

【刮痧治疗】
● 全息穴区（每次治疗选1~2个全息穴区）
头部：额中带，额旁1带。
颈部：前颈部咽喉体表投影区。
背部：颈椎咽喉对应区。
　　　脊椎肺脏对应区。
● 经络穴位
颈部：督脉——哑门至大椎。
　　　任脉——廉泉、天突。
　　　胃经——双侧人迎。
　　　大肠经——双侧天鼎。
上肢：肺经——双侧列缺。
下肢：肾经——双侧照海。

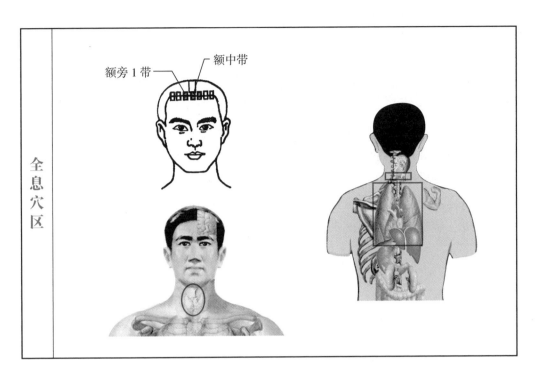

全息穴区

额旁 1 带　额中带

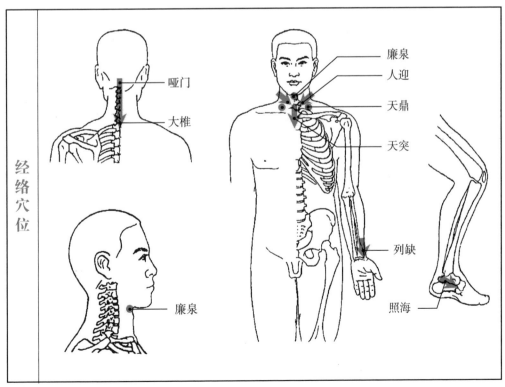

经络穴位

哑门
大椎
廉泉

廉泉
人迎
天鼎
天突
列缺
照海

6. 咳　嗽

咳嗽是呼吸系统疾病的主要症状之一。

中医学根据其发病原因，概括为外感咳嗽和内伤咳嗽两大类。外感咳嗽起病急、病程短，伴随上呼吸道感染的症状，特点是：咳嗽声重有力，咳痰稀薄或咯痰不爽，鼻塞流涕、头身痛、恶寒发热无汗。偏热者痰稠、咽苦；偏寒者痰清稀。内伤咳嗽病程长，时轻时重，特点是：阵阵咳嗽，咳时面赤，自感痰滞咽喉咯之难出，咽干，痰量少质黏，胸闷作痛，口苦。感冒咳嗽，急、慢性支气管炎、肺炎、支气管扩张，肺气肿、肺结核等疾病引起的咳嗽均可照此刮痧治疗。

【刮痧治疗】

● 全息穴区（每次治疗选1~2个全息穴区）

头部：额中带，额旁1带。

胸部：气管体表投影区。

背部：脊椎气管、肺脏对应区。

手足部：全手掌，重点是肺、气管区。

全足底部，重点是肺、气管区。

● 经络穴位

背部：督脉——大椎至至阳。

膀胱经——双侧大杼至肺俞。

胸部：任脉——天突至膻中。

前胸——由内向外刮拭。

肺经——双侧中府。

上肢：肺经——双侧尺泽、列缺。

大肠经——双侧合谷。

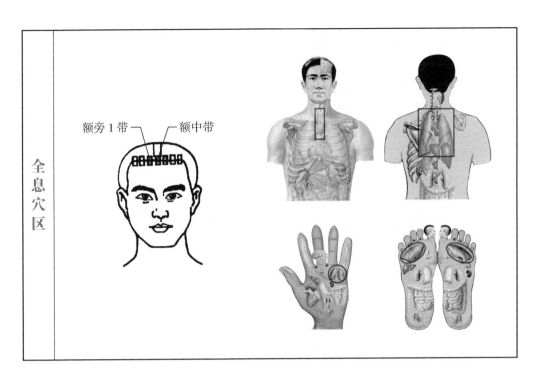

全息穴区

额旁 1 带　　额中带

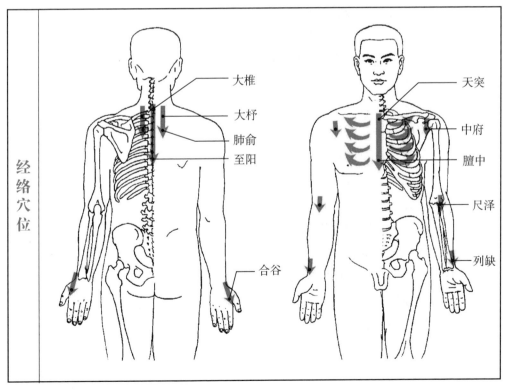

经络穴位

大椎
大杼
肺俞
至阳
合谷

天突
中府
膻中
尺泽
列缺

7.哮 喘

哮喘病是一种常见的反复发作性呼吸系统疾病。喉中有痰鸣声谓之哮，呼吸急促困难谓之喘。哮喘是由于支气管分支或其细支的平滑肌痉挛，管壁黏膜肿胀和管腔内黏稠的分泌物增多，使空气不能顺利地吸入、呼出所引起。迁延多年不愈者可引起肺气肿。

支气管哮喘、喘息性慢性支气管炎、阻塞性肺气肿以及其他疾病所见的呼吸困难皆可照此刮痧治疗。哮喘痰多者反复发作的哮喘病可结合"辨证刮痧"一节中治疗"痰证""饮证""气虚证"或"阳虚证"的经穴刮拭。虚弱体质者刮痧治疗时禁用泻法。

【刮痧治疗】
● 全息穴区（每次治疗选1~2个全息穴区）
头部：额中带，额旁1带，额顶带前1／3。
胸部：气管、肺体表投影区。
背部：脊椎气管、肺脏对应区。
手足部：全手掌，重点是肺、气管、肾区。
　　　　全足底部，重点是肺、气管、肾区。
● 经络穴位
背部：督脉——大椎至至阳。
　　　膀胱经——双侧大杼至膈俞。
　　　奇穴——双侧定喘、气喘。
　　　膀胱经——补刮双侧志室、肾俞。
胸部：任脉——天突至膻中。
　　　前胸——由内向外刮拭。
　　　肺经——双侧中府。
上肢：心包经——双侧曲泽经内关直至中指尖。
　　　咳嗽加肺经——双侧尺泽至太渊。
　　　痰多加胃经——双侧足三里至丰隆。

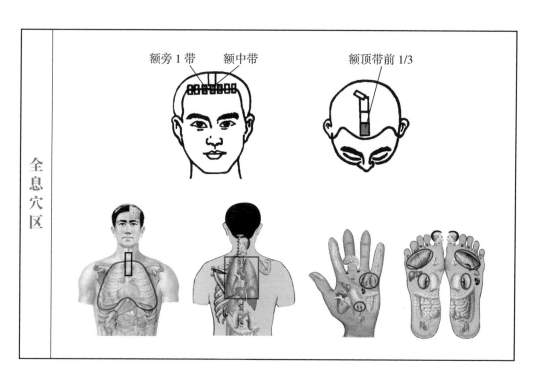

全息穴区

额旁1带　额中带　　额顶带前1/3

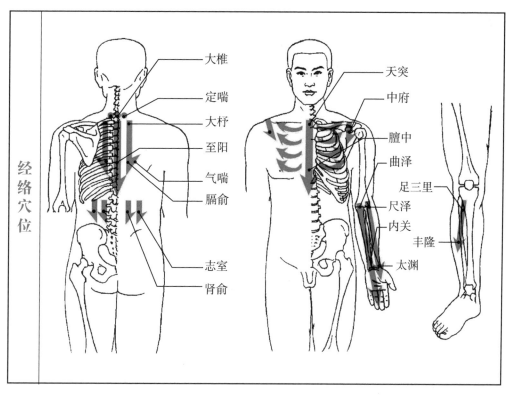

经络穴位

大椎
定喘
大杼
至阳
气喘
膈俞

志室
肾俞

天突
中府
膻中
曲泽
足三里
尺泽
内关
丰隆
太渊

8. 肺 炎

肺炎发病急剧，最常见的症状为寒战、高热、胸痛、咳嗽、咳吐铁锈色痰。体温可在数小时内升达39~40℃，持续高热同时伴头痛、疲乏、全身肌肉酸痛。若病变范围广泛，可因缺氧引起气急和发绀。部分肺炎患者伴有明显的消化道症状，如恶心、呕吐、腹胀、腹泻、黄疸等。

肺炎患者在药物治疗的同时，结合刮痧治疗可加快愈病的速度。

【刮痧治疗】

● 全息穴区（每次治疗选1~2个全息穴区）

头部：额旁1带，额顶带前1／3。

胸部：肺脏体表投影区。

背部：脊椎肺脏对应区。

手足部：全手掌部，重点是肺、气管区。
　　　　全足底部，重点是肺、气管区。

● 经络穴位

背部：督脉——大椎至至阳。
　　　膀胱经——双侧风门、肺俞、心俞。

胸部：任脉——天突至膻中。
　　　前胸——由内向外刮拭。

上肢：肺经——双侧尺泽、孔最。
　　　大肠经——双侧曲池。

下肢：胃经——双侧丰隆。

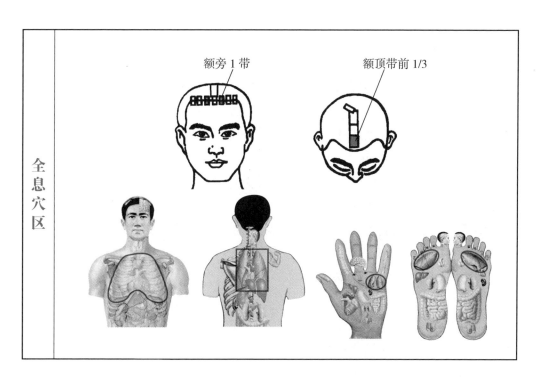

全息穴区

额旁 1 带 　　　　　　额顶带前 1/3

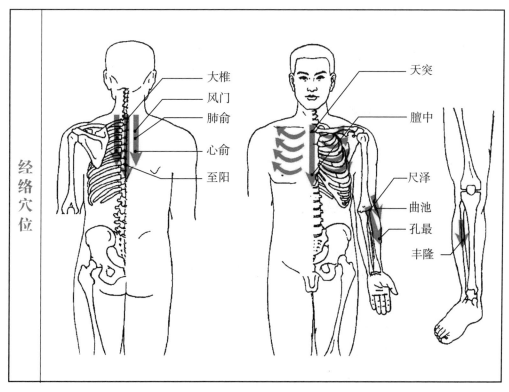

经络穴位

大椎
风门
肺俞
心俞
至阳

天突
膻中
尺泽
曲池
孔最
丰隆

9. 肺结核

肺结核是由结核杆菌引起的肺部慢性传染病。早期无明显症状，病变进展时，常见全身不适、倦怠、乏力、烦躁、心悸、体重减轻。部分病人有咯血、胸痛的症状。初次吸入结核杆菌引起的肺和肺门淋巴结病变，称为"原发性肺结核"，多见于婴、幼儿，大多数能自愈。在成人中浸润型肺结核较常见，由潜伏病灶的复发或再度感染引起，肺脏呈炎症浸润，如不及时治疗，可发生组织破坏而形成空洞。遵医嘱服用抗结核药，刮痧作为辅助治疗。

中医学称肺结核为"肺痨"，感染肺结核与体质虚弱，气血不足有关。临床上以阴虚者为多见，可结合"辨证刮痧"一节中治疗"阴虚证"的经穴刮拭。结核性胸膜炎可照此刮痧治疗。

【刮痧治疗】
● 全息穴区（每次治疗选1~2个全息穴区）
头部：额旁1带，额顶带前1 / 3，额顶带后1 / 3。
背部：脊椎肺脏对应区。
手足部：全手掌，重点是肺、肾区。
　　　　全足底部，重点是肺、肾区。
● 经络穴位
颈部：奇穴——双侧百劳。
背部：膀胱经——双侧大杼至肺俞、胃俞、膏肓。
胸部：任脉——天突至膻中。
　　　　肺经——双侧中府。
上肢：肺经——双侧列缺至太渊。
下肢：胃经——双侧足三里。
　　　　脾经——双侧三阴交。
　　　　肾经——双侧太溪。

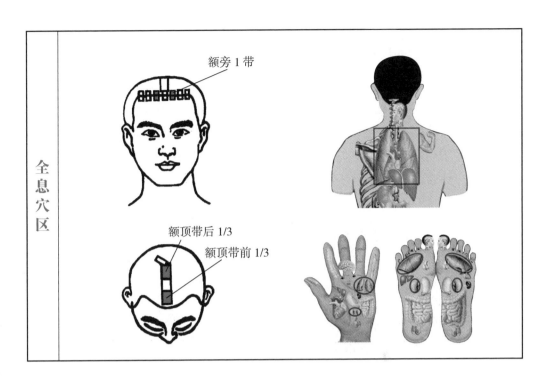

| 全息穴区 | |

额旁 1 带

额顶带后 1/3
额顶带前 1/3

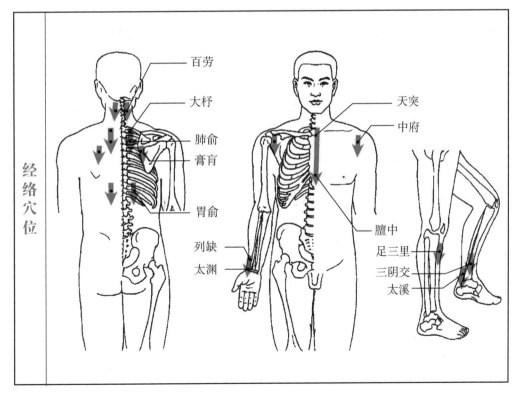

| 经络穴位 | |

百劳
大杼
肺俞
膏肓
胃俞
列缺
太渊

天突
中府

膻中
足三里
三阴交
太溪

10. 胃脘痛

胃脘痛是以胃脘部疼痛为主要症状的消化道病症。本症常见于急、慢性胃炎，胃及十二指肠溃疡，胃痉挛或胃神经官能症，及其他消化道疾患。

中医学认为本病多与脾胃虚寒、肝郁气滞有关。寒邪犯胃，胃脘疼暴作，畏寒喜暖，局部热敷痛减，口不渴或喜热饮；胃虚寒者胃疼隐隐，泛吐清水，喜暖喜按，纳食减少，手足不温，大便溏薄；肝气犯胃，胃脘胀痛，连及两肋，嗳气，大便不畅。可分别结合"辨证刮痧"一节中治疗"阳虚证""气滞证"的经穴刮拭。胃虚寒者禁用泻法。食欲不振、胃扩张也可参考此症刮痧治疗。

【刮痧治疗】

● 全息穴区（每次治疗选1~2个全息穴区）

头部：额旁2带，额顶带中1／3。

耳部：胃区。

腹部：上腹部胃的体表投影区。

背部：脊椎胃对应区。

手足部：手第二掌骨桡侧胃穴。

　　　　全手掌、全足底，重点是胃区。

● 经络穴位

背部：膀胱经——双侧胆俞、脾俞、胃俞。

腹部：任脉——上脘、中脘。

上肢：心包经——双侧内关。

下肢：胃经——双侧梁丘、足三里。

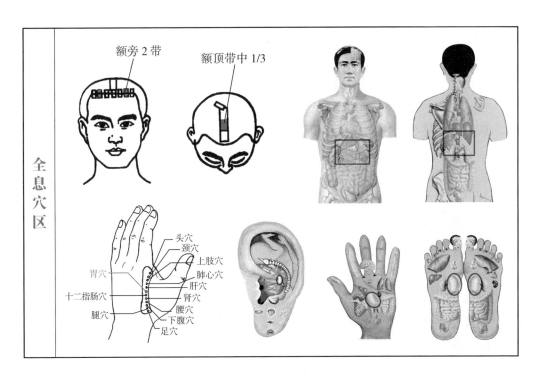

全息穴区

额旁2带　　额顶带中 1/3

头穴
颈穴
上肢穴
肺心穴
肝穴
胃穴
肾穴
十二指肠穴
腰穴
腿穴
下腹穴
足穴

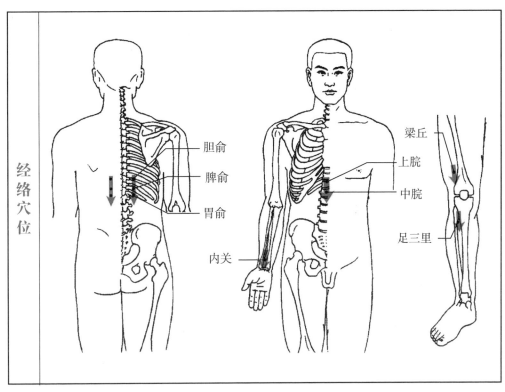

经络穴位

胆俞
脾俞
胃俞

梁丘
上脘
中脘
足三里
内关

11. 呃 逆

呃逆是一种气逆上冲胸膈，致喉间呃逆连声，声短而频，不能自制的症状。常见于正常人吸入冷空气时，或见于某些胃肠、腹膜、纵膈、食道的疾病。某些中枢神经系统疾病、横膈受刺激时，胃肠神经官能症都可引起呃逆。

中医学认为本病的病机是胃气上逆，多因饮食不节、精神刺激、痰湿凝阻等而成。可结合"辨证刮痧"一节中治疗"气逆证"的经穴刮拭。

【刮痧治疗】

● 全息穴区（每次治疗选1~2个全息穴区）

头部：额中带，额旁2带。

背部：脊椎横膈对应区。

手部：手掌胃区上缘，手背胸椎区。

● 经络穴位

背部：膀胱经——双侧膈俞、膈关。

腹部：任脉——中脘。

　　　奇穴——双侧呃逆。

上肢：心包经——双侧内关。

下肢：胃经——双侧足三里。

　　　久呃不止者加刮任脉——气海、关元。

　　　肾经——双侧太溪，用补刮法。

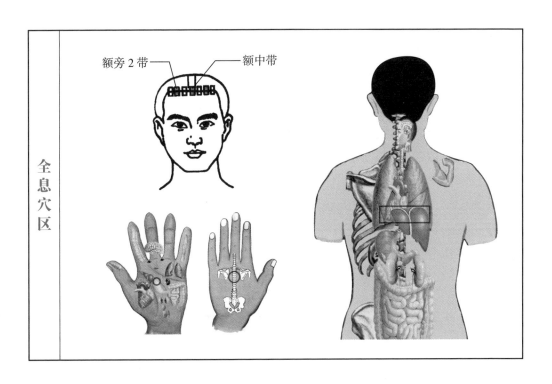

全息穴区

额旁 2 带　　　额中带

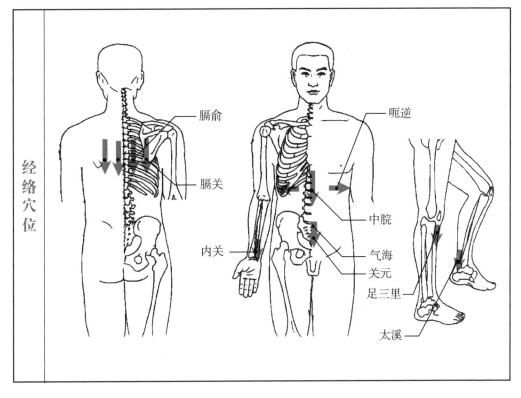

经络穴位

膈俞

膈关

内关

呃逆

中脘

气海

关元

足三里

太溪

12. 呕 吐

呕吐是一种反射性动作，借以将胃内容物不自主地经食道从口腔中排出的一种症状。本症可见于消化系统病变，也见于中枢神经系统的疾病，流行性脑炎，脑血管意外及脑肿瘤所致的颅内压增高时。如神经性呕吐，急、慢性胃炎，幽门痉挛或狭窄，先天性肥厚性幽门梗阻，胆囊炎，肝炎，腹膜炎，胰腺炎，百日咳，晕车、晕船，耳源性眩晕等所出现的呕吐，皆可辅以刮痧治疗。

中医学认为本病由于胃失和降，浊气上逆所致。可结合"辨证刮痧"一节中治疗"气逆证"的经穴刮拭。消化系统疾病引起的呕吐和神经性呕吐均可照此刮痧治疗。

【刮痧治疗】

● 全息穴区（每次治疗选1~2个全息穴区）

头部：额旁2带，额顶带中1／3。

腹部：上腹部胃的体表投影区。

背部：脊椎胃对应区。

手足部：手第二掌骨桡侧胃穴。

　　　　全手掌部，重点是胃区。

　　　　全足底部，重点是胃区。

● 经络穴位

背部：督脉——至阳至脊中。

　　　膀胱经——双侧膈俞至胃俞。

腹部：任脉——天突、中脘。

上肢：心包经——双侧内关。

下肢：胃经——双侧足三里。

　　　脾经——双侧公孙。

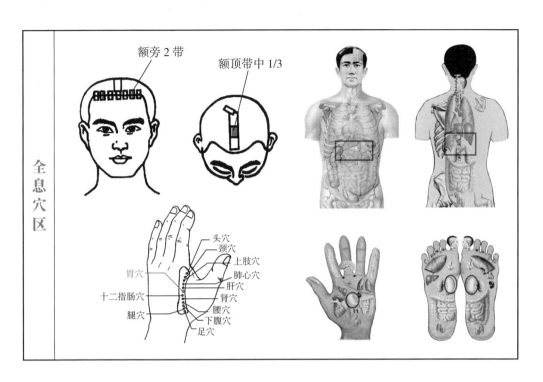

全息穴区

額旁 2 带
額顶带中 1/3

头穴
颈穴
上肢穴
肺心穴
肝穴
肾穴
腰穴
下腹穴
足穴
胃穴
十二指肠穴
腿穴

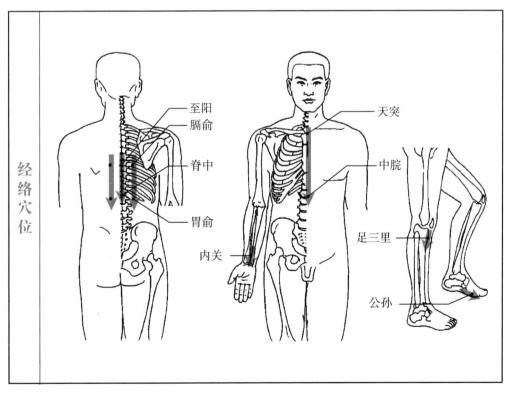

经络穴位

至阳
膈俞
脊中
胃俞

天突
中脘
足三里
公孙

内关

13. 腹 胀

腹胀为自觉腹部胀满，嗳气和矢气不爽，严重时则腹部鼓胀膨隆的一种症状。常见于消化不良、肠功能紊乱、肠道菌群失调、各类肠炎、肠结核、肠梗阻，慢性肝、胆、胰腺疾患，以及心肾功能不全等疾病。明确诊断后，皆可照此对症刮痧治疗。

中医学认为腹胀与气机上逆，或肝郁气滞，脾胃气虚，痰湿凝滞，瘀血内停有关。腹胀伴呃逆呕吐为气逆；腹胀部位走串不定、时作时止为气滞；若食欲不振、食后胀甚为脾胃气虚；顽固性腹胀伴身重乏力、大便溏泄为痰湿；腹部胀大，有肿块积聚，脉络暴露者为血瘀。可分别结合"辨证刮痧"一节中治疗"气逆证""气滞证""气虚证""痰证""血瘀证"的经穴刮拭。

【刮痧治疗】

● 全息穴区（每次治疗选1~2个全息穴区）

头部：额旁2带，额顶带后1／3。

腹部：胃、肠、肝脏的体表投影区。

背部：脊椎胃、肠、肝等病变部位对应区。

手足部：手掌部胃、肠区、食指、小指。

全足底部，重点是胃、肠区、肝区。

● 经络穴位

背部：督脉——大椎至命门。

膀胱经——双侧肝俞至胃俞，大肠俞至小肠俞。

腹部：任脉——上脘至下脘、气海。

胃经——双侧天枢。

下肢：胃经——双侧足三里。

肝经——双侧太冲。

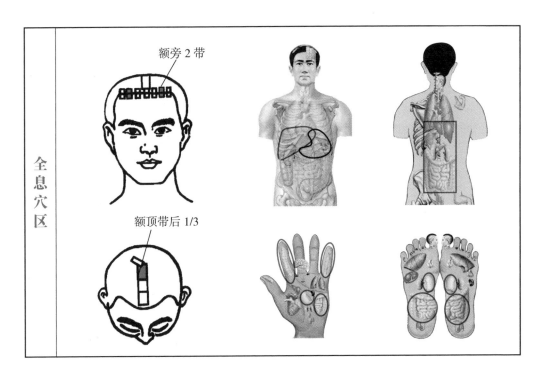

全息穴区

额旁 2 带

额顶带后 1/3

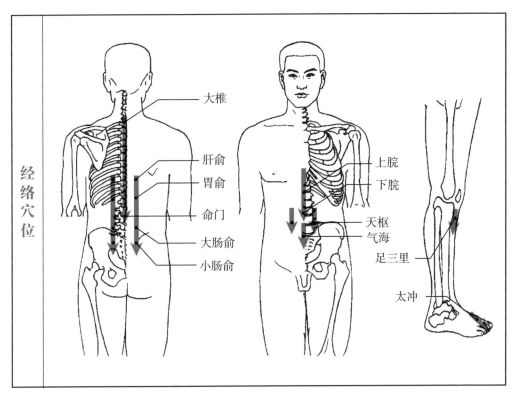

经络穴位

大椎

肝俞
胃俞
命门
大肠俞
小肠俞

上脘
下脘
天枢
气海
足三里
太冲

14. 腹　痛

腹痛是泛指胃脘以下，耻骨以上部位发生的疼痛。临床症状可由疾病的性质、部位不同而表现各异，如腹痛剧烈，或腹痛绵绵，或脘腹胀痛等。腹痛多与脾、胃、大肠、肝胆、泌尿生殖系统的脏器疾病有关，如消化性溃疡、急慢性肠胃炎、胃肠痉挛、阑尾炎、胆囊炎、腹膜炎、胰腺炎、尿路结石、手术后肠粘连、肝肿大及妇科病。

中医学认为腹痛的发生与受寒、饮食不节、情志刺激，气滞血瘀及平素内脏阳虚有关。除外科急腹症外，常见病的腹痛均可照此刮痧治疗。另可根据不同的症状，分别结合"辨证刮痧"一节中治疗"气滞证""血瘀证""阳虚证"的经穴刮拭。

【刮痧治疗】

● 全息穴区（每次治疗选1~2个全息穴区）

头部：额旁2带，额顶带中1／3。

腹部：胃，大、小肠的体表投影区。

背部：脊椎胃，大、小肠等病变部位对应区。

手足部：手第二掌骨桡侧十二指肠至下腹穴间的痛点。

　　　　手掌部肠区。

　　　　全足底部，重点肠区。

● 经络穴位

背部：膀胱经——双侧脾俞至大肠俞。

腹部：任脉——中脘至关元。

　　　　胃经——双侧天枢。

上肢：心包经——双侧内关。

下肢：胃经——双侧梁丘、足三里至上巨虚。

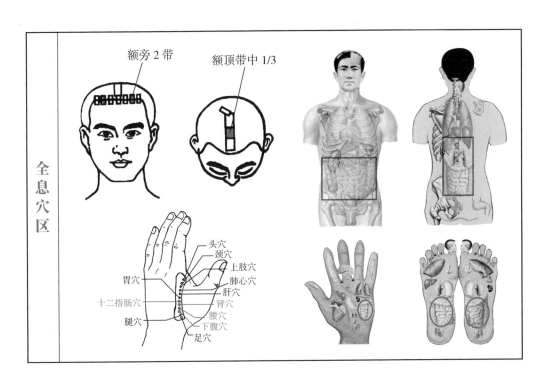

全息穴区

额旁 2 带

额顶带中 1/3

头穴
颈穴
上肢穴
胃穴
十二指肠穴
腿穴
肺心穴
肝穴
肾穴
腰穴
下腹穴
足穴

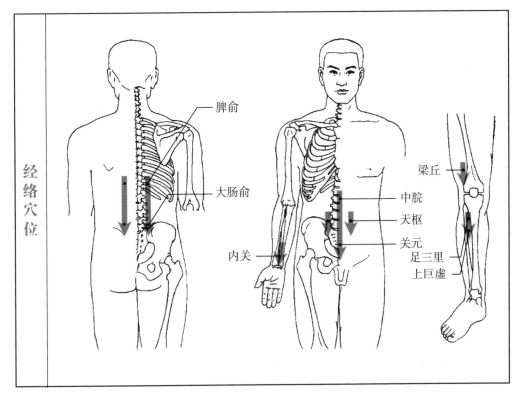

经络穴位

脾俞

大肠俞

内关

中脘
天枢
关元
足三里
上巨虚

梁丘

15. 胃下垂

胃下垂多见于瘦长体形的人，指胃下垂至脐腹乃至小腹部。造成胃下垂的原因主要是由于胃膈韧带与胃肝韧带无力而松弛，以及腹壁脂肪缺乏和肌肉松弛。胃下垂者因胃张力减弱，蠕动减慢，胃排空迟缓，出现食后脐腹或小腹胀满、嗳气嘈杂，气短乏力。也常伴有其他脏器下垂。

中医学认为胃下垂病是由于脾胃虚弱致中气不足，运化失常，升举、统摄失职而致。可结合"辨证刮痧"一节中治疗"气陷证"的经穴刮拭。

【刮痧治疗】

● 全息穴区（每次治疗选1~2个全息穴区）

头部：额旁2带，额顶带中1／3。

腹部：上腹部胃的体表投影区。

背部：脊椎胃对应区。

手足部：手第二掌骨桡侧胃穴。

   手掌部胃区。

   全足底部，重点是胃区。

● 经络穴位

头部：督脉——百会。

背部：膀胱经——双侧脾俞至肾俞。

腹部：任脉——下脘至上脘。

   奇穴——双侧胃上。

下肢：胃经——双侧足三里。

   脾经——双侧地机、公孙。

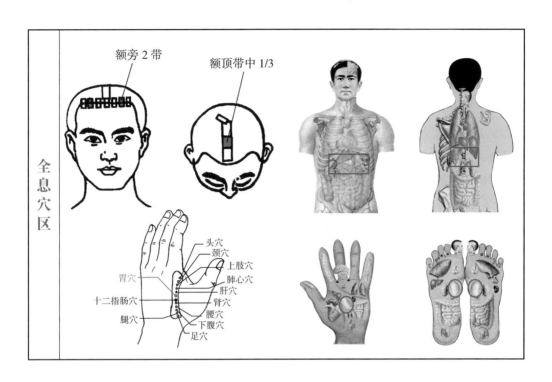

全息穴区

额旁 2 带

额顶带中 1/3

头穴
颈穴
上肢穴
肺心穴
肝穴
胃穴
肾穴
十二指肠穴
腰穴
腿穴
下腹穴
足穴

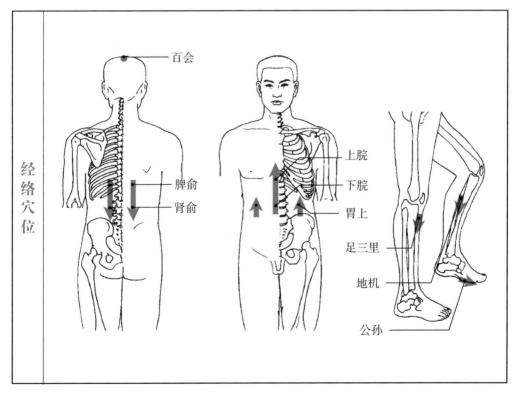

经络穴位

百会

脾俞
肾俞

上脘
下脘
胃上
足三里
地机
公孙

16. 腹　泻

腹泻指大便次数增多，或便质稀薄如糜，可像浆水样。腹泻的主要原因有精神紧张、饮食不洁、饮食失调、受冷、变态反应等因素致肠道运动功能紊乱。急慢性肠炎、肠结核、肠功能紊乱、慢性结肠炎、结肠过敏等病症都可能有腹泻出现。

中医学认为本病分为外感和内伤两大类。外感致泻发病急，病程短，常见于夏日暑湿外感和饮食不洁时。内伤致泻日久多虚，可结合"辨证刮痧"一节中治疗"气虚证""阳虚证"的经穴刮拭，禁用泻法刮拭。以上所述各种肠道疾病均可照此原则刮痧治疗。

【刮痧治疗】
● 全息穴区（每次治疗选1~2个全息穴区）
头部：额旁2带，额顶带后1/3。
腹部：腹部大、小肠的体表投影区。
背部：脊椎大、小肠对应区。
手足部：手部第二掌骨桡侧十二指肠至下腹穴间的痛点。
　　　　手掌部肠区、食指、小指。
　　　　全足底部，重点是肠区。
● 经络穴位
背部：膀胱经——双侧脾俞至大肠俞。
腹部：任脉——中脘至气海。
　　　胃经——双侧天枢。
下肢：胃经——双侧足三里至上巨虚。
　　　脾经——双侧阴陵泉、公孙。

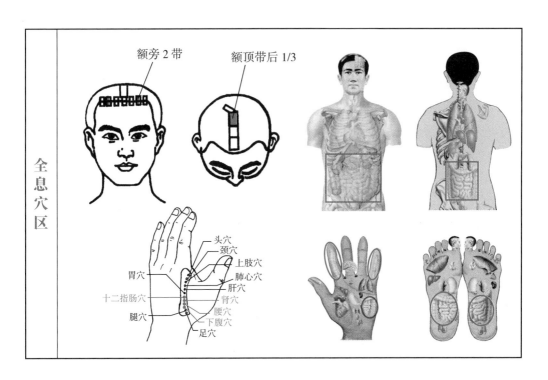

全息穴区

额旁 2 带　　额顶带后 1/3

头穴
颈穴
上肢穴
胃穴　　肺心穴
肝穴
十二指肠穴　肾穴
腰穴
腿穴　下腹穴
足穴

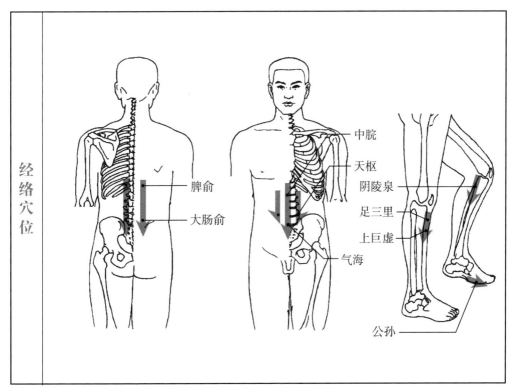

经络穴位

脾俞
大肠俞

中脘
天枢
阴陵泉
足三里
上巨虚
气海

公孙

17. 痢 疾

痢疾是急性肠道传染病，有细菌性痢疾和阿米巴痢疾两类，前者较常见。细菌性痢疾是痢疾杆菌引起的肠道传染病，简称"菌痢"。多见于夏秋二季，由吃进被细菌污染的食物而感染。以发热、腹痛、腹泻、里急后重为主要临床表现。腹泻每日可多至数十次，粪便量少，并含脓血和黏液。严重的可全身中毒，有休克、昏迷、谵妄、惊厥等，称为中毒性菌痢。阿米巴痢疾是溶组织阿米巴引起的寄生虫病，通过污染的食物或饮水而传染。症状有腹泻、粪便腥臭呈酱红色，右下腹疼痛、偶有发热。

急性菌痢、中毒性痢疾和阿米巴痢疾均可参照本节刮痧治疗。

【刮痧治疗】
● 全息穴区（每次治疗选1~2个全息穴区）
头部：额旁3带，额顶带后1／3。
腹部：腹部结肠体表投影区。
背部：脊椎结肠对应区。
手足部：手第二掌骨桡侧下腹穴。
　　　　手掌部肠区。
　　　　全足底部，重点是肠区。
● 经络穴位
背部：膀胱经——双侧大肠俞。
腹部：胃经——双侧天枢至大巨。
　　　任脉——气海。
下肢：胃经——双侧足三里至上巨虚。
发热者可加刮上肢：大肠经——双侧曲池、合谷。

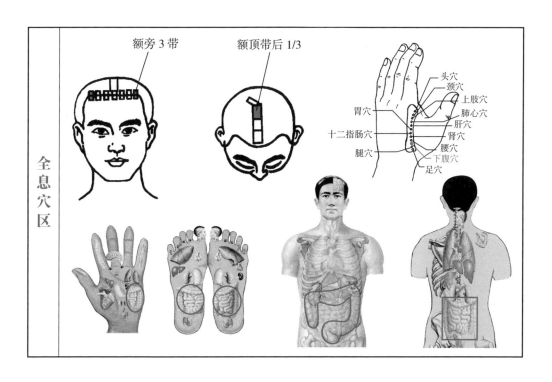

额旁 3 带　　额顶带后 1/3

头穴
颈穴
上肢穴
胃穴
肺心穴
肝穴
十二指肠穴
肾穴
腰穴
腿穴
下腹穴
足穴

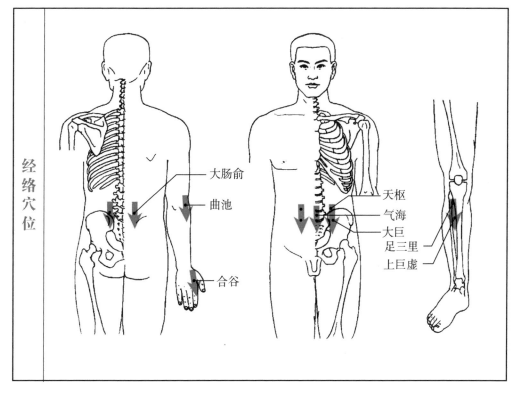

大肠俞
曲池
合谷

天枢
气海
大巨
足三里
上巨虚

18. 便　秘

凡大便干燥，排便困难，大便次数减少，秘结不通，超过2天以上者称为便秘。主要为结肠便秘与直肠便秘二类，前者因结肠蠕动缓慢，食物残渣停留时间过长而成便秘；后者结肠蠕动正常，但食物残渣在直肠停留时间较长而成便秘。神经功能紊乱及直肠肛门疾患，摄液进食不足，饮食少渣，或体力活动减少和长期卧床患者，排便无力，均可致便秘。

中医学认为老年人习惯性便秘多为气血不足，津液亏虚，可结合"辨证刮痧"一节中治疗"气虚证""阴虚证"的经穴刮拭，禁用泻刮法。凡大便秘结不通，多日一解，排便时间延长，或虽有便意而排便困难者均可参照本节刮痧治疗。

【刮痧治疗】
● 全息穴区（每次治疗选1~2个全息穴区）
头部：额顶带中1／3，额顶带后1／3。
腹部：结肠、直肠的体表投影区。
背部：脊椎大、小肠对应区。
手足部：手掌部肠区、食指、小指。
　　　　全足底部，重点是肠区。
● 经络穴位
背部：膀胱经——双侧大肠俞。
腹部：胃经——双侧天枢。
　　　脾经——双侧腹结。
上肢：三焦经——双侧支沟。
　　　大肠经——双侧手三里。
下肢：胃经——双侧足三里至上巨虚。

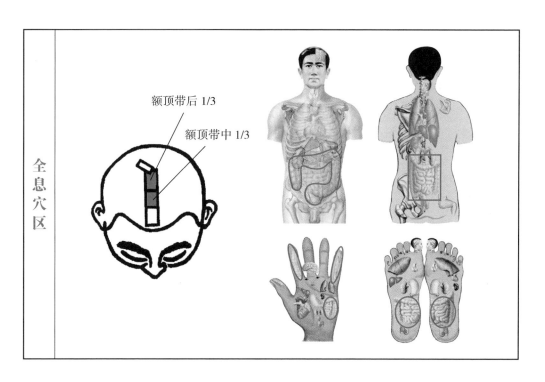

全息穴区

额顶带后 1/3
额顶带中 1/3

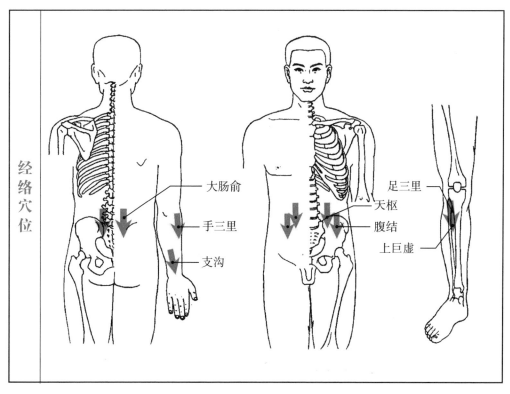

经络穴位

大肠俞
手三里
支沟

足三里
天枢
腹结
上巨虚

19. 肝 炎

本病是由肝炎病毒引起以肝炎为主的全身性传染病。由多种病毒引起，根据病因的不同可分为四类六型：甲型病毒性肝炎，乙型病毒性肝炎，非甲非乙型肝炎，丁型肝炎。其中，非甲非乙型肝炎又分为非甲非乙型、丙型和戊型三型。

临床可见发热、面色晦暗、恶心、食欲不振、身体倦怠、胁痛、脘腹胀满、肝肿大、肝区疼痛和压痛，有时还会出现大便不畅或大便稀溏等症状。肝功能检查异常，甲型肝炎患者可有眼目、皮肤黄染，重者出现腹水、谵语、抽搐、肝肾功能衰竭。可结合"辨证刮痧"一节中"湿热证"的经穴刮拭。

各型急、慢性肝炎，黄疸和无黄疸型肝炎等，肝功能异常者均可参考本节刮痧治疗。

【刮痧治疗】
● 全息穴区（每次治疗选1~2个全息穴区）
头部：额旁2带，额顶带中1／3。
腹部：右上腹、背部肝脏体表投影区。
背部：脊椎肝脏对应区。
足部：全足底部，重点是肝区。
● 经络穴位
背部：督脉——至阳至悬枢。
　　　膀胱经——双侧膈俞至三焦俞。
胸部：任脉——中脘。
　　　肝经——右侧期门、章门。
　　　胆经——右侧日月。
下肢：脾经——双侧阴陵泉。
　　　胆经——双侧阳陵泉。
　　　奇穴——双侧肝炎。
　　　肝经——双侧太冲。

<table>
<tr>
<td>全息穴区</td>
<td>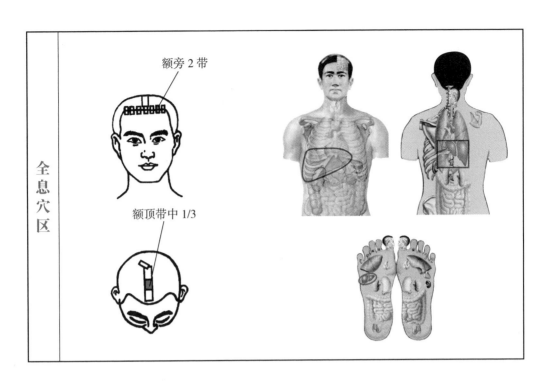</td>
</tr>
<tr>
<td>经络穴位</td>
<td>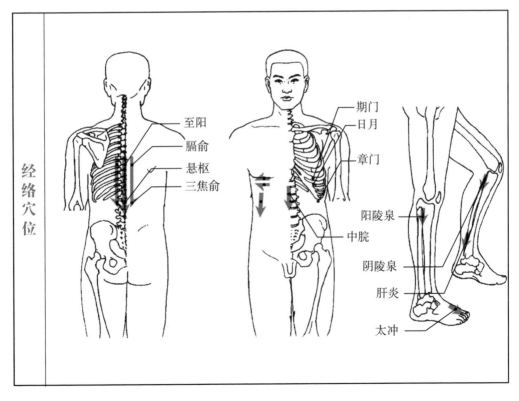</td>
</tr>
</table>

20. 胁　痛

胁痛是以单侧或双侧胁肋痛为主要表现的病症。主要见之于急慢性肝炎、急慢性胆囊炎、胆石症以及肋间神经痛、肋软骨炎、胸膜和肺部、胸肌等疾病引起的两胁肋部疼痛。

中医学认为肝居胁下，其经脉布于两胁，胆与肝相表里，故胁痛多与肝胆及胁肋部疾患有关。有肝气郁结、瘀血内停和肝阴不足之分。

肝气郁结：以胁肋胀痛为主，走窜不定，每因情志而增减，伴胸闷气短、饮食减少，嗳气频作。瘀血内停：胁肋剧痛，痛有定处，入夜更甚，胁肋下可见瘀斑或瘀块。肝阴不足：胁肋隐痛，悠悠不休，遇劳则重，口干咽燥，心中烦热，头目眩晕。可分别结合"辨证刮痧"一节中治疗"气滞证""血瘀证""阴虚证"的经穴刮拭。

【刮痧治疗】
● 全息穴区（每次治疗选1~2个全息穴区）
头部：额旁2带（对侧），额顶带中1/3。
胸部：右胸胁、右背肝脏体表投影区。
背部：脊椎肝脏对应区。
足部：全足底部，重点是肝区，五趾根部至足背部。
● 经络穴位
背部：膀胱经——双侧肝俞、胆俞、脾俞。
　　　胆经——患侧京门。
胸部：肝经——患侧期门。
　　　胆经——患侧日月。
　　　阿是穴——胁肋部疼痛处。
上肢：三焦经——双侧支沟。
下肢：胆经——双侧阳陵泉。
　　　肝经——双侧太冲至行间。

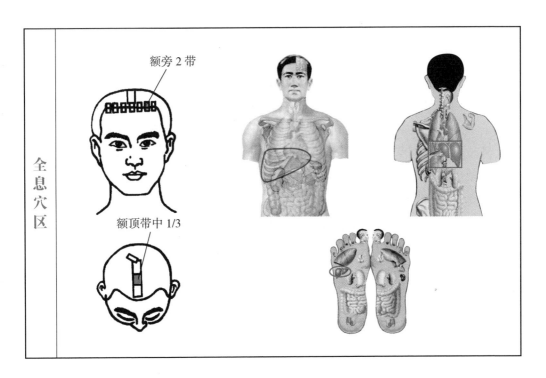

全息穴区

额旁 2 带

额顶带中 1/3

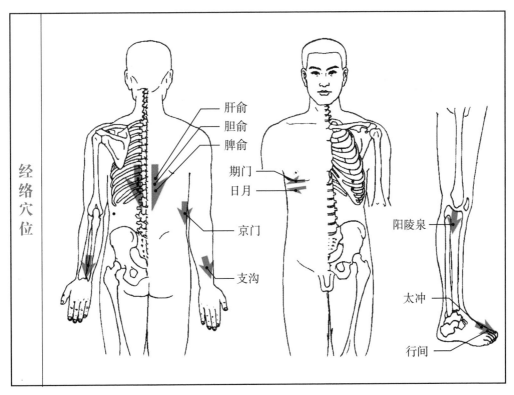

经络穴位

肝俞
胆俞
脾俞

期门
日月

京门

支沟

阳陵泉

太冲

行间

21. 黄　疸

　　黄疸以目黄、身黄、小便黄为主要特征，其中尤以目睛发黄为确定本病的重要依据。若只有身黄而目不黄，不属于黄疸病。黄疸是人体血液中胆红素量超过正常而使眼巩膜、皮肤和其他组织黄染的一种症状。发病原理主要有红细胞大量破坏、肝细胞功能不全和胆道排泄胆汁障碍，分别称为溶血性黄疸，肝细胞性黄疸和梗阻性黄疸。多见于肝脏、胆道系统、胰腺和血液疾病。可结合"辨证刮痧"一节中"湿热证"的经穴刮拭。

　　黄疸性肝炎、各种原因造成的胆道梗阻性黄疸和溶血性黄疸，经医院明确诊断后，均可照此刮痧治疗。

【刮痧治疗】

● 全息穴区（每次治疗选1~2个全息穴区）

头部：额旁2带，额顶带中1／3。

腹部：右上腹、背部肝脏、胆囊体表投影区。

背部：脊椎肝脏、胆囊对应区。

足部：全足底部，重刮肝脏、胆囊区。

● 经络穴位

背部：督脉——至阳至脊中。

　　　膀胱经——双侧肝俞至胃俞。

胸部：任脉——中脘。

　　　肝经——右侧期门、章门。

上肢：心包经——双侧郄门、劳宫。

　　　小肠经——双侧后溪。

下肢：胆经——双侧阳陵泉、侠溪。

　　　胃经——双侧足三里、内庭。

　　　脾经——双侧阴陵泉。

　　　肝经——双侧太冲。

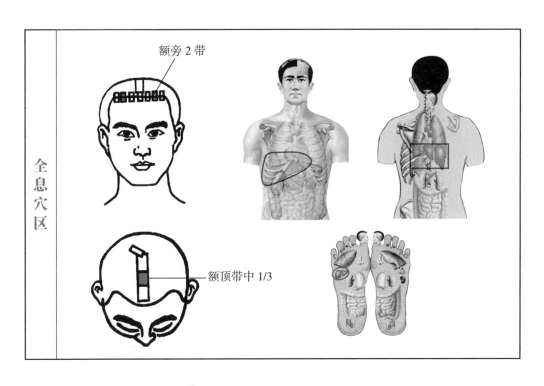

全息穴区

额旁 2 带

额顶带中 1/3

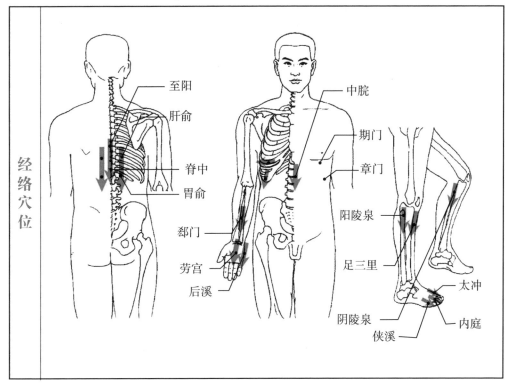

经络穴位

至阳

肝俞

脊中

胃俞

郄门

劳宫

后溪

中脘

期门

章门

阳陵泉

足三里

太冲

阴陵泉

内庭

侠溪

22. 胆囊炎、胆石症

胆囊炎是细菌性感染或化学性刺激（胆汁成分改变，多由胆囊出口梗阻及胰液向胆道反流造成）引起的胆囊炎性病变，并常与胆石症同时存在。急性胆囊炎常突然发作，出现右上腹痛、发热等症状。疼痛呈阵发性绞痛，常有右肩胛下区的放射痛，胆囊区触痛明显。

胆石症是胆囊内或肝内外胆管任何部位发生结石的一种疾病。胆石症可呈单个、多个或泥沙样，常伴有胆囊炎及胆管炎。二者互为因果，平时可无症状。发病时突然发生剧烈难忍的右上腹阵发性绞痛，称为胆绞痛。有时可伴有黄疸和发热。可结合"辨证刮痧"一节中"气滞证""湿热证"的经穴刮拭。

刮痧治疗能消除或缓解症状，而且能促使小结石排出。

【刮痧治疗】
● 全息穴区（每次治疗选1~2个全息穴区）
头部：额旁2带，额顶带中1／3。
腹部：右上腹、右背部肝脏、胆囊体表投影区。
背部：脊椎肝脏、胆囊对应区。
足部：全足底部，重点刮肝脏、胆囊区。
● 经络穴位
背部：膀胱经——双侧肝俞至胃俞。
腹部：任脉——上脘至中脘。
　　　肝经——右侧期门、章门。
下肢：胆经——右侧阳陵泉、阳辅。
　　　奇穴——双侧胆囊。
　　　胃经——双侧足三里。
　　　肝经——双侧太冲。

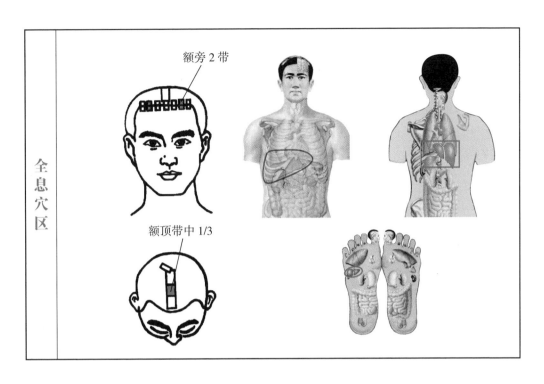

全息穴区

额旁 2 带

额顶带中 1/3

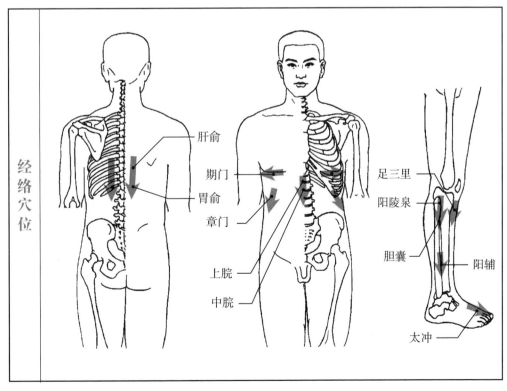

经络穴位

肝俞

期门

胃俞

章门

上脘

中脘

足三里

阳陵泉

胆囊

阳辅

太冲

23. 心绞痛

心绞痛是心肌暂时性缺血、缺氧而引起的胸骨后疼痛。典型的心绞痛发作，多在劳动或兴奋时、受寒或饱餐后突然发生，疼痛位于胸骨上段或中段之后，亦可波及大部分心前区，可放射至肩、颈或上背，以左肩或左上肢由前臂内侧直达小指与无名指。疼痛多为压榨性、窒息性或闷胀性。每次发作历时1~5分钟，偶可持续15分钟之久。多种心脏疾病都可出现心绞痛。

中医学认为本病主要病因是气滞血瘀、痰浊内阻或寒凝心脉所致。可分别结合"辨证刮痧"一节中治疗"气滞证""血瘀证""痰证""阳虚证"的经穴刮拭。冠心病、心功能不全、风湿性心脏病均可照此原则刮痧治疗。

【刮痧治疗】

● 全息穴区（每次治疗选1~2个全息穴区）

头部：额中带，额旁1带。

胸部：左胸、左上背部心脏体表投影区。

背部：脊椎心脏对应区。

手足部：手第二掌骨桡侧肺心穴。

全足底部，重点刮心区。

● 经络穴位

背部：督脉——大椎至至阳。

膀胱经——双侧厥阴俞至心俞、神堂。

胸部：任脉——天突至膻中、巨阙。

上肢：心包经——双侧郄门至间使、内关。

下肢：肾经——双侧太溪。

心绞痛发作时：重点刮拭至阳、双侧心俞、膻中、双侧内关。

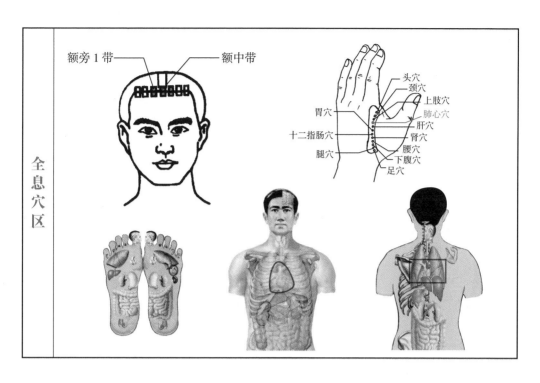

全息穴区

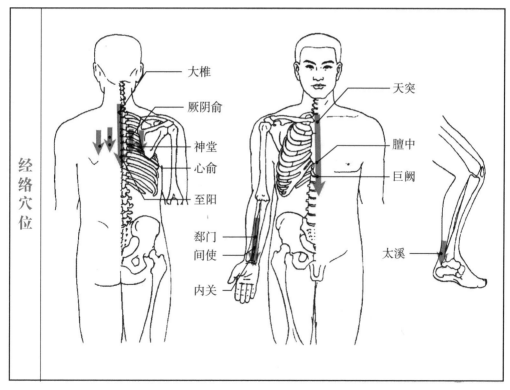

经络穴位

24. 心 悸

心悸指自觉心慌不安，不能自主，并感觉到心脏剧烈跳动的一种症状。由心跳太快、太强或不规则所引起，一般呈阵发性，每因情绪波动或劳累过度而发作。本病常伴有失眠、健忘、眩晕、耳鸣等症。本症可见于各种原因引起的心律失常，如风湿性心脏病、心脏神经官能症、贫血和甲状腺功能亢进等疾病。

中医学认为心悸多与心气不足，阴血亏虚，血瘀，痰饮有关。心气不足，阴血亏虚，可见：心悸头晕，面色无华，善惊易怒，失眠多梦，指甲苍白，腰酸耳鸣，四肢无力。血瘀，痰饮，可见：口唇、指甲青紫，甚则喘咳咯血，水肿，喘不得卧。心肌炎、心动过速、心动过缓、各种原因引起的心律失常均可照此刮痧治疗。可分别结合"辨证刮痧"一节中治疗"气虚证""血虚证""血瘀证""痰证"的经穴刮拭。体质虚弱者禁用泻法刮拭。

【刮痧治疗】

● 全息穴区（每次治疗选1~2个全息穴区）

头部：额中带，额旁1带（右侧）。

胸部：左胸、左上背部心脏体表投影区。

背部：脊椎心脏对应区。

手足部：手第二掌骨桡侧肺心穴。

全足底部，重点刮心区。

● 经络穴位

背部：督脉——大椎至至阳。

膀胱经——双侧心俞、胆俞。

胸部：任脉——膻中至巨阙。

上肢：心经——双侧阴郄至神门。

心包经——双侧郄门至内关。

下肢：胆经——双侧阳陵泉。

胃经——双侧足三里。

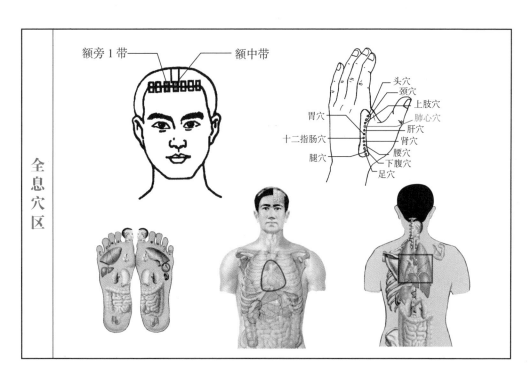

全息穴区

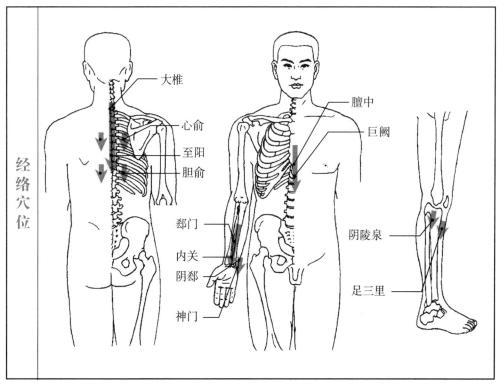

经络穴位

25. 失眠、多梦

失眠是指经常不能获得正常的睡眠而言。轻者入睡困难，或睡而不实，易于惊醒；或早醒，醒后不能入睡；重者可彻夜不眠。多梦是指乱梦纷纭。本症可单独出现，也可与头痛、头晕、心悸、健忘，以及精神异常等症同时出现。

中医学认为失眠、多梦有虚实之分，虚证多属于阴血不足；实证多因肝郁化火，食滞痰浊，心火亢盛。可分别结合"辨证刮痧"一节中治疗"气虚证""血虚证""痰证"的经穴刮拭。体质虚弱的顽固性失眠禁用泻法刮拭，各种原因引起的失眠、多梦均可参照本节的原则、方法刮痧治疗。

【刮痧治疗】

● 全息穴区（每次治疗选1~2个全息穴区）

头部：额旁1带，额顶带后1／3，顶颞后斜带下1／3。早刮全头部。

颈部：颈椎头部对应区。

背部：脊椎心脏、肝胆对应区。

手足部：手第二掌骨桡侧头穴、肺心穴。

　　　　手掌中指、食指。

　　　　晚刮全足底、足大拇趾。

● 经络穴位

头颈部：胆经——双侧风池。

　　　　奇穴——四神聪、双侧安眠。

背部：膀胱经——双侧心俞、脾俞、肾俞。

上肢：心经——双侧神门。

下肢：脾经——双侧三阴交。

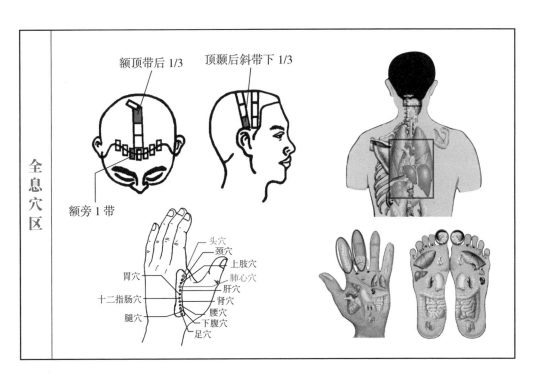

额顶带后 1/3

顶颞后斜带下 1/3

额旁 1 带

头穴
颈穴
上肢穴
胃穴
肺心穴
肝穴
十二指肠穴
肾穴
腰穴
腿穴
下腹穴
足穴

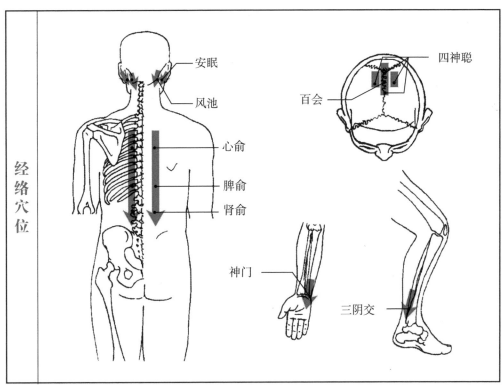

安眠
风池
四神聪
百会
心俞
脾俞
肾俞
神门
三阴交

26. 眩 晕

眩晕是目眩和头晕的总称，目眩即眼花或眼前发黑，视物模糊；头晕即感觉自身和外界景物旋转，站不稳。二者常同时并见，故统称为眩晕。轻者闭目即止，重者如乘车船、旋转不定，不能站立或伴恶心、呕吐、出汗，甚则昏倒。真性眩晕常由内耳迷路，前庭神经，脑干和小脑病变引起，均有自身或周围景物旋转的感觉，见于内耳性眩晕症（美尼尔氏病）、晕动病及急性迷路炎。假性眩晕只有头晕感或轻度站立不稳，可见于高血压、高血压脑病、脑动脉硬化、贫血、神经衰弱、神经官能症、晕车等多种疾病。

中医学认为眩晕多因肝火上炎，痰浊中阻，或气血不足，肾精空虚而致。可分别结合"辨证刮痧"一节中治疗"阳亢证""痰证""气虚证""血虚证"的经穴刮拭。久病体弱者禁用泻法刮拭。

【刮痧治疗】
● 全息穴区（每次治疗选1~2个全息穴区）
头部：额中带，额顶带后1／3，顶颞后斜带下1／3。
颈部：颈椎头部对应区。
手足部：手掌中指。手部第二掌骨桡侧头穴。

全足底部，足大拇趾及趾根部颈椎区。
● 经络穴位
头颈部：奇穴——四神聪。

督脉——百会至风府。

胆经——双侧头临泣、风池至肩井。
背部：膀胱经——双侧肝俞、肾俞。
下肢：胃经——双侧足三里。

脾经——双侧三阴交。

肝经——双侧太冲。

肾经——双侧涌泉。

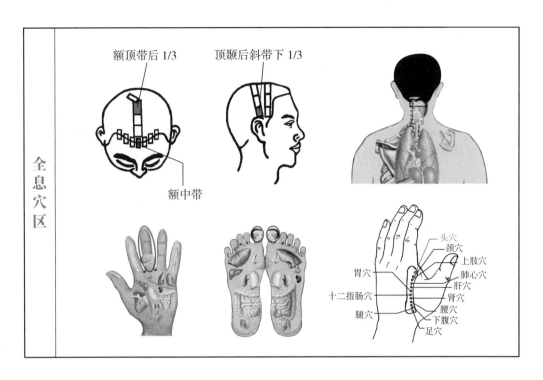

全息穴区

额顶带后 1/3　　　顶颞后斜带下 1/3

额中带

头穴
颈穴
上肢穴
胃穴　　　　　　　　肺心穴
肝穴
十二指肠穴　　　　　肾穴
腰穴
腿穴　　　　　　　　下腹穴
足穴

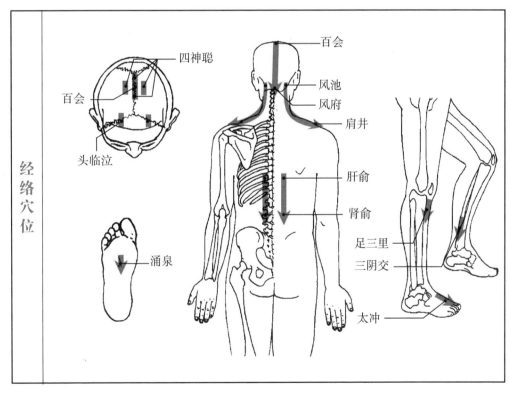

经络穴位

四神聪

百会　　　　　　　　　　百会

头临泣　　　　　　　　　风池
　　　　　　　　　　　　风府
　　　　　　　　　　　　肩井

　　　　　　　　　　　　肝俞

　　　　　　　　　　　　肾俞

涌泉　　　　　　　　　　足三里
　　　　　　　　　　　　三阴交

　　　　　　　　　　　　太冲

27. 高血压

高血压是指以体循环动脉血压（收缩压和/或舒张压）增高为主要特征（收缩压≥140毫米汞柱，舒张压≥90毫米汞柱）。高血压主要症状有头痛、头晕、耳鸣、失眠、心悸、胸闷、烦躁易激动、腰腿酸软和容易疲乏。原发性高血压病多在遗传因素基础上因长期精神刺激、情绪波动使神经功能紊乱所致；继发性高血压病多由泌尿系疾患、颅内疾患及内分泌疾患引起。

长期高血压病引起血管、脑、心、肾等器官的病变，如：左心肥大、冠心病、心力衰竭、脑出血、高血压脑病、眼底改变、肾功能衰竭等。无论原发性高血压、继发性高血压均可照此刮痧治疗。继发性高血压应同时治疗原发病。体质虚弱者禁用泻法刮拭。

【刮痧治疗】
● 全息穴区（每次治疗选1~2个全息穴区）
头部：额中带，额旁1带（右侧），额旁2带（左侧），额顶带后1/3。
颈部：颈椎头部、颈部对应区。
背部：脊椎心脏、肾脏对应区。
手足部：手第二掌骨桡侧头穴、肺心穴。手掌中指。全足底。
耳部：耳背部降压沟。

● 经络穴位
头颈肩部：督脉——百会至风府。
　　　　　奇穴——双侧太阳、血压点。
　　　　　胆经——双侧头临泣至风池、肩井。
背部：督脉——大椎至长强。
　　　膀胱经——双侧肺俞至心俞。
上肢：大肠经——双侧曲池。
下肢：胆经——双侧风市。
　　　胃经——双侧足三里。
　　　肾经——双侧太溪。
　　　肝经——双侧太冲。

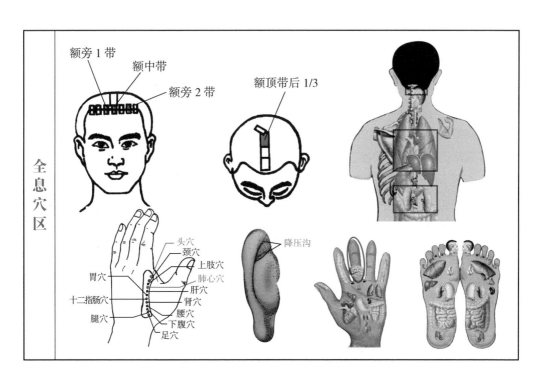

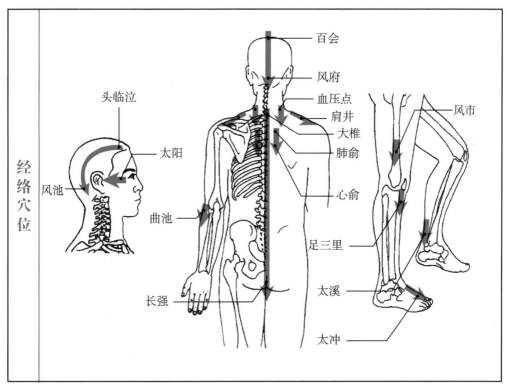

28. 低血压

低血压指血压低于正常范围。低血压者可无自觉症状，部分人有头晕、眼花、健忘、乏力、胸闷，甚至晕厥。可见于气血不足、体质虚弱者，也可继发于某些病症。对继发于某些病症的低血压，除有血压低、脑缺血症状外，并有引起低血压原发病的各种症状、体征。

凡血压偏低、自觉头晕、四肢乏力、心悸气短、不耐劳作者，均可照此刮痧治疗。可结合"辨证刮痧"一节中治疗"血虚证""气虚证"的经穴刮拭。低血压禁用泻法刮。注意继发性低血压要同时治疗引起低血压的原发病。

【刮痧治疗】

● 全息穴区（每次治疗选1~2个全息穴区）

头部：额中带，额旁1带，额顶带后1／3。

颈部：颈椎头部、颈部对应区。

背部：脊椎心脏、肺脏对应区。

手足部：全手掌，重点刮中指。

手第二掌骨桡侧头穴、肺心穴。

全足底，重点刮心区、肾区、足部大拇趾。

● 经络穴位

头颈部：督脉——百会。

奇穴——双侧血压点。

背部：膀胱经——双侧厥阴俞至膈俞、肾俞、志室。

胸部：任脉——膻中至中脘。

上肢：心包经——双侧内关。

下肢：胃经——双侧足三里。

脾经——双侧三阴交。

肾经——双侧涌泉。

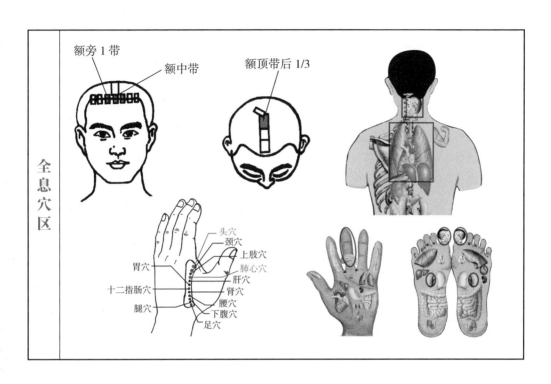

全息穴区

额旁 1 带　额中带　额顶带后 1/3

头穴
颈穴
上肢穴
胃穴　肺心穴
肝穴
十二指肠穴　肾穴
腰穴
腿穴　下腹穴
足穴

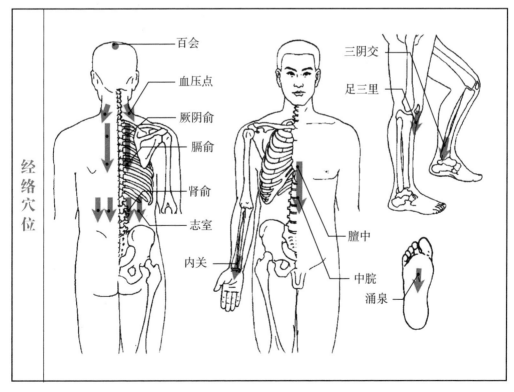

经络穴位

百会
血压点
厥阴俞
膈俞
肾俞
志室
内关
中脘

三阴交
足三里
膻中
涌泉

29. 自汗、盗汗

自汗指白天不因为劳动、厚衣而发热，自汗出，动辄益甚，可见于体弱气虚或手术后、妇女产后。若夜间入睡后不自觉地汗出，醒后即止，则为盗汗，可见于结核病、心脏病及虚损诸证。

中医学认为自汗、盗汗是由于阴阳失调，腠理不固，而致汗液外泄失常的病证。自汗多为肺气虚弱所致，兼见汗出恶风，稍劳尤甚，易于感冒，体倦乏力，面色无华；盗汗多因阴虚内热所致，兼见五心烦热，或兼午后潮热，两颧潮红，口渴。自汗、盗汗既可单独出现，也可作为症状而伴随于其他疾病中。各种原因引起的自汗、盗汗均可照此刮拭，均禁用泻法刮拭。可分别结合"辨证刮痧"一节中治疗"气虚证""阴虚证"的经穴刮拭。

【刮痧治疗】

● 全息穴区（每次治疗选1~2个全息穴区）

头部：额旁1带（右侧），额顶带后1／3。

背部：脊椎心脏、肺、肾对应区。

手足部：全手掌。

全足底，重点刮心、肺、肾区。

● 经络穴位

背部：督脉——大椎至至阳。

膀胱经——双侧肺俞至心俞。

奇穴——与大椎至至阳平行的双侧夹脊。

胸部：任脉——膻中。

上肢：心经——双侧阴郄。

下肢：脾经——双侧三阴交。

肾经——双侧复溜。

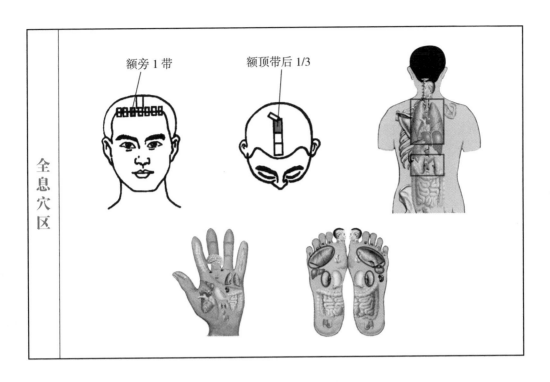

额旁 1 带　　　　额顶带后 1/3

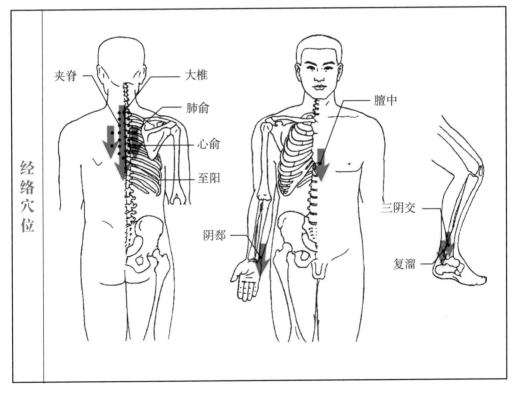

夹脊　　　大椎

肺俞

心俞

至阳

阴郄

膻中

三阴交

复溜

30. 肾 炎

肾炎是肾小球肾炎的简称，乃因链球菌感染后的变态反应所引起的两侧肾脏弥漫性肾小球损害。临床表现以突发腰酸痛，乏力，眼睑浮肿，双下肢发沉，血尿、蛋白尿为主要表现。起病慢，可伴有头晕、头痛或视物模糊等高血压症状和不同程度的浮肿，及不同程度的贫血和肾功能减退。

中医学认为本病的发生主要由外邪侵袭，肺脾肾三脏功能失调所致。可结合"辨证刮痧"一节中治疗"阳虚证""阴盛证"的经穴刮拭，禁用泻法刮拭。急、慢性肾炎，肾病综合征，肾功能不全皆可照此刮痧治疗。

【刮痧治疗】
● 全息穴区（每次治疗选1~2个全息穴区）
头部：额旁2带（右侧），额顶带前1/3、额顶带后1/3。
背部：脊椎肾脏对应区。
手足部：手第二掌骨桡侧下腹穴。
　　　　全足底部，重点刮肾区。
● 经络穴位
背部：督脉——命门。
　　　膀胱经——双侧三焦俞至膀胱俞。
腹部：任脉——水分至中极。
　　　肾经——双侧肓俞至大赫。
下肢：脾俞——双侧阴陵泉、三阴交。
　　　肾经——双侧复溜、太溪、水泉。

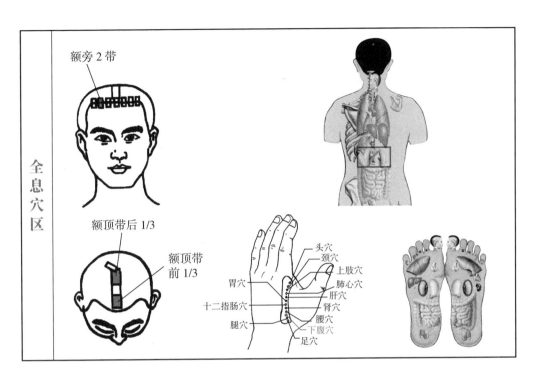

全息穴区

额旁2带

额顶带后 1/3

额顶带前 1/3

头穴
颈穴
上肢穴
胃穴
肺心穴
肝穴
十二指肠穴
肾穴
腰穴
腿穴
下腹穴
足穴

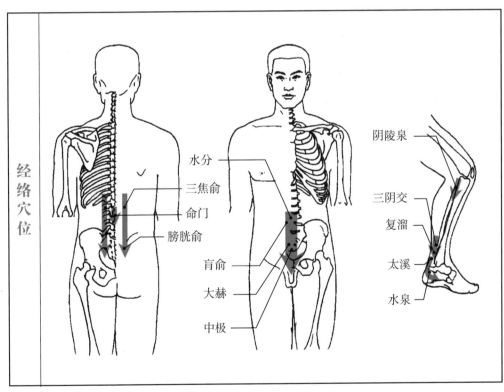

经络穴位

水分
三焦俞
命门
膀胱俞

肓俞
大赫
中极

阴陵泉

三阴交
复溜
太溪
水泉

31. 水　肿

水肿是指以头面、眼睑、四肢，腹背甚至全身浮肿等为临床表现的病症。急慢性肾小球肾炎、肾病综合征、尿毒症、各类心脏病、心功能不全、内分泌失调以及营养障碍等病症均可引起水肿。

中医认为凡因外感风寒湿热所致者属阳水，特点是眼睑浮肿，继则四肢及全身皆肿，来势迅速，多有恶寒，发热，肢节酸楚，小便不利，伴有咽喉红肿疼痛，咳嗽。如身体虚弱、久病，或阳水迁延，反复不愈者为阴水，特点是病程长，身体沉重，腰以下肿为甚，按之凹陷，不易恢复，脘腹胀闷，大便溏薄，面色萎黄，神疲肢冷，小便短少。凡水肿症皆可照此刮拭。阴水可结合"辨证刮痧"一节中治疗"阳虚证""阴盛证"的经穴刮拭，禁用泻法刮拭。

【刮痧治疗】

● 全息穴区（每次治疗选1~2个全息穴区）

头部：额旁2带（右侧），额旁3带，额顶带后1／3，顶枕带下1／3。

胸部：左胸、左上背部心脏体表投影区。

背部：脊椎心脏、肾脏对应区。

手足部：手第二掌骨桡侧肺心穴、下腹穴。

全足底部，重点刮心区、肾区。

● 经络穴位

背部：膀胱经——双侧肺俞、三焦俞至膀胱俞。

腹部：任脉——水分至关元。

肾经——双侧肓俞至大赫。

头面先肿者：加刮大肠经——双侧偏历至合谷。

三焦经——双侧支沟至阳池。

下肢先肿者：加刮肾经——双侧太溪至复溜、涌泉。

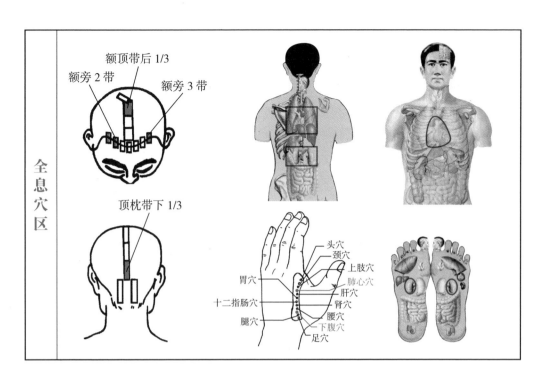

全息穴区

额顶带后 1/3
额旁 2 带
额旁 3 带
顶枕带下 1/3

头穴
颈穴
上肢穴
胃穴
肺心穴
十二指肠穴
肝穴
肾穴
腰穴
腿穴
下腹穴
足穴

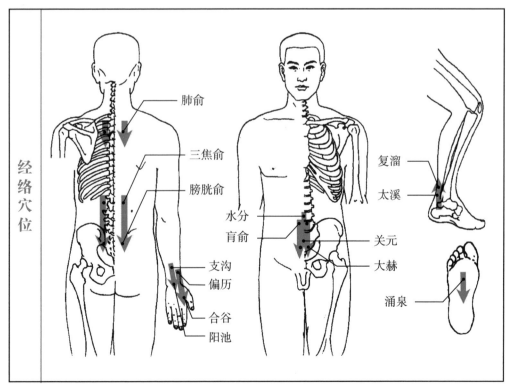

经络穴位

肺俞
三焦俞
膀胱俞
水分
肓俞
支沟
偏历
合谷
阳池
复溜
太溪
关元
大赫
涌泉

32. 泌尿系感染

泌尿系感染是指因细菌感染所造成的泌尿系急、慢性炎症，包括尿道炎、膀胱炎、肾盂肾炎等。主要表现为尿频、尿急、尿痛，可伴有发热、畏寒，炎症侵及肾盂时可伴腰痛。尿液镜检有白血球或脓球。急性泌尿系感染失治，或因体虚反复发作者，可转为慢性泌尿系感染。急、慢性泌尿系感染，泌尿系统结石或尿潴留皆可照此刮痧治疗。

【刮痧治疗】

● 全息穴区（每次治疗选1~2个全息穴区）

头部：额旁3带，额顶带后1／3。

腹部：下腹部膀胱体表投影区。

背部：脊椎肾脏、膀胱对应区。

手足部：手第二掌骨桡侧下腹穴。

全足底部，重点是膀胱区、肾区。

● 经络穴位

背部：膀胱经——双侧三焦俞至膀胱俞。

腹部：任脉——气海至中极。

胃经——双侧水道至归来。

上肢：三焦经——双侧会宗。

下肢：肾经——双侧筑宾、太溪、水泉。

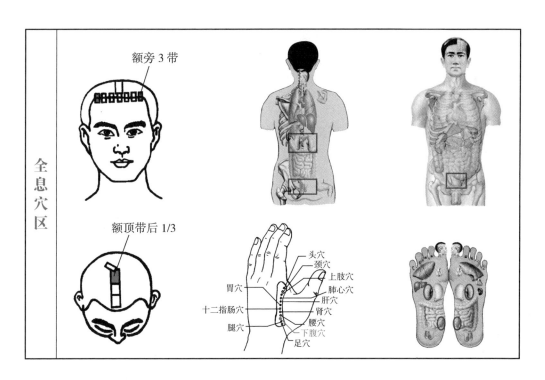

全息穴区

額旁 3 带

額顶带后 1/3

头穴
颈穴
上肢穴
肺心穴
肝穴
肾穴
腰穴
下腹穴
足穴
胃穴
十二指肠穴
腿穴

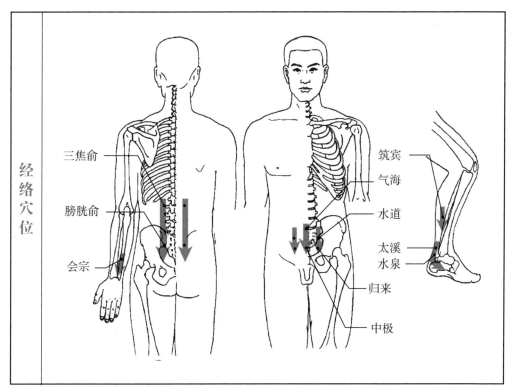

经络穴位

三焦俞
膀胱俞
会宗

筑宾
气海
水道
太溪
水泉
归来
中极

33. 中风先兆

凡是有高血压、动脉硬化病史，突发头晕或头晕加重，头痛疲乏、烦躁；或一侧肢体麻木、肢体无力，多为中风先兆，应警惕发生中风。此症常见于短暂性脑缺血发作轻症、脑血管痉挛。前者有短暂性脑部血液供应不足，其特点是发作性起病，症状持续时间短，一般5~30分钟。临床表现为口齿不清，吞咽困难，面部肌力弱或感觉异常，可出现一侧头痛，一过性黑蒙，复视，闪烁暗点或偏盲，单侧或双侧肢体麻木无力，跌倒，短暂的意识障碍等。脑血管痉挛引起暂时性脑缺血，发病较突然，一侧肢体运动不灵，或不能说话，一侧躯体及面部感觉减退或异常，视力改变，多在数分钟或数小时内可完全恢复。出现上述症状皆可照此刮痧治疗。

【刮痧治疗】
● 全息穴区（每次治疗选1~2个全息穴区）
头部：额中带，额旁1带（右侧），额顶带后1/3，顶颞前斜带（对侧）。
颈部：颈椎头部对应区。
手足部：全手掌，重点刮心、头区。
　　　　手第二掌骨桡侧头穴。
　　　　全足底部，重点刮心、头区。
● 经络穴位
头部：督脉——百会。
　　　　胃经——双侧头维。
　　　　胆经——双侧风池。
　　　　奇穴——双侧太阳。
背部：督脉——大椎。
　　　　胆经——双侧肩井。
上肢：大肠经——患侧曲池。
　　　　心包经——患侧间使至内关。
下肢：胆经——患侧风市。
　　　　胃经——患侧足三里、丰隆。

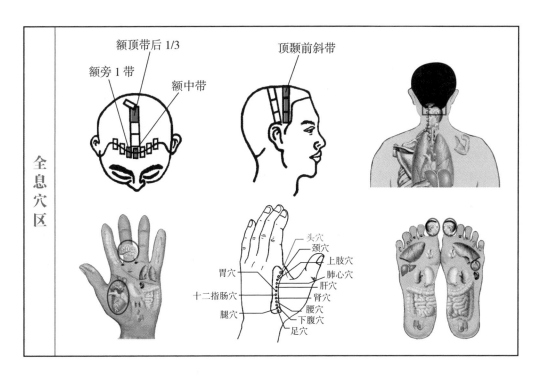

全息穴区

额旁 1 带
额顶带后 1/3
额中带
顶颞前斜带

头穴
颈穴
上肢穴
胃穴
肺心穴
肝穴
十二指肠穴
肾穴
腿穴
腰穴
下腹穴
足穴

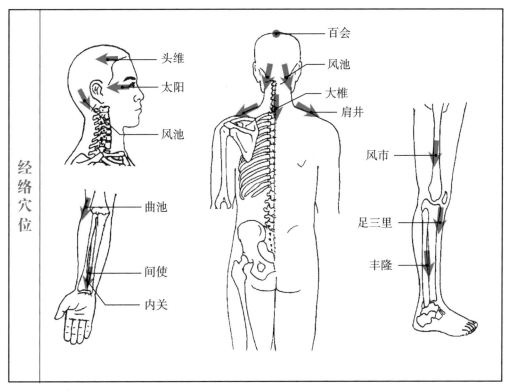

经络穴位

头维
太阳
风池

曲池
间使
内关

百会
风池
大椎
肩井

风市
足三里
丰隆

34. 中　风

中风是急性脑部血液循环障碍引起的脑机能紊乱的总称，因起病急骤，且症见多端、变化迅速，具有风性善行数变的特征，故取名中风。中风包括脑梗死、脑出血，短暂性缺血性脑血管病等。临床表现为猝然昏倒，不省人事，伴有口眼㖞斜、半身不遂、语言不利或口歪流涎、舌强失语等症状。

中医学认为中风多由忧思恼怒、饮食不节、恣酒纵欲等因素导致气血亏虚、阴阳失调、气血错乱而致。明确诊断后，发病急性期应在医生指导下刮痧治疗。脑出血恢复期，脑血栓形成，脑梗死，短暂性缺血性脑血管病皆可刮痧治疗。

【刮痧治疗】
● 全息穴区（每次治疗选1~2个全息穴区）
头部：额中带，额旁1带（右侧），额顶带后1／3，顶颞前斜带（对侧）。
颈部：颈椎头部对应区。
手足部：全手掌，重点刮心区、头区、肝区。
　　　　手第二掌骨桡侧头穴、肺心穴、肝穴。
　　　　全足底部，重点刮心区、头区、肝区。
● 经络穴位
头颈部：督脉——百会至风府。
　　　　胆经——双侧风池至肩井。
背部：督脉——大椎、神道至至阳。
　　　　膀胱经——双侧风门至心俞。
胸腹部：任脉——膻中至鸠尾。
上肢：心包经——双侧曲泽至内关。
下肢：肝经——双侧太冲。
　　　　膀胱经——双侧京骨。
　　　　胃经——双侧丰隆。

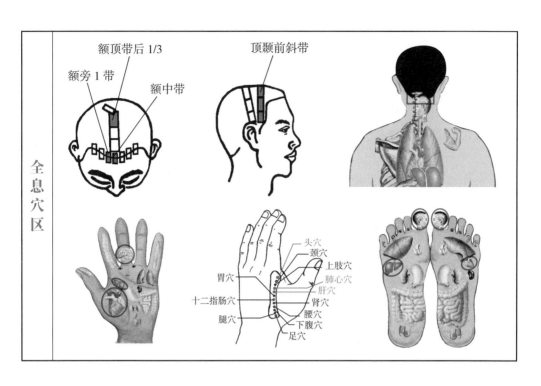

额旁 1 带
额顶带后 1/3
顶颞前斜带
额中带

头穴
颈穴
上肢穴
肺心穴
胃穴
肝穴
十二指肠穴
肾穴
腰穴
腿穴
下腹穴
足穴

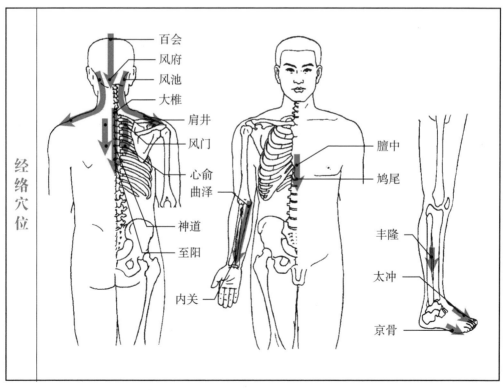

百会
风府
风池
大椎
肩井
风门
心俞
曲泽
神道
至阳
内关

膻中
鸠尾

丰隆
太冲
京骨

35. 中风后遗症——失语

凡中风病位在大脑左侧半球，遗留有不能言语，但无理解障碍，称为运动性失语。脑出血失语患者明确诊断后，发病急性期须在医生指导下刮痧治疗。脑出血恢复期，脑血栓形成，脑栓塞，脑血管痉挛失语者，明确诊断后可刮痧治疗。

外伤或产伤等原因造成语言不利，构音不清者，可照此刮痧治疗。

【刮痧治疗】

● 全息穴区（每次治疗选1~2个全息穴区）

头部：额中带，额顶带后1/3，顶颞前斜带下1/3（对侧）。

颈部：颈椎头部对应区。

手足部：全手掌，重点刮心、头区。

　　　　手第二掌骨桡侧头穴、肺心穴。

　　　　全足底部，重点刮心、头区。

● 经络穴位

头颈部：督脉——风府至哑门。

　　　　任脉——廉泉、天突。

上肢：心包经——双侧内关。

　　　心经——双侧通里。

　　　大肠经——双侧合谷。

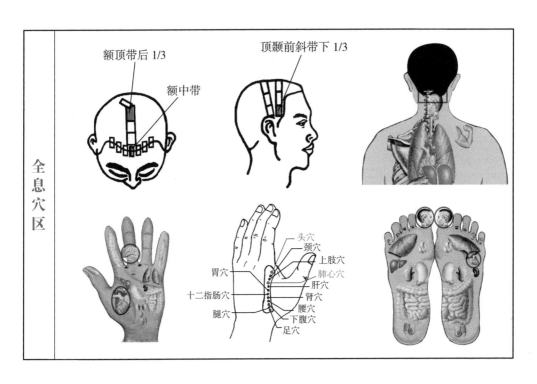

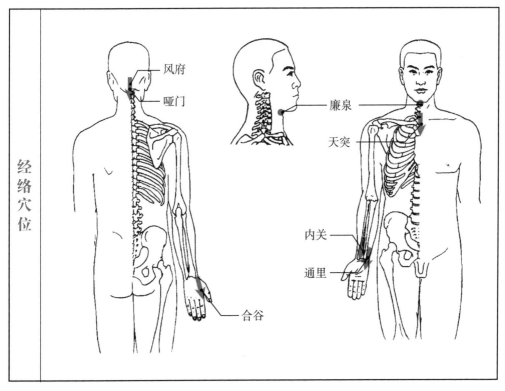

36. 中风后遗症——半身不遂

本病以大脑和脑干血管性病变后遗症为多见。除同侧上下肢体的瘫痪外，多伴有肢体麻木、口眼㖞斜、语言不利等症状。

中医学认为本病的形成多因肾阴不足，肝阳上亢，瘀血内停，或因恣食甘腻，湿盛生痰，痰浊凝滞清窍所致。可结合"辨证刮痧"一节中治疗"血瘀证""痰证"的经穴刮拭，久病体虚者禁用泻法刮拭。由脑外伤、脑肿瘤、脑脓肿、脑炎、脑膜炎的合并症，脑结核等病有不同形式的偏瘫，均可照此原则刮痧治疗。

【刮痧治疗】

● 全息穴区（每次治疗选1~2个全息穴区）

头部：额中带，额顶带后1／3，顶颞前斜带上、中1／3（对侧）。

颈部：颈椎头部对应区。

手足部：全手掌、各手指，重点刮头区。

　　　　手第二掌骨桡侧头穴、上肢穴、肺心穴、足穴。

　　　　足底部，小趾外侧至足跟，重点刮头区。

四肢：交替刮拭健侧肢体。

● 经络穴位

头部：督脉——百会。

背部：督脉——大椎至腰阳关。

　　　　奇穴——与大椎至腰阳关平行的双侧夹脊。

上肢：大肠经——患侧肩髃、曲池、合谷。

　　　　小肠经——患侧肩贞。

　　　　三焦经——患侧支沟至外关。

下肢：胆经——患侧环跳、风市、阳陵泉、悬钟。

　　　　膀胱经——患侧殷门、委中、承山。

　　　　胃经——患侧足三里、丰隆。

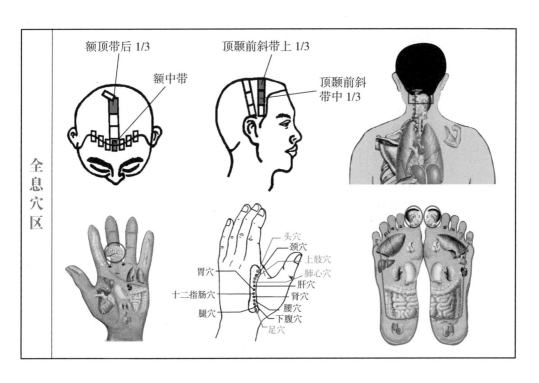

全息穴区

额顶带后 1/3　　　顶颞前斜带上 1/3

额中带

顶颞前斜
带中 1/3

头穴
颈穴
上肢穴
肺心穴
胃穴
肝穴
十二指肠穴
肾穴
腰穴
腿穴
下腹穴
足穴

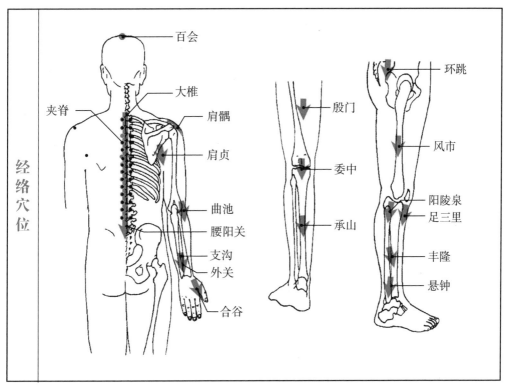

经络穴位

百会

夹脊

大椎

肩髃

肩贞

殷门

曲池

委中

腰阳关

承山

支沟

外关

环跳

风市

阳陵泉
足三里

丰隆

悬钟

合谷

37. 面神经麻痹

本病可见一侧面部板滞、麻木、瘫痪，不能做蹙额、皱眉、露齿、鼓颊等动作，口角向健侧歪斜，漱口病侧漏水，进食常有食物停留于齿颊间，或眼睑闭合不全，迎风流泪。本病初起可见耳后、耳下及面部疼痛。

面神经麻痹有中枢性和周围性之分。中枢性面神经麻痹与脑神经损伤有关。周围性面神经麻痹是茎乳突孔内急性非化脓性的面神经炎。风湿性面神经炎、茎乳突孔内的骨膜炎、慢性中耳炎等也可使面神经麻痹。中枢性面神经麻痹可将本节经穴与中风病经穴结合起来刮拭，周围性面神经麻痹、面肌痉挛可照此节经穴刮拭。面肌痉挛禁用泻法刮拭。

【刮痧治疗】
● 全息穴区（每次治疗选1~2个全息穴区）
头部：额中带，顶颞前斜带下1/3。交替刮健侧面部。
颈部：颈椎头部对应区。
手足部：全手掌，重点刮头区。
　　　　手第二掌骨桡侧头穴。
　　　　全足底部，重点刮头区。
● 经络穴位
头部：奇穴——患侧太阳、牵正。
　　　　胆经——患侧阳白、风池。
　　　　大肠经——患侧迎香。
　　　　三焦经——患侧翳风。
　　　　胃经——患侧地仓至颊车。
上肢：大肠经——对侧合谷。
　　　　小肠经——对侧养老。
下肢：胃经——对侧内庭。
　　　　膀胱经——对侧昆仑。

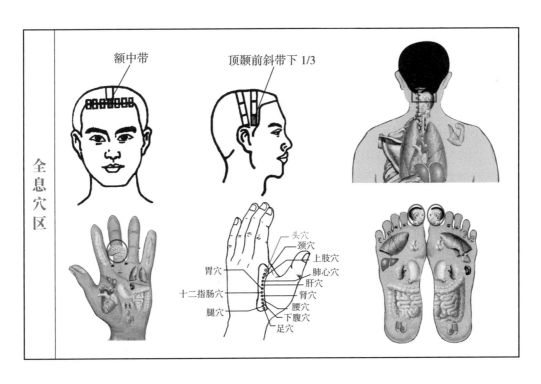

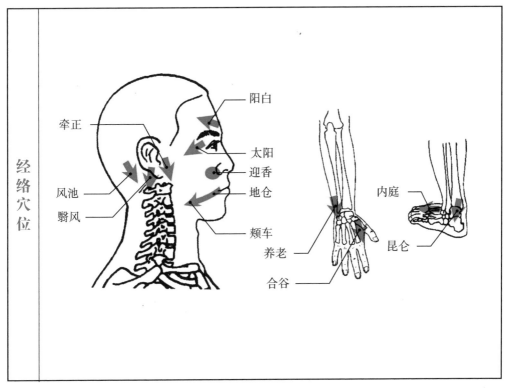

38. 三叉神经痛

三叉神经痛是三叉神经分布区的一种阵发性剧痛。此病常突然发作，呈阵发性放射性电击样、刀割样剧烈疼痛，如撕裂、针刺、火烧一般。持续时间仅数秒，剧痛可引起侧面部肌肉抽搐，可伴恶心呕吐、面色苍白、畏光厌声等。

治疗时可根据疼痛部位在三叉神经眼支、上颌支和下颌支的不同区域来选经配穴。禁用泻法刮拭。因疼痛重，不便于刮拭的经穴处可刮拭其他部位的全息穴区。

【刮痧治疗】

● 全息穴区（每次治疗选1~2个全息穴区）

头部：额中带，额旁2带（左侧），顶颞后斜带下1／3。交替刮健侧面部。

颈部：颈椎头部对应区。

手足部：全手掌，重点刮头区。

　　　　手第二掌骨桡侧头穴。

　　　　全足底部，重点刮头区。

● 经络穴位

头部：眼支　奇穴——太阳。

　　　　　　膀胱经——攒竹。

　　　　　　胃经——头维。

　　　　　　胆经——阳白。

　　　上颌支　胃经——四白。

　　　　　　　大肠经——迎香。

　　　　　　　胆经——上关。

　　　下颌支　任脉——承浆。

　　　　　　　胃经——颊车、下关。

　　　　　　　三焦经——翳风。

上肢：小肠经——眼支加对侧后溪，上颌支加对侧阳谷。

下肢：胆经——下颌支加对侧侠溪。

全息穴区

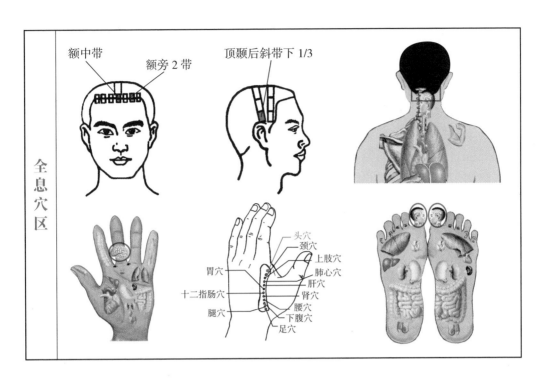

经络穴位

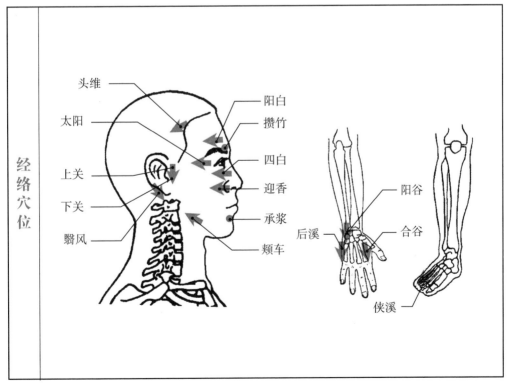

39. 帕金森氏综合征

帕金森氏综合征又称震颤麻痹综合征，由感染、动脉硬化、中毒，或药物等原因引起，是以肌张力增强和震颤为特征的锥体外系病变。一般将原因不明者称为震颤麻痹。帕金森氏综合征，主要表现为进食饮水发呛，手震颤不易持物，肌强直，写字越写越小，上肢震颤，走路慌张，前冲易跌等症状。常伴有发音障碍、痴呆、抑郁症、口涎过多等。本病需较长时间坚持治疗，可使症状减轻，禁用泻法刮拭。上肢麻痹、麻木、震颤可参照本节刮痧治疗。

【刮痧治疗】

● 全息穴区（每次治疗选1~2个全息穴区）

头部：额中带，额旁3带，枕下旁带，顶颞前斜带中1／3（对侧）。

颈部：颈椎头部对应区。

手足部：全手掌，重点刮头区。

手第二掌骨桡侧头穴。

全足底部，重点刮头区。

● 经络穴位

颈背部：督脉——风府至身柱。

胆经——双侧风池至肩井。

上肢：大肠经——患侧手五里至手三里。

三焦经——患侧外关。

下肢：胃经——患侧足三里至条口。

胆经——患侧阳陵泉。

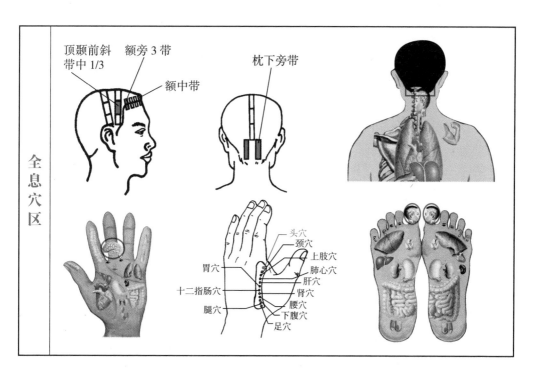

全息穴区

顶颞前斜带中 1/3　额旁 3 带

额中带

枕下旁带

头穴
颈穴
上肢穴
胃穴　肺心穴
肝穴
十二指肠穴　肾穴
腰穴
腿穴　下腹穴
足穴

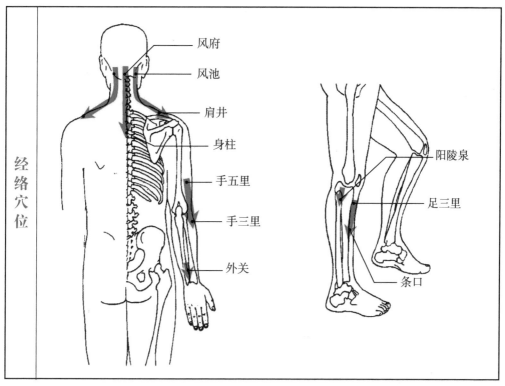

经络穴位

风府
风池
肩井
身柱
手五里
手三里
外关

阳陵泉
足三里
条口

40. 糖尿病

糖尿病是因体内胰岛素相对或绝对分泌不足，引起糖代谢紊乱，血糖增高，蛋白质及脂肪的代谢也相继出现紊乱的一种疾病。主要临床表现为多饮、多食、多尿，以及消瘦、尿糖与血糖增高，重者出现酮症酸中毒等危急症候。久病可致脑卒中、白内障、肾性高血压、肾功能不全等并发症，以及皮肤或其他部位的继发性感染。

因本病以口渴、易饥、尿多、消瘦为特征，故中医学称为"消渴"病。按其症状不同，分为上中下三消：上消口渴多饮，随饮随渴，小便清利，大便正常；中消，随食随饥，大便秘结；下消，饮多尿多，或饮少尿多，小便黄浊，犹如膏状。糖尿病患者禁用泻刮法。

【刮痧治疗】

● 全息穴区（每次治疗选1~2个全息穴区）

头部：额旁3带，额顶带前1／3、后1／3。

腹背部：左上腹、左背部胰腺、脾脏体表投影区。

背部：脊椎胰腺、脾脏对应区。

手足部：全手掌、全足底部，重点刮胰腺区、脾脏区。

● 经络穴位

背部：膀胱经——脾俞至肾俞、阳纲至意舍。

　　　奇穴——双侧胰俞。

腹部：任脉——中脘至气海。

上肢：三焦经——双侧阳池。

下肢：胃经——双侧足三里。

　　　脾经——双侧三阴交。

　　　多饮加膀胱经——双侧肺俞至心俞。

　　　多食加胃经——双侧内庭，脾经——双侧漏谷。

　　　多尿加肾经——双侧太溪。

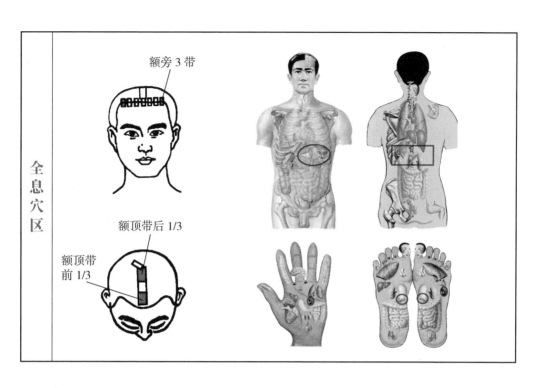

全息穴区

额旁 3 带

额顶带后 1/3

额顶带
前 1/3

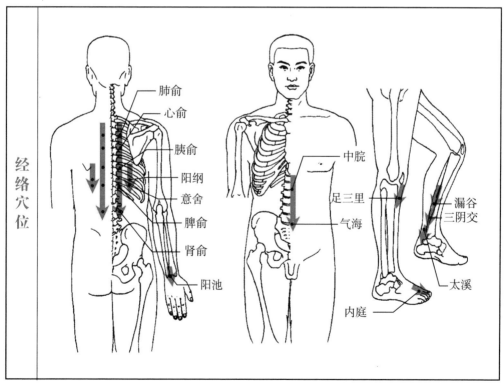

经络穴位

肺俞
心俞
胰俞
阳纲
意舍
脾俞
肾俞
阳池

中脘
足三里
气海

漏谷
三阴交

太溪

内庭

41. 高脂血症

血脂高于正常人上限即为高脂血症，表现为甘油三酯、胆固醇含量升高。高脂血症是一种全身性疾病。高脂血症者一般会有肥胖、血黏度增高等症状。高脂血症在早期无明显症状，偶尔会有头晕，疲乏无力感。有些高脂血症者可在面部、手肘、跟肌腱、膝肌腱出现黄色丘疹样脂黄瘤，手背、面颊外侧可能出现老年斑。中医认为高脂血症患者体内多痰湿、多血瘀，同时也有脾胃气虚，是典型的虚实兼有之证，早期体内环境偏热者居多。

【刮痧治疗】

● 全息穴区（每次治疗选1~2个全息穴区）

头部：额旁1带、2带，额顶带前1/3、中1/3。

胸腹部：肝胆、脾胃体表投影区。

背部：脊椎肝胆、脾、胰腺对应区。

● 经络穴位

背部：督脉——大椎。

　　　膀胱经——双侧心俞、膈俞、脾俞、肾俞。

胸部：任脉——中庭。

上肢：大肠经——双侧曲池。

　　　心包经——双侧郄门至内关。

下肢：脾经——双侧血海、公孙。

　　　胃经——双侧足三里、丰隆。

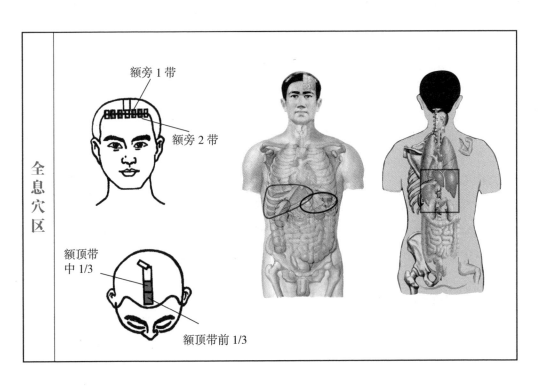

额旁 1 带
额旁 2 带
额顶带中 1/3
额顶带前 1/3

全息穴区

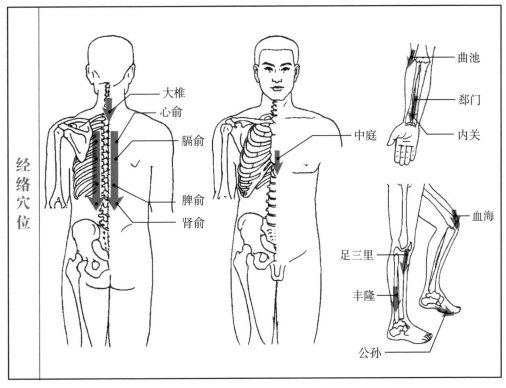

经络穴位

大椎
心俞
膈俞
脾俞
肾俞

中庭

曲池
郄门
内关

血海

足三里
丰隆

公孙

42. 痛 风

痛风是嘌呤代谢障碍所致的一组异质性慢性代谢性疾病，其临床特点为高尿酸血症、反复发作的痛风性急性关节炎、间质性肾炎和痛风石形成；严重者伴关节畸形或尿酸性尿路结石。本病常伴有肥胖、2型糖尿病、高脂血症、高血压、动脉硬化和冠心病等，临床上称为代谢综合征。高尿酸血症和痛风仅为本综合征中的表现之一。

中医将痛风归属"痹证""历节"等范畴。中医认为，外邪侵袭、脾胃虚弱、饮食不节是主要病因。痛风在急性期治疗以祛邪为主，用清热利湿，祛风除湿等法；慢性期治疗以扶正祛邪为主，用补益肝肾、健脾益气等法。

【刮痧治疗】

● 全息穴区（每次治疗选1~2个全息穴区）

头部：顶颞前斜带上1/3，顶颞后斜带上1/3。

胸腹部：脾胃、肝脏的体表投影区。

背部：肝脏、脾脏、肾脏的脊椎对应区。

● 经络穴位

背部：督脉——大椎。

　　　膀胱经——双侧膈俞、脾俞、三焦俞、肾俞。

上肢：胆经——双侧肩井。

　　　小肠经——双侧肩贞。

　　　大肠经——双侧曲池。

　　　三焦经——双侧支沟、外关。

下肢：胆经——双侧环跳、风市、阳陵泉。

　　　胃经——双侧足三里、丰隆、解溪。

　　　膀胱经——双侧殷门、委中、承山。

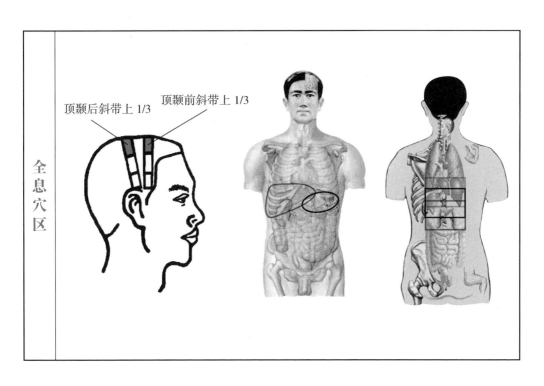

全息穴区

顶颞后斜带上 1/3　顶颞前斜带上 1/3

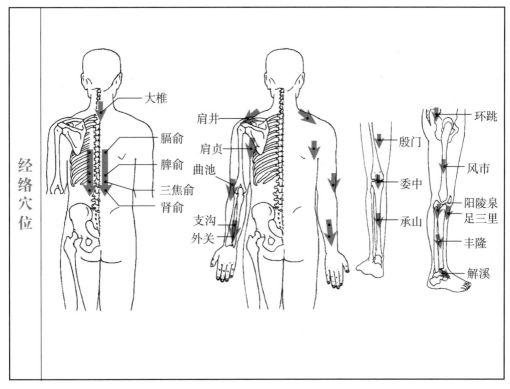

经络穴位

大椎

膈俞
脾俞
三焦俞
肾俞

肩井
肩贞
曲池

支沟
外关

殷门

委中

承山

环跳

风市

阳陵泉
足三里

丰隆

解溪

43. 甲状腺功能亢进

甲状腺功能亢进简称甲亢，因甲状腺激素分泌过多引起的一种内分泌病，与自身免疫反应中所产生的某些蛋白对甲状腺的刺激有关。可见甲状腺肿大、精神紧张、心动过速、血压升高、手抖、怕热多汗、食欲亢进、体重减轻、凸眼等症状。

中医学认为本病多与痰火郁结，或精神刺激，情志不调，肝气郁结，阴血亏虚有关。可结合"辨证刮痧"一节中治疗"痰证""气滞证""阴虚证"的经穴刮拭，禁用泻法刮拭。甲状腺功能低下可照此刮痧治疗。

【刮痧治疗】

● 全息穴区（每次治疗选1~2个全息穴区）

头部：额中带，额旁1带（右侧），额顶带中1／3、后1／3。

颈部：前颈部甲状腺体表投影区。

背部：颈椎甲状腺对应区。

手足部：每天多次刮拭全手掌。

每天刮拭全足底部，重点刮甲状腺区、肝区、肾区。

● 经络穴位

头颈部：督脉——人中。

胃经——双侧人迎。

胆经——双侧风池。

背部：督脉——大椎至命门。

膀胱经——双侧厥阴俞至肾俞。

胸部：任脉——天突、璇玑至膻中。

下肢：脾经——双侧阴陵泉至三阴交。

全息穴区

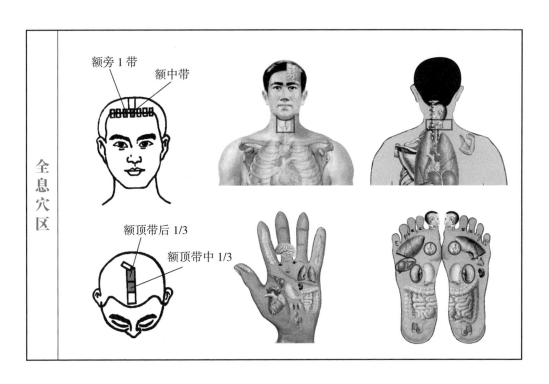

额旁 1 带
额中带
额顶带后 1/3
额顶带中 1/3

经络穴位

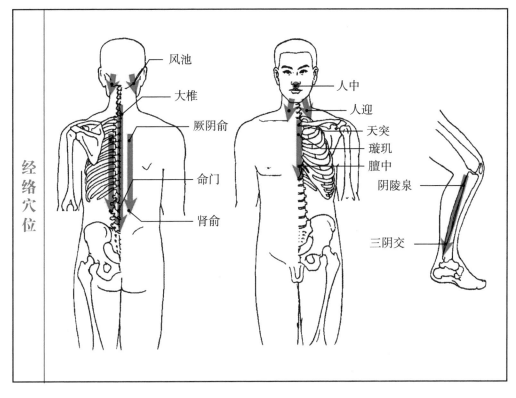

风池
大椎
厥阴俞
命门
肾俞

人中
人迎
天突
璇玑
膻中
阴陵泉
三阴交

44. 神经衰弱

神经衰弱是神经兴奋性增强，内抑制减弱出现的各种症状。可由长期的思想矛盾或精神负担过重，用脑过度，病后体虚引起。症状表现繁多，归纳起来主要有精神疲劳，注意力不易集中，头昏脑涨，记忆力减退，疲乏无力，神经过敏，心烦意乱，易怒，焦虑不安，失眠多梦，周身酸痛，常疑自己患了重病而忧虑，主诉多，但客观体征少。病程一般较长。

中医学认为此病多因精神紧张，意外刺激或体质虚弱，以致脏腑阴阳气血功能失调所致。可结合"辨证刮痧"一节中治疗"痰证""气滞证""阴虚证"的经穴刮拭。神经衰弱禁用泻刮法。

【刮痧治疗】
● 全息穴区（每次治疗选1~2个全息穴区）
头部：额中带，额旁1带（右侧），额旁2带（左侧），额顶带后1／3。
颈部：颈椎头部对应区。
背部：脊椎心、肝、脾脏对应区。
手足部：全手掌，重点刮头区、心区、肝区。
　　　　手第二掌骨桡侧头穴、肺心穴、肝穴。
　　　　全足底部，重点刮头区、心区、肝区。

● 经络穴位
头部：督脉——百会、上星至神庭。
　　　奇穴——印堂。
背部：膀胱经——双侧心俞至脾俞。
胸部：任脉——膻中。
　　　胃经——双侧乳根。
上肢：心包经——双侧内关至大陵。
　　　心经——双侧神门。
下肢：脾经——双侧三阴交。
　　　胃经——双侧丰隆。
　　　肾经——双侧涌泉。

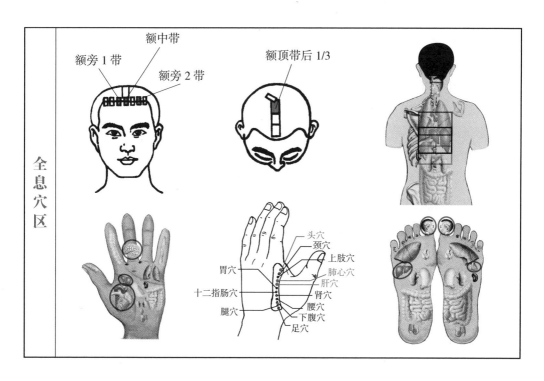

全息穴区

额中带
额旁 1 带
额旁 2 带
额顶带后 1/3

头穴
颈穴
上肢穴
肺心穴
肝穴
肾穴
腰穴
下腹穴
足穴
胃穴
十二指肠穴
腿穴

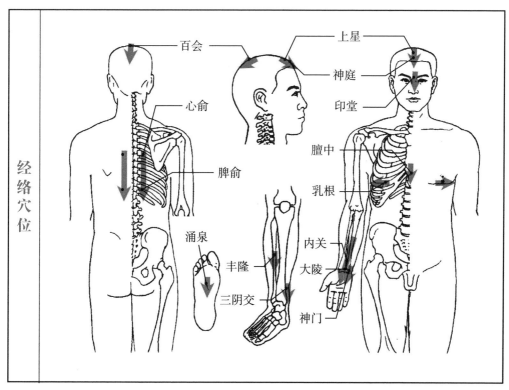

经络穴位

百会
心俞
脾俞
涌泉
丰隆
三阴交
上星
神庭
印堂
膻中
乳根
内关
大陵
神门

45. 精神分裂症

精神分裂症有躁狂型和抑郁型之分。躁狂型精神分裂症表现为精神错乱、言语失常，可见面色垢赤，喧扰不宁，打人毁物，高傲自居或无理争辩。重者可赤身露体，不避亲疏，登高而歌，狂乱不可制约。抑郁型精神分裂症表现为精神抑郁，表情淡漠，沉默多疑，妄想而语无伦次，悲泣无常，甚则幻见妄闻，动作离奇，不知秽洁，失眠，迷茫呆钝，饮食减少。常缓慢起病，也有急性发病或在发病初期有神经衰弱症状等。

中医学认为本病多由精神刺激，忧思恼怒引起阴阳气血失调，心神失主所致，与痰气郁结，或痰火上扰，气滞血瘀有关。可分别结合"辨证刮痧"一节中治疗"痰证""气滞证""血瘀证"的经穴刮拭。

【刮痧治疗】

● 全息穴区（每次治疗选1~2个全息穴区）

头部：额中带，额旁1带（右侧），额顶带后1／3。

颈部：颈椎头部对应区。

背部：脊椎心、肝、脾脏对应区。

手足部：全手掌，重点刮头区、心区、肝区。

　　　　手第二掌骨桡侧头穴、肺心穴、肝穴。

　　　　全足底部，重点刮头区、心区、肝区。

● 经络穴位

头部：督脉——人中、百会至风府、哑门。

　　　奇穴——四神聪。

背部：督脉——大椎至至阳。

　　　膀胱经——双侧厥阴俞至胆俞。

上肢：大肠经——双侧阳溪至合谷。

　　　心包经——双侧劳宫。

下肢：胃经——双侧足三里至丰隆。

　　　膀胱经——双侧京骨。

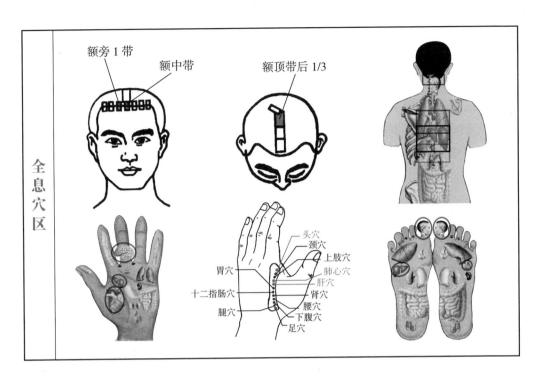

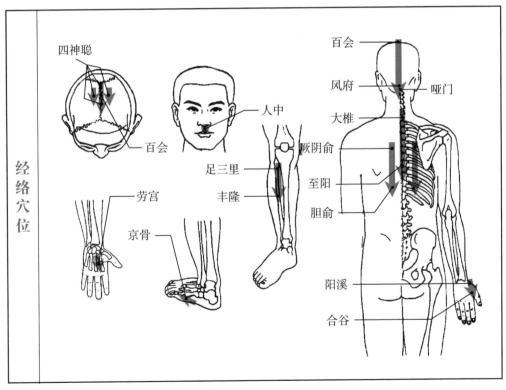

全息穴区

经络穴位

额旁 1 带

额中带

额顶带后 1/3

头穴
颈穴
上肢穴
胃穴
肺心穴
肝穴
十二指肠穴
肾穴
腿穴
腰穴
下腹穴
足穴

四神聪

百会

人中

百会

风府

哑门

大椎

足三里

厥阴俞

劳宫

丰隆

至阳

京骨

胆俞

阳溪

合谷

46. 癫痫

癫痫俗称"羊角风"，以突然昏倒，不省人事，口吐泡沫，牙关紧闭，两目上视，肢体抽搐或口中作猪羊叫声等神志异常为主症。癫痫大发作时突然神志丧失，全身抽动，面色青紫，常有舌唇咬破，尿失禁等现象。每次发作历时数分钟，发作后昏睡数十分钟。癫痫小发作，突然神志丧失数秒钟，只有局部肌肉的抽动。

中医学认为发病原因，多为劳累伤肾、惊恐郁怒、痰蒙清窍所致。癫痫缓解期的治疗可分别结合"辨证刮痧"一节中治疗"痰证""气滞证"的经穴刮拭。

【刮痧治疗】

● 全息穴区（每次治疗选1~2个全息穴区）

头部：额中带，额旁1带（右侧），额顶带后1／3。

癫痫发作时加顶颞前斜带（双侧）。

颈部：颈椎头部对应区。

背部：脊椎心、肝、脾脏对应区。

手足部：全手掌，重点刮头区、心区、肝区。

手第二掌骨桡侧头穴、肺心穴、肝穴。

全足底部，重点刮头区、心区、肝区。

● 经络穴位

头部：督脉——人中、百会至风府。

背部：督脉——大椎至身柱。

膀胱经——双侧心俞至肝俞。

奇穴——腰奇。

胸部：任脉——膻中至鸠尾。

上肢：心经——双侧灵道至神门。

下肢：胃经——双侧丰隆。

肝经——双侧太冲。

肾经——双侧涌泉。

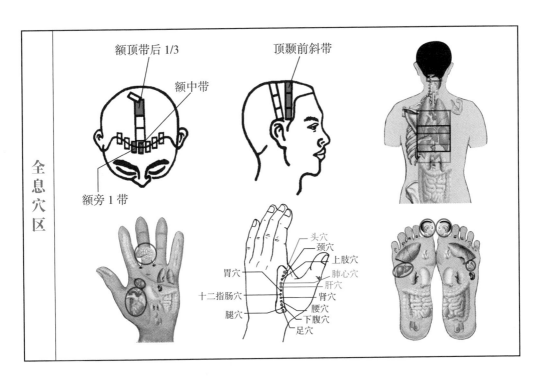

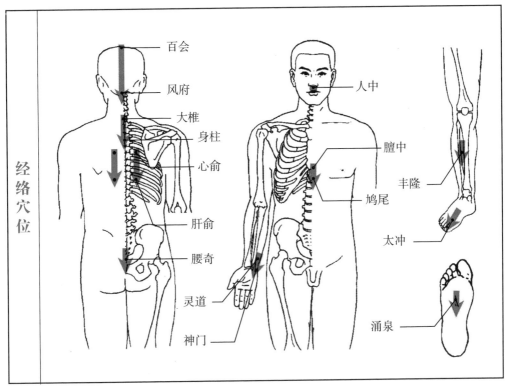

47. 癔 病

癔病是一种常见的神经机能性疾患，以情感脆弱的青年女性居多。癔病临床表现为突然发病，哭笑无常，喊叫吵闹，情绪多变，尤见人多时更甚。症状繁多，可有意识朦胧，昏睡，木僵，假性痴呆等；或突然失明，失听，失音；或呕吐，呃逆，尿急，尿频，假孕等。还可有短暂的幻觉妄想，痉挛发作，瘫痪等。

中医学认为本病多与精神刺激，忧思恼怒，痰气郁结有关。可分别结合"辨证刮痧"一节中治疗"气滞证""痰证"的经穴刮拭。

【刮痧治疗】

● 全息穴区（每次治疗选1~2个全息穴区）

头部：额中带，额旁1带（右侧），额顶带后1 / 3。

颈部：颈椎头部对应区。

背部：脊椎心、肝、脾对应区。

手足部：全手掌，重点刮头区、心区、肝区。

手第二掌骨桡侧头穴、肺心穴、肝穴。

全足底部，重点刮头区、心区、肝区。

● 经络穴位

发作时 头部：督脉——人中、百会。

胸部：任脉——膻中。

上肢：心包经——双侧内关。

心经——双侧神门。

下肢：胃经——双侧足三里、丰隆。

肝经——双侧太冲。

肾经——双侧涌泉。

平时 背部：膀胱经——双侧心俞、膈俞、肾俞。

胸部：任脉——膻中。

上肢：心包经——双侧内关。

下肢：脾经——双侧三阴交。

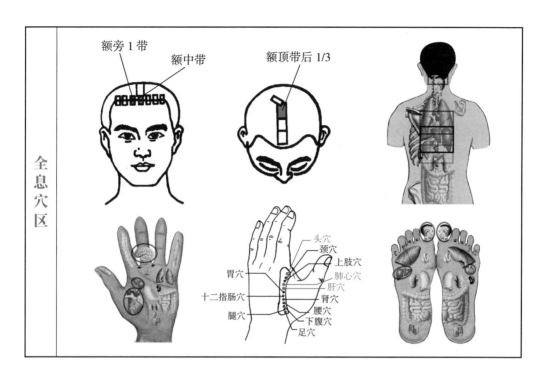

全息穴区

额旁 1 带　额中带　额顶带后 1/3

头穴
颈穴
胃穴　　　　　上肢穴
　　　　　　　肺心穴
十二指肠穴　　肝穴
　　　　　　　肾穴
腿穴　　　　　腰穴
　　　　　　　下腹穴
　　　　　　　足穴

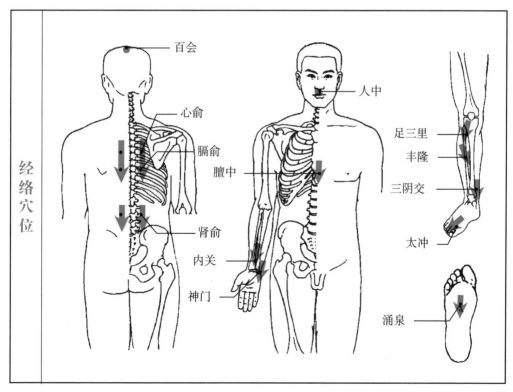

经络穴位

百会
心俞
膈俞
肾俞

人中
膻中
内关
神门

足三里
丰隆
三阴交
太冲

涌泉

48. 梅核气

梅核气现代医学也叫"癔病球"。主要表现为情志抑郁，胸闷气短，善叹息，尤以咽中有异物感最为突出，自觉"异物"大如梅核，吐之不出，咽之不下，却又不影响进食。

中医学认为本病多与精神刺激，忧思恼怒，痰气郁结有关。可分别结合"辨证刮痧"一节中治疗"气滞证""痰证"的经穴刮拭。也可参考慢性咽炎的经穴刮拭。癔症性失音可照此刮痧。

【刮痧治疗】
● 全息穴区（每次治疗选1~2个全息穴区）
头部：额中带，额旁2带（左侧），额顶带中1/3。
颈部：颈椎头部对应区。
背部：脊椎心、肝、脾脏对应区。
手足部：全手掌。
　　　　手第二掌骨桡侧头穴、肝穴。
　　　　全足底部，重点刮足大趾根部、肝区。
● 经络穴位
颈肩部：督脉——风府至大椎。
　　　　胃经——双侧人迎至气舍。
　　　　胆经——双侧风池至肩井。
胸部：任脉——膻中至鸠尾。
上肢：心经——双侧神门。
下肢：胃经——双侧丰隆。
　　　　肝经——双侧太冲。

<table>
<tr><td rowspan="1">全息穴区</td><td>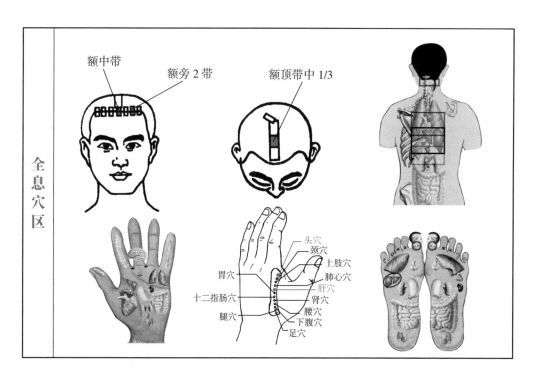</td></tr>
</table>

全息穴区

额中带　额旁 2 带　额顶带中 1/3

头穴
颈穴
上肢穴
肺心穴
胃穴
肝穴
十二指肠穴
肾穴
腰穴
腿穴
下腹穴
足穴

经络穴位

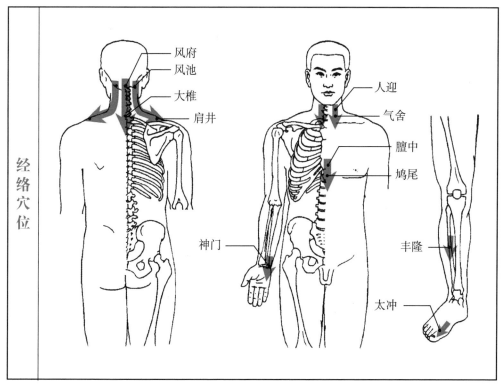

风府
风池
大椎
肩井

人迎
气舍
膻中
鸠尾

神门

丰隆

太冲

第二节　外科病症

1. 颈椎病

颈椎病是颈椎骨关节炎、增生性颈椎炎、颈神经根综合征、颈椎间盘脱出症的总称。主要由于颈椎长期劳损、骨质增生，或椎间盘脱出、韧带增厚，致颈椎脊髓、神经根或椎动脉受压，常见一侧肩颈痛并向肘腕指部放射，头晕恶心，甚或呕吐，抑或向上放射引起头痛等症状。这些症状常随颈部的活动位置而减轻或加重。

注意：脊髓型颈椎病，出现一侧或两侧上、下肢感觉减弱，运动障碍，肌肉萎缩，甚至瘫痪时，颈椎局部禁止刮拭，可以刮拭其他部位的经络穴位和全息穴区。

【刮痧治疗】

● 全息穴区（每次治疗选1~2个全息穴区）

头部：顶后斜带（对侧），顶枕带上1/3。

背部：颈椎区。

手足部：手部第三掌骨颈椎区。

　　　　手部第二掌骨桡侧颈穴。

　　　　足内侧的颈椎区。

● 经络穴位

颈肩部：督脉——风府至身柱。

　　　　胆经——双侧风池至肩井。

　　　　膀胱经——双侧天柱至大杼。

　　　　阿是穴——疼痛局部。

背部：小肠经——双侧天宗。

上肢：大肠经——双侧曲池。

　　　三焦经——双侧外关、中渚。

下肢：胆经——双侧阳陵泉至悬钟。

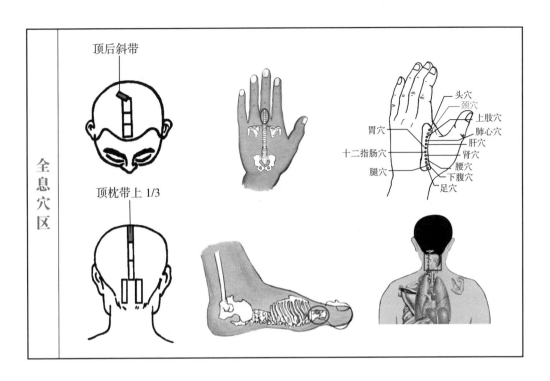

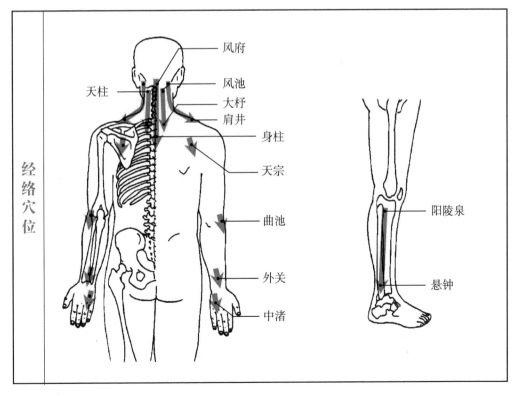

全息穴区

经络穴位

2. 落 枕

落枕又称颈肌痉挛，是急性单纯性颈项肌肉僵硬、疼痛，颈部转动受限的一种病症。常于起床后突感一侧颈项强直，不能俯仰转侧，患侧肌肉痉挛，酸楚疼痛，并向同侧肩背及上臂扩散，或兼有头痛怕冷等症状。轻者可以自愈，但易反复发作。可见于颈肌劳损、颈项纤维组织炎、颈肌风湿、枕后神经痛、颈椎病变等疾病。本病多因颈部肌肉过度疲劳、感受风寒、夜间睡眠姿势不当、枕头高低不适，使颈部肌肉遭受较长时间的牵拉而发生痉挛，部分由于颈部扭挫伤所致。老年患者多与颈椎骨质增生或椎间盘病变有关。

【刮痧治疗】
● 全息穴区（每次治疗选1~2个全息穴区）
头部：顶后斜带，顶枕带上1／3。
背部：颈椎区。
手部：第三掌骨颈椎区、第二掌骨桡侧颈穴。
● 经络穴位
颈肩部：胆经——患侧风池至肩井。
　　　　阿是穴——疼痛局部。
背部：督脉——风府至至阳。
　　　膀胱经——患侧大杼至膈俞。
上肢：三焦经——患侧中渚。
　　　小肠经——患侧后溪。
　　　奇穴——患侧落枕。
下肢：胆经——患侧阳陵泉至悬钟。

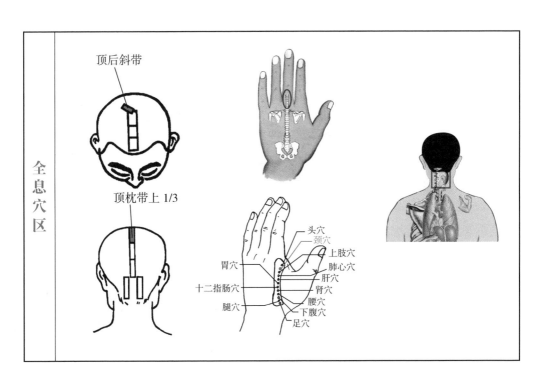

全息穴区

顶后斜带

顶枕带上 1/3

头穴
颈穴
上肢穴
肺心穴
肝穴
肾穴
腰穴
下腹穴
足穴
胃穴
十二指肠穴
腿穴

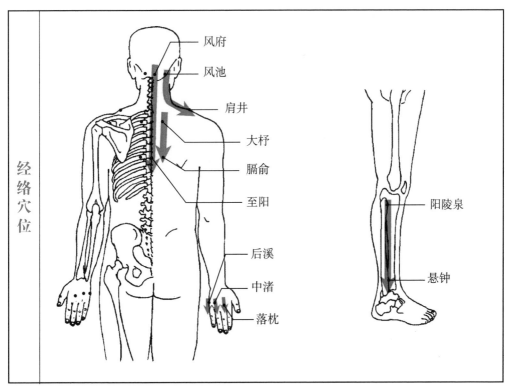

经络穴位

风府
风池
肩井
大杼
膈俞
至阳
后溪
中渚
落枕
阳陵泉
悬钟

3. 肩关节周围炎

肩关节周围炎，简称肩周炎，中医称为"漏肩风"。因其发病多在五十岁左右，故中医学称本病为"五十肩"。肩周炎是肩部关节囊和关节周围软组织的一种炎症性疾病，与肩周围软组织的退行性病变、劳损、外伤、内分泌紊乱及感受风寒湿邪等因素有关。以肩周疼痛，关节活动受限为临床特征。肩周炎初期主要表现为肩关节疼痛，遇风寒则加重，若迁延日久，或失治、误治，肩部肌肉萎缩、粘连，关节活动受限，则称为"肩凝症"或"冻结肩"。"冻结肩"须坚持治疗方能逐渐恢复正常。如肩周炎反复发作，应警惕是否有内分泌疾病，须做进一步检查，明确诊断后，应结合原发病治疗。凡肩关节扭伤、疼痛皆可照此刮痧治疗。

【刮痧治疗】

● 全息穴区（每次治疗选1~2个全息穴区）

头部：顶颞前斜带中1/3（对侧），顶颞后斜带中1/3（对侧），顶后斜带。

背部：脊椎上肢对应区。

手部：第二掌骨桡侧上肢穴。

　　　交替刮健侧肩关节，或左、右髋关节。

● 经络穴位

背部：督脉——大椎至至阳。

　　　膀胱经——患侧大杼至膈俞。

　　　小肠经——患侧天宗。

胸背部：胆经——患侧肩井。　患侧腋前线、腋后线。

　　　　大肠经——患侧肩髃。

　　　　小肠经——患侧肩贞。

　　　　肺经——患侧云门。

　　　　分别至大肠经臂臑。

上肢：大肠经——患侧曲池。

　　　三焦经——患侧外关、中渚。

　　　阿是穴——疼痛局部。

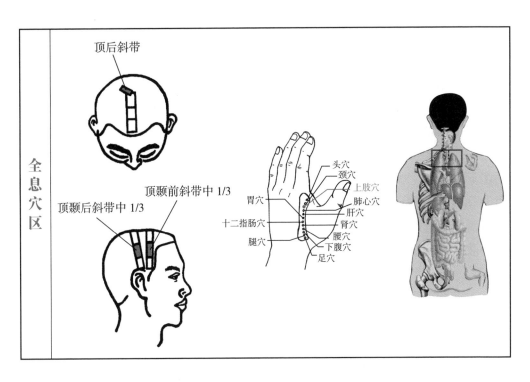

全息穴区

顶后斜带

顶颞前斜带中 1/3

顶颞后斜带中 1/3

头穴
颈穴
上肢穴
胃穴
肺心穴
肝穴
十二指肠穴
肾穴
腰穴
腿穴
下腹穴
足穴

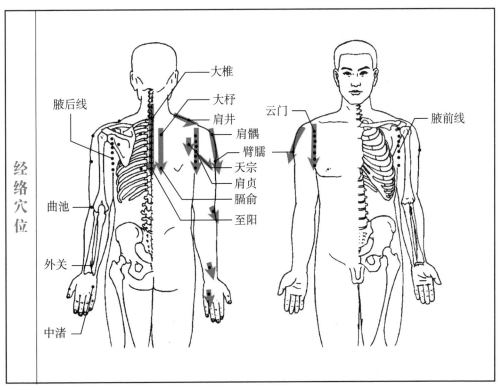

经络穴位

大椎
大杼
肩井
肩髃
臂臑
天宗
肩贞
膈俞
至阳

腋后线
曲池
外关
中渚

云门
腋前线

4. 网球肘

网球肘临床上被称为肱骨外上髁炎，肘外侧疼痛综合征等。为一种影响前臂旋转和伸腕功能的慢性、劳损性疾病。肱骨外髁是桡侧伸肌共同附着的地方，因年龄增长，前臂伸肌、肌腱有不同程度的退行性病变。如长期从事肘部单一工作、劳动，则易产生劳损。因最早多见于网球运动员，故名网球肘。本病多起病缓慢，逐渐出现方向性疼痛、持续性疼痛、小臂无力，甚则持物掉落。凡端茶倒水、打扫卫生、拧衣服均可出现疼痛加重，或剧痛。常由于用力不当，突然诱发。轻者逐渐自愈，重者反复发作。

肱骨内上髁炎、尺骨鹰嘴滑囊炎、肘关节扭伤等皆可照此刮痧治疗。

【刮痧治疗】
●全息穴区（每次治疗选1~2个全息穴区）
头部：顶颞前斜带中1／3（对侧），或顶颞后斜带中1／3（对侧）。
背部：脊椎上肢对应区。
手部：第二掌骨桡侧上肢穴。
上肢：刮拭健侧肘部。
●经络穴位
上肢：大肠经——患侧肘髎至曲池。
　　　肺经——患侧尺泽。
　　　三焦经——患侧消泺至天井、外关。
　　　小肠经——患侧小海、后溪。

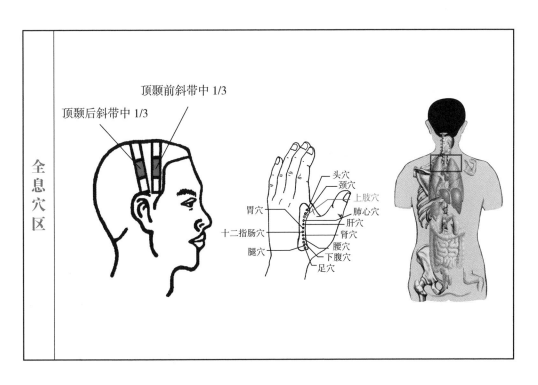

全息穴区

顶颞前斜带中 1/3
顶颞后斜带中 1/3

头穴
颈穴
上肢穴
胃穴
肺心穴
肝穴
十二指肠穴
肾穴
腰穴
腿穴
下腹穴
足穴

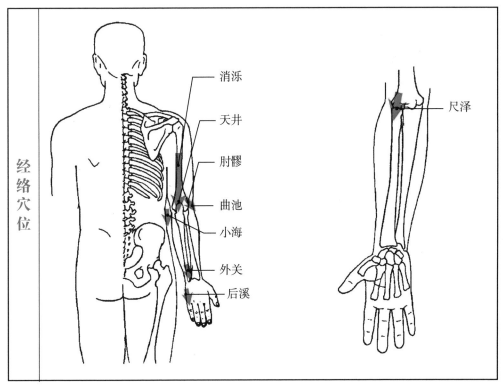

经络穴位

消泺
天井
肘髎
曲池
小海
外关
后溪

尺泽

5. 腕关节痛

腕关节痛多见于扭伤、腱鞘炎、腱鞘囊肿等病症。

在腕关节桡骨茎突部，有一呈窄而欠平整的腱沟，有拇长展肌和拇短伸肌的共同腱鞘穿行其中。由于各种操作使拇长展肌及拇短伸肌的肌腱在共同腱鞘中过多地来回磨动，日久劳损，即可使腱鞘内膜发生炎性增厚，造成纤维管的充血、水肿、肥厚，管腔变窄，肌腱在管内滑动，发生恶性循环式的损伤，而产生疼痛及功能障碍。除扭伤以外，大多发病缓慢，多因手腕部过度劳累导致发病。患者自觉腕部桡侧疼痛，提物乏力。患侧桡骨茎突处轻度隆起，或有结节，部分患者局部有微红、微肿、微热，疼痛可放射至手或肩；臂部、腕部及拇指活动时疼痛加剧。

各种原因所造成的腕关节疼痛均可照此刮痧治疗。

【刮痧治疗】

● 全息穴区（每次治疗选1~2个全息穴区）

头部：顶颞前斜带中1／3（对侧），顶颞后斜带中1／3（对侧）。

背部：脊椎上肢对应区。

手部：第二掌骨桡侧上肢穴。

　　　交替刮健侧腕关节，或左、右踝关节。

● 经络穴位

上肢：大肠经——患侧曲池、偏历至阳溪、合谷。

　　　三焦经——患侧外关至阳池、中渚。

　　　肺经——患侧列缺至鱼际。

　　　心包经——间使至大陵。

　　　阿是穴——疼痛局部。

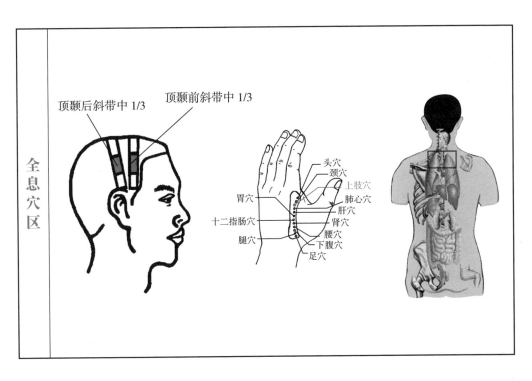

全息穴区

顶颞后斜带中 1/3　顶颞前斜带中 1/3

头穴
颈穴
上肢穴
胃穴　肺心穴
肝穴
十二指肠穴　肾穴
腰穴
腿穴　下腹穴
足穴

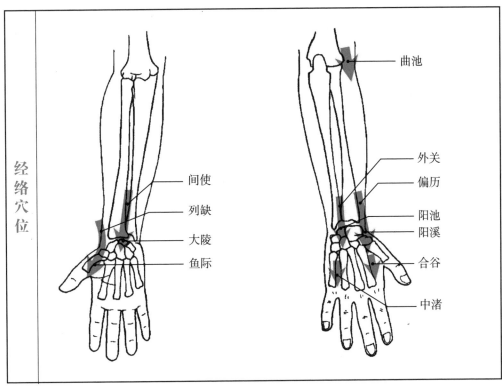

经络穴位

间使
列缺
大陵
鱼际

曲池

外关
偏历
阳池
阳溪
合谷
中渚

6. 腰 痛

腰痛是由于劳累、外伤、风湿、受寒等各种原因引起的腰部一侧、两侧疼痛或痛连脊椎的一种症状，多见于腰肌劳损、脊椎关节退行性疾病。肾盂肾炎、尿路结石、生殖器官的病变，脊髓以及脊椎关节、腰肌的外伤等也可以引起腰痛。

中医学认为凡受寒湿和湿热之邪，或负重跌挫，以致邪阻瘀滞、经络气血不和；或因体弱久病，年老精血不足，肾精亏虚，不能濡养经脉，均可引起腰痛。如腰疼以酸软为主，喜按喜揉，腰膝无力，遇劳更甚，卧则减轻者为肾虚腰痛，须坚持刮痧，并禁用泻刮法。

腰肌劳损，腰椎骨质增生，腰椎椎管狭窄，第三腰椎横突综合征，腰部扭伤等各种病症引起的急、慢性腰痛，均可照此原则刮痧治疗。因脏腑病症引起的腰痛须同时治疗脏腑病症。腰椎骨折者，骨折愈合前局部禁刮。

【刮痧治疗】
● 全息穴区（每次治疗选1~2个全息穴区）
头部：额顶带后1／3，顶枕带中1／3。
背部：脊椎腰椎、骶椎区。
手足部：手部第三掌骨腰椎、骶椎区。
　　　　足内侧的腰椎、骶椎区。
● 经络穴位
背部：督脉——悬枢至腰俞。
　　　膀胱经——双侧肾俞、志室。
　　　奇穴——双侧腰眼。
下肢：膀胱经——双侧委中至承山。
因扭伤所致腰痛加：督脉——人中。
　　　　　　　　　小肠经——患侧后溪。
　　　　　　　　　阿是穴——疼痛局部。

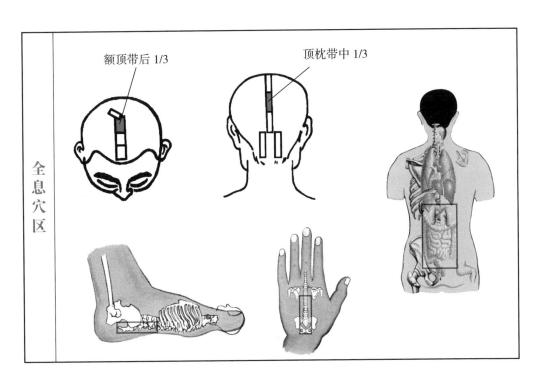

全息穴区

额顶带后 1/3

顶枕带中 1/3

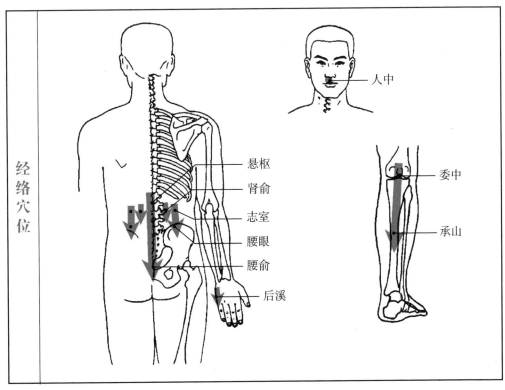

经络穴位

人中

悬枢
肾俞
志室
腰眼
腰俞
后溪

委中

承山

7. 强直性脊柱炎

强直性脊柱炎又称类风湿性脊柱炎。脊椎各关节及关节周围组织受炎症侵袭，发生骨性融合，韧带骨化，因其整个脊椎均可受累，脊椎呈强直状态。最早发病部位在骶髂关节并由下向上发展，脊椎韧带的钙化或骨化，使脊柱关节逐渐强直，生理弯曲消失。症见腰背疼痛，下肢疼痛，脊椎活动受限，行路困难。部分患者波及四肢关节，但很少累及远端小关节。

中医学认为本病初起多因平素体质虚弱，复感风寒湿邪，失于调治，邪气内传筋骨，使筋骨拘急，屈伸不利；若迁延日久，风寒湿邪凝聚关节，损及肝肾，以致骨节空疏，弯腰驼背，屈伸不能，而成顽痹。强直性脊柱炎须坚持刮痧以巩固疗效。

【刮痧治疗】

● 全息穴区（每次治疗选1~2个全息穴区）

头部：额顶带，顶枕带。

腹部：胸腹部正中线。

背部：脊椎区。

手足部：手部第三掌骨颈、胸、腰、骶椎区。
　　　　足内侧的颈、胸、腰、骶椎区。

● 经络穴位

背部：督脉——大椎至腰俞。
　　　奇穴——双侧夹脊穴。
　　　膀胱经——双侧大杼至白环俞。

下肢：膀胱经——双侧委中至承山。

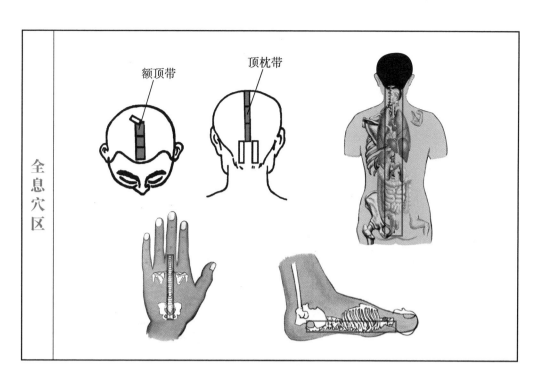

全息穴区

额顶带　　　顶枕带

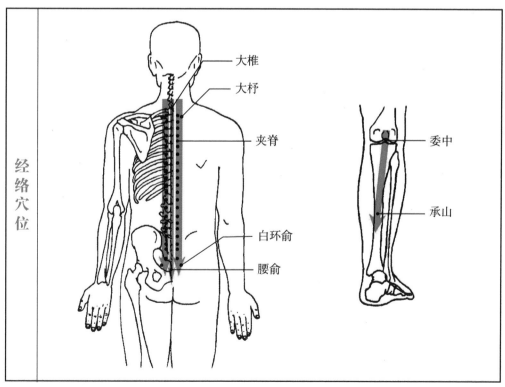

经络穴位

大椎
大杼
夹脊
白环俞
腰俞

委中
承山

8. 坐骨神经痛、腰椎间盘突出症

二症均以腰部疼痛及一侧下肢疼痛为主要表现。

坐骨神经痛是指坐骨神经通路及其分布区域的疼痛，即在臀部、大腿后侧、小腿后外侧疼痛，呈针刺、刀割、触电样持续或间歇疼痛，弯腰、咳嗽、打喷嚏时加重。病变多为单侧。分为原发性和继发性两类，前者即坐骨神经炎，是由机体其他部位的感染累及坐骨神经而致；后者是由坐骨神经的邻近组织病变影响而引起。

腰椎间盘突出症系指腰椎间盘的变性、破坏，髓核从损伤的纤维环处膨出、脱出，其突出的部分和变性的纤维环引起脊髓、马尾、腰神经根的压迫刺激症状。腰部疼痛并向下肢放射，咳嗽、排便时加重。腰部生理前凸消失，腰部僵直，活动受限。

中医学认为，此病多与肾虚有关，因外伤，或感受风寒湿邪，凝滞经脉，闭阻不通而发病。下肢麻痹、麻木、震颤、肌肉萎缩等症均可照此刮痧治疗。

【刮痧治疗】

● 全息穴区（每次治疗选1~2个全息穴区）

头部：额顶带后1／3，顶颞后斜带上1／3（对侧）。

背部：腰骶区。

手足部：手部第三掌骨腰椎、骶椎区。

足内侧的腰椎、骶椎区。

● 经络穴位

背部：督脉——命门至腰俞。

膀胱经——双侧肾俞至白环俞。

下肢：胆经——患侧环跳、风市至膝阳关、阳陵泉至悬钟。

膀胱经——患侧殷门、委中、承山。

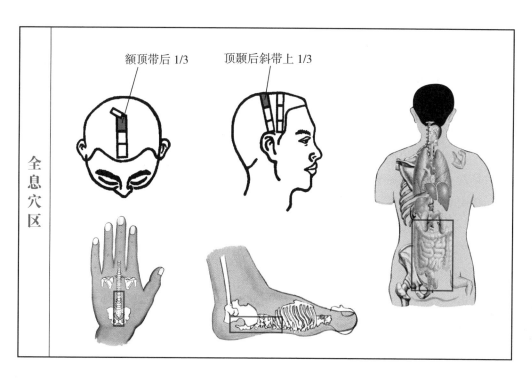

额顶带后 1/3　　顶颞后斜带上 1/3

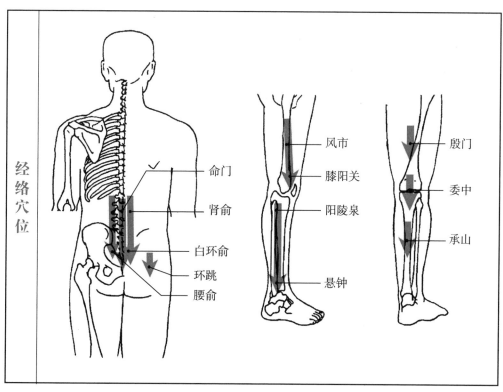

命门
肾俞
白环俞
环跳
腰俞

风市
膝阳关
阳陵泉
悬钟

殷门
委中
承山

9. 股骨头坏死

股骨头坏死是由多种原因形成。由于气血虚弱，或先天发育不良，过度劳累，或因骨折后愈合不好造成局部血运不良，使股骨头因缺血而坏死。主要表现髋部疼痛或肿胀，疼痛可沿大腿内侧向膝部放射，髋部各方向活动均使疼痛加重。甚至髋部功能丧失不能站立而瘫卧于床。

凡髋关节周围疼痛，股骨颈骨折后所致股骨头营养障碍，均可照此刮痧治疗，此病症坚持刮痧方可取得疗效。

【刮痧治疗】
● 全息穴区（每次治疗选1~2个全息穴区）
头部：额顶带后1／3，顶颞后斜带上1／3（对侧）。
背部：腰、骶椎区。
手足部：手部第三掌骨骶椎区。
　　　　足内侧骶椎区。
上肢：交替刮左、右肩关节。
● 经络穴位
背部：督脉——命门至腰俞。
　　　膀胱经——双侧肾俞。
下肢：胆经——患侧环跳、风市。
　　　胃经——患侧髀关至伏兔。
　　　肝经——患侧膝关。
　　　肾经——患侧复溜、照海。

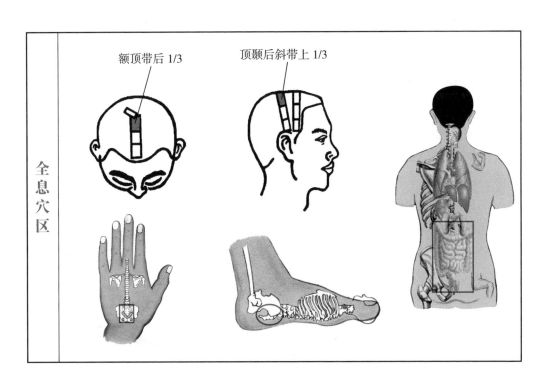

全息穴区

额顶带后 1/3

顶颞后斜带上 1/3

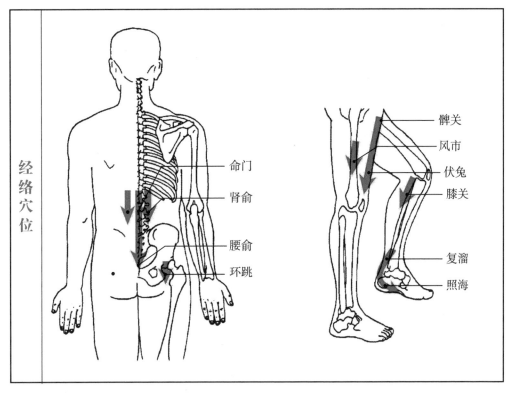

经络穴位

命门

肾俞

腰俞

环跳

髀关

风市

伏兔

膝关

复溜

照海

10. 膝关节痛

膝关节痛是因风湿性或类风湿性关节炎、膝关节韧带损伤、膝关节半月板损伤、膝关节骨质增生、髌骨软化、膝关节脂肪垫劳损、膝关节创伤性滑膜炎、膝关节周围纤维组织炎、膝关节扭伤等多种疾病产生的共有症状。

膝关节韧带损伤、膝关节半月板损伤，或因外伤而致的原因尚不明确的严重膝关节痛，早期局部刮痧宜用补法。无论各种原因的膝关节损伤，当局部肿胀明显时，局部刮拭均应用补法。膝关节韧带损伤严重或关节腔内肿胀严重时，局部不宜刮拭，可刮拭远端经穴，或刮拭其他部位的全息穴区。以上所述各种病症的膝关节痛，皆可照此刮痧治疗。膝关节骨折、化脓性关节炎局部禁刮。

【刮痧治疗】

● 全息穴区（每次治疗选1~2个全息穴区）

头部：顶颞前斜带上1／3（对侧），或顶颞后斜带上1／3（对侧）。

背部：腰椎、下肢对应区。

手部：第二掌骨桡侧腿穴、足穴。

交替刮健侧膝关节。

● 经络穴位

下肢：奇穴——患侧双膝眼、鹤顶。

胃经——患侧梁丘、足三里。

脾经——患侧血海、阴陵泉。

胆经——患侧阳陵泉。

膀胱经——患侧委阳、委中、承山。

肾经——患侧阴谷。

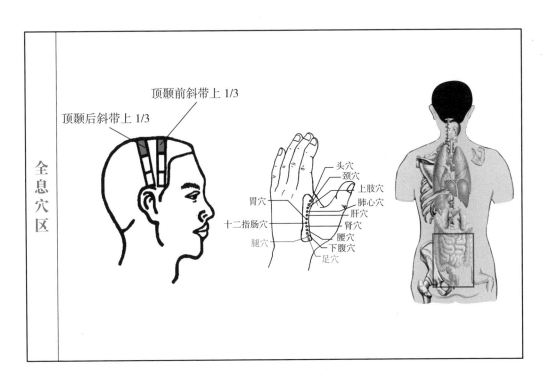

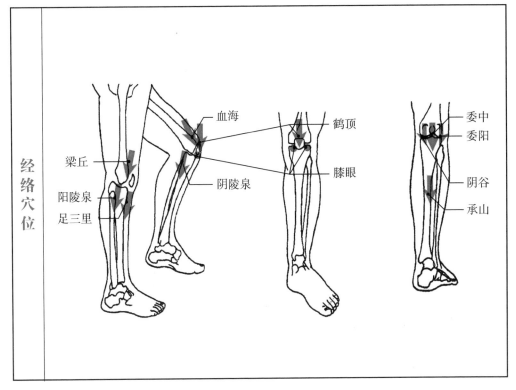

全息穴区

顶颞后斜带上 1/3
顶颞前斜带上 1/3

头穴
颈穴
上肢穴
肺心穴
胃穴
肝穴
十二指肠穴
肾穴
腰穴
腰穴
下腹穴
足穴

经络穴位

血海
鹤顶
梁丘
阳陵泉
足三里
阴陵泉
膝眼
委中
委阳
阴谷
承山

11. 风湿性关节炎

本病指急性风湿热所导致的膝、踝、肩、肘等多关节红肿疼痛的病症。风湿性关节炎多发生于寒湿，或温湿地区，发病同溶血性链球菌感染后的变态反应密切相关，本病的特征为游走性，主要侵犯肩、肘、腕、膝、髋等大关节。急性期局部可有红、肿、热、痛，但不化脓，多伴有发热和运动受限，而且关节常对称受累，并有转移性。严重时关节发生运动障碍。慢性期有些关节局部可有粘连、畸形，活动受限，肌肉萎缩。可伴有心肌炎、皮下结节、环形红斑和舞蹈病。不发作时关节功能无障碍。

风湿性关节炎多有咽炎、扁桃体炎和居处潮湿寒冷史，有急性发病的，也有不知不觉而产生，成为慢性疾患的。

注意，若关节红肿疼痛者，局部宜用补刮法。

【刮痧治疗】
● 全息穴区（每次治疗选1~2个全息穴区）
头部：额顶带前1／3、后1／3，顶颞前斜带（对侧），或顶颞后斜带（对侧）。
背部：上、下肢脊椎对应区。
手部：第二掌骨桡侧上肢穴、足穴。
● 经络穴位
背部：督脉——大椎至腰俞。
　　　膀胱经——双侧膈俞至肾俞。
腹部：任脉——关元。
下肢：胃经——双侧足三里。
四肢：阿是穴——发病关节局部。

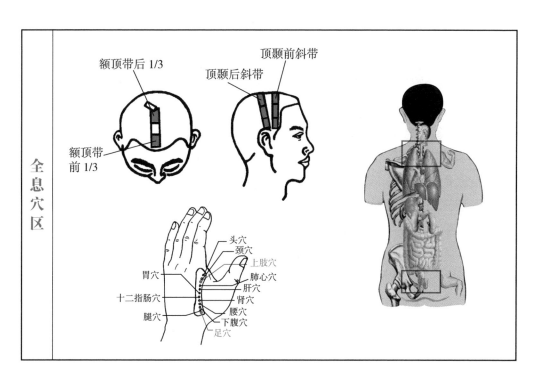

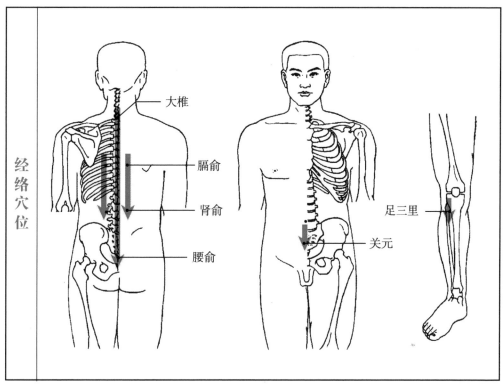

12. 类风湿性关节炎

类风湿性关节炎又称为风湿样关节炎，是一种以周围小关节病变为主的全身性疾患，主要表现为多发性慢性关节损害。常有数周至数个月的低热、倦怠、乏力、肌肉酸痛、手足麻木等前驱症状，随后出现某一关节肿胀、疼痛、僵硬、功能受限、局部皮温增高等症状。病变呈游走性，发展致对称性多关节炎，常见于手足小关节，尤其是指关节和掌指关节。使手指、腕等多关节肿痛和运动受限。晚期肌肉萎缩，关节僵硬、强直、变形，甚至丧失劳动能力，生活不能自理。

类风湿性关节炎关节肿胀期，局部宜补刮。非肿胀期可直接在关节部位刮拭。必须坚持刮痧才能巩固疗效。

【刮痧治疗】
● 全息穴区（每次治疗选1~2个全息穴区）
头部：额中带，额顶带后1/3，顶颞前斜带，或顶颞后斜带（对侧）。
背部：上、下肢脊椎对应区。
手部：手背第三掌骨颈椎、腰椎区。
　　　手指各关节。
　　　与病变关节相对应的健侧关节。
● 经络穴位
背部：督脉——大椎至腰俞。
　　　膀胱经——双侧大杼至肾俞。
四肢：阿是穴——病变关节局部。

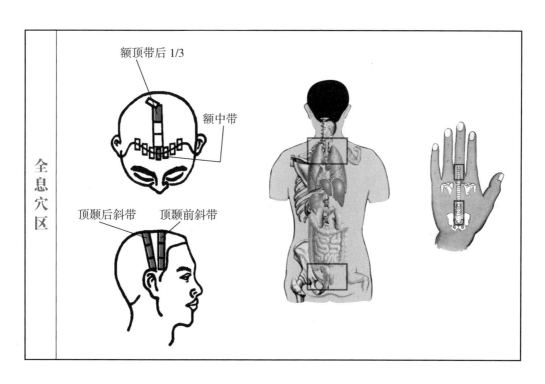

全息穴区

额顶带后 1/3

额中带

顶颞后斜带　顶颞前斜带

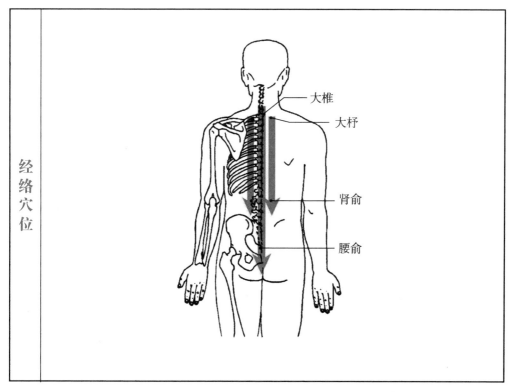

经络穴位

大椎

大杼

肾俞

腰俞

13. 踝关节痛

踝关节痛指因风湿、类风湿、劳累、扭伤、骨关节炎及关节周围纤维组织炎等各种因素所致的踝关节疼痛症状。其中以踝关节扭伤最为常见。

踝关节扭伤临床上分为内翻型和外翻型两种，以前者多见，可发生于任何年龄。由于步履急促，道路不平，上、下楼梯时不慎跌倒，身体失其平衡，踝部重心一时发生改变，踝关节处于跖屈时，距骨两侧轻微活动而使踝关节不稳定而引起损伤。反复损伤者易形成习惯性扭伤。踝部出现明显肿胀疼痛，不能着地，内、外踝前下方均有压痛，皮肤呈紫色。严重者会伴有外踝骨折。

踝关节明显肿胀时局部宜补刮，外踝骨折者禁刮。踝关节明显肿胀和外踝骨折者可以刮健侧或其他部位的全息穴区。各种原因所致的踝关节痛均可照此刮痧治疗，其中风湿、类风湿引起的踝关节痛可结合本节风湿性、类风湿性关节炎的刮法。

【刮痧治疗】

● 全息穴区（每次治疗选1~2个全息穴区）

头部：额顶带后1/3，顶颞前斜带上1/3，或顶颞后斜带上1/3（对侧）。

背部：脊椎腰区、下肢对应区。

手部：第二掌骨桡侧足穴。

交替刮健侧踝关节，左、右腕关节。

● 经络穴位

下肢：膀胱经——患侧昆仑至京骨。

胃经——患侧足三里、解溪。

肾经——患侧太溪至照海。

胆经——患侧丘墟至侠溪。

阿是穴——疼痛局部。

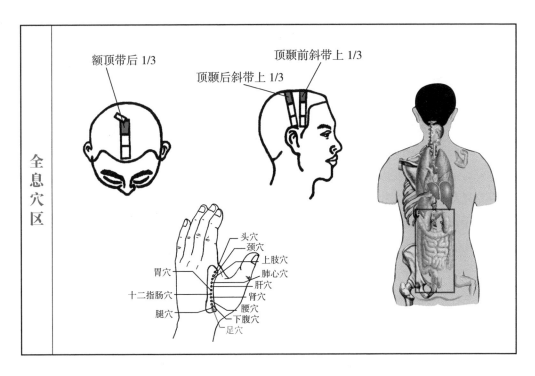

額頂帶後 1/3

頂顳前斜帶上 1/3
頂顳後斜帶上 1/3

頭穴
頸穴
上肢穴
胃穴
肺心穴
肝穴
十二指腸穴
腎穴
腰穴
腿穴
下腹穴
足穴

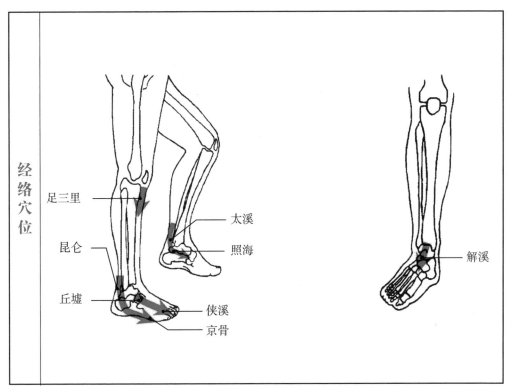

足三里
太溪
昆侖
照海
丘墟
俠溪
京骨
解溪

14. 足跟痛

足跟痛常见于跟下滑囊炎、跟腱炎、足跟骨刺、扭伤等症。足跟部是人体负重的主要部分，有以下解剖特点：跟部皮肤是人体最厚的皮肤，其皮下脂肪致密而发达，又称脂肪垫。在脂肪与跟骨之间有滑液囊存在。跖筋膜趾短屈肌附着于跟骨结节前方，而跟腱呈片状附着于跟骨结节的后上方。随着机体素质的下降，长期慢性的劳损，以及某些持久的站立，行走的刺激，均可发生跟骨周围的痛症。多见于中老年，可见一侧或双侧足跟疼痛。

跟下滑囊炎的特点是急性疼痛、肿胀均位于跟下，压痛部位较浅。跟腱炎的特点是常与外伤有关，疼痛的部位在跟后，局部肿胀疼痛及压痛均较明显。跟部背伸时疼痛加重。跟骨骨刺的特点是疼痛、压痛均较明显，有时可在局部触到骨性隆起。X线检查可见软组织增厚或有骨刺形成。

【刮痧治疗】

● 全息穴区（每次治疗选1~2个全息穴区）

头部：额顶带后1／3，顶颞前斜带上1／3，或顶颞后斜带上1／3（对侧）。

背部：脊椎腰区、下肢对应区。

手足部：手部第二掌骨桡侧足穴。

刮拭健侧足跟。

● 经络穴位

上肢：心包经——患侧大陵。

下肢：膀胱经——患侧委中至承山，跗阳至申脉。

肾经——患侧太溪、照海、水泉、涌泉。

阿是穴——疼痛局部。

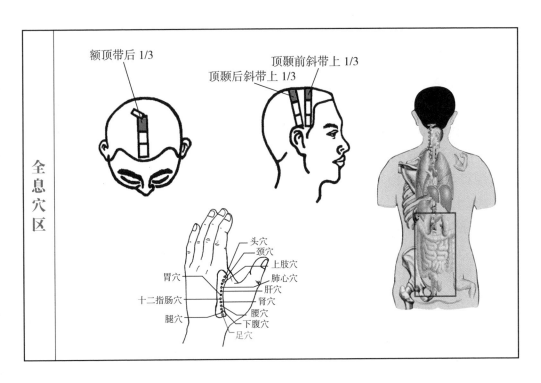

全息穴区

额顶带后 1/3

顶颞前斜带上 1/3
顶颞后斜带上 1/3

头穴
颈穴
上肢穴
胃穴
肺心穴
十二指肠穴
肝穴
肾穴
腿穴
腰穴
下腹穴
足穴

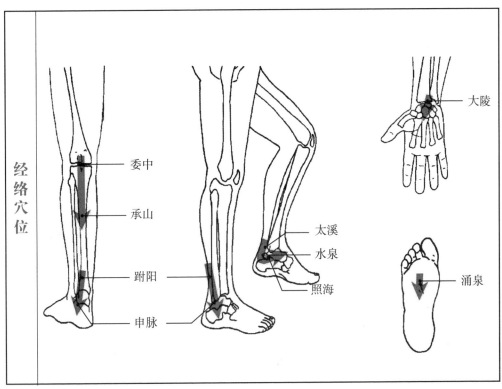

经络穴位

委中
承山
跗阳
申脉

太溪
水泉
照海

大陵

涌泉

15. 腓肠肌痉挛

腓肠肌痉挛症俗称"小腿肚子转筋"。本病是指一侧或双侧小腿因寒冷，或姿势突然改变等，引起腓肠肌痉挛，局部剧烈疼痛，不能活动。现代医学认为本病与体内缺钙有关。腓肠肌痉挛为老年人的常见病，以夜间发作为多。

中医学认为腓肠肌痉挛为肝血不足，不能濡养筋脉，或肾气不足，复感风、寒、湿邪气，筋脉拘急收引所致。腓肠肌为膀胱经循行部位，故刮痧治疗时从肾、膀胱经入手。可结合"辨证刮痧"一节中治疗"阳虚证""血虚证"的经穴刮痧。同时应注意保暖，补充钙制剂。

【刮痧治疗】

● 全息穴区（每次治疗选1~2个全息穴区）

头部：额旁2带（左侧），额顶带后1／3，顶颞前斜带上1／3，或顶颞后斜带上1／3（对侧）。

背部：脊椎腰区、下肢对应区。

● 经络穴位

上肢：三焦经——患侧液门。

下肢：膀胱经——患侧委中、承筋至承山。

胆经——患侧阳陵泉至悬钟。

脾经——患侧阴陵泉至三阴交。

<table>
<tr>
<td>全息穴区</td>
<td>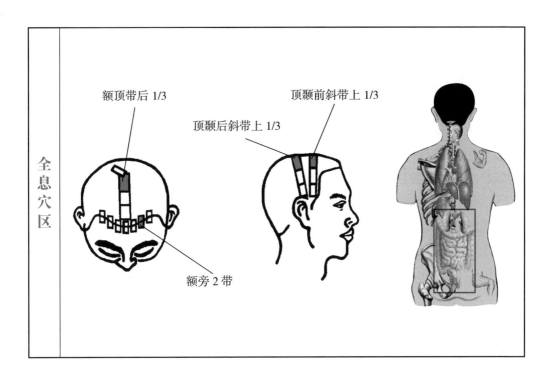
额顶带后 1/3　顶颞前斜带上 1/3
顶颞后斜带上 1/3
额旁 2 带</td>
</tr>
<tr>
<td>经络穴位</td>
<td>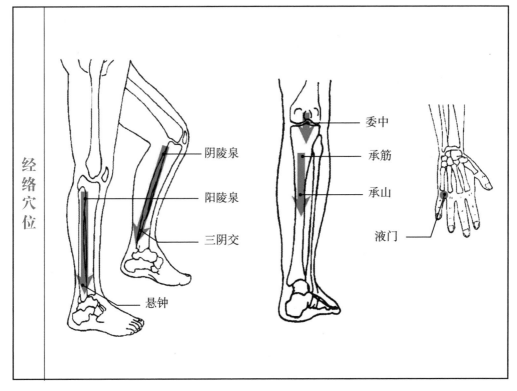
阴陵泉　阳陵泉　三阴交　悬钟
委中　承筋　承山　液门</td>
</tr>
</table>

16. 扭 伤

扭伤是指近关节部的软组织如肌肉、肌腱、韧带、血管仅有扭伤，而无骨折、脱位、皮肉破损的损伤。扭伤部位常发生于肩、肘、腕、腰、膝、踝等处。多由持重不当或运动失度，不慎跌扑、牵拉以及过度扭转而致。临床主要表现为扭伤部位肿胀疼痛和关节活动障碍。早期疼痛剧烈，局部迅速肿胀、皮肤温热，2~3天内瘀血凝结，3~4天后肿胀开始消退，瘀斑呈青紫色。新伤局部微肿，肌肉压痛，表示伤势较轻；如红肿高耸，关节屈伸不利，表示伤势重。

刮痧疗法可减轻疼痛，促进早日痊愈。治疗时可分别结合肩、肘、腕、腰、膝、踝疼痛症的刮法。注意一定要确诊没有骨折方可刮拭。扭伤部位瘀血、肿胀、疼痛较重者，局部宜用补刮法。

【刮痧治疗】

● 全息穴区（每次治疗选1~2个全息穴区）

头部：肩、肘、腕部扭伤者取头部顶颞前斜带中1／3（对侧），或顶颞后斜带中1／3（对侧）；膝、踝部扭伤取顶颞前斜带上1／3（对侧），或顶颞后斜带上1／3（对侧）；胸部挫伤者取头部额旁1带（对侧）；急性腰扭伤者取头部顶枕带中1／3。

手部：第二掌骨桡侧扭伤部位对应穴。手背第三掌骨扭伤部位对应区。

四肢：与扭伤处相对应的健侧肢体部位。

● 经络穴位

头部：督脉——后顶至风府。

背部：督脉——腰阳关至腰俞。

上肢：三焦经——患侧肩髎至消泺。

小肠经——患侧阳谷至后溪。

下肢：胆经——患侧环跳至膝阳关。

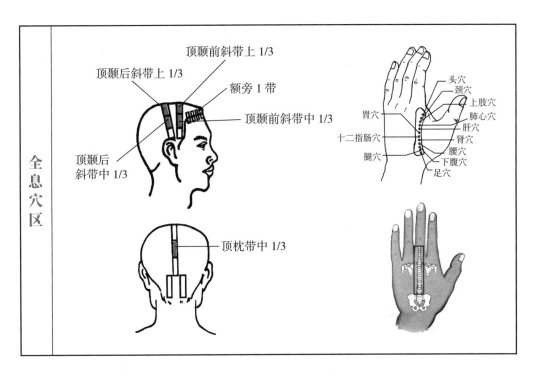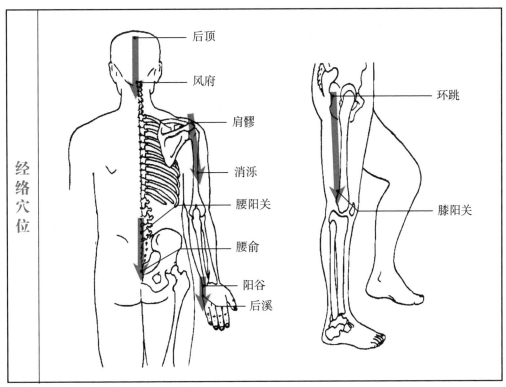

17. 下肢静脉曲张

下肢静脉曲张是从事站立工作者的一种血管疾病。其临床表现是小腿内后侧有蚯蚓状和成团的曲张静脉显露，在站立时尤为明显。可伴有后腿部酸胀不适，易疲劳。重者可见踝部和足背水肿。

下肢静脉曲张主要发生在表浅静脉。原因多和静脉壁先天发育不良，静脉瓣功能不全和静脉内压力升高有关。刮拭时宜用补法，自下而上刮。若局部继发湿疹或溃疡者禁刮。

【刮痧治疗】

● 全息穴区（每次治疗选1~2个全息穴区）

头部：额旁1带（右侧），额顶带后1／3，顶颞前斜带上1／3，或顶颞后斜带上1／3（对侧）。

背部：脊椎心脏、下肢对应区。

● 经络穴位

背部：膀胱经——双侧心俞。

上肢：肺经——双侧太渊。

下肢：膀胱经——患侧承山至委中。

胆经——患侧外丘至阳陵泉。

胃经——患侧足三里。

阿是穴——自下而上补刮静脉曲张处局部皮肤。

全息穴区

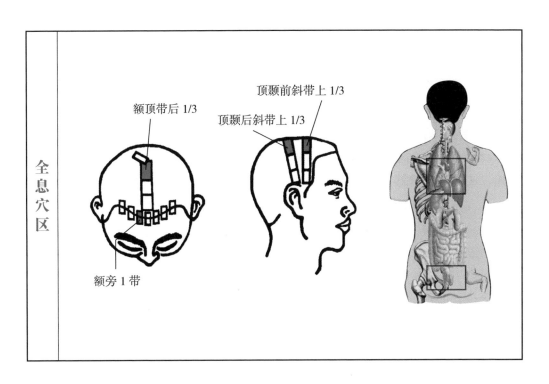

额顶带后 1/3

顶颞前斜带上 1/3
顶颞后斜带上 1/3

额旁 1 带

经络穴位

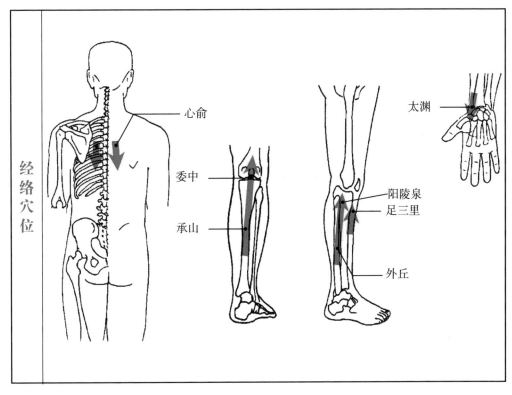

心俞

委中

承山

太渊

阳陵泉
足三里

外丘

18. 血栓闭塞性脉管炎

血栓闭塞性脉管炎是常发生于下肢的一种进行缓慢的动脉和静脉节段性炎症病变，疼痛是最突出的症状。90%的患者在疾病起始时就有疼痛。初起下肢发凉，怕冷和麻木，足和下肢酸痛，轻者休息时疼痛消失或减轻，行走或活动后，疼痛复现或加重，形成间歇性跛行。中期持续性疼痛，入夜疼痛剧烈不能入睡，小腿与足部皮肤苍白，肌肉萎缩，趾甲变厚，足背和胫后动脉搏动减弱或消失。重者疼痛剧烈而持续，尤以夜间为甚。患肢发凉，怕冷，对外界寒冷十分敏感。患肢（趾、指）可出现针刺感、奇痒感、麻木感，皮色可出现异常苍白及潮红或紫绀。后期足趾坏死，创口流稀薄脓液或紫黑血水，疼痛剧烈，伴发热口干，食欲不振等。

本病初期和中期刮痧疗效较好。后期坏死部位不能直接刮。

【刮痧治疗】

● 全息穴区（每次治疗选1~2个全息穴区）

头部：额旁1带（右侧），额顶带后1／3，顶颞前斜带上1／3，或顶颞后斜带上1／3（对侧）。

背部：脊椎心脏、下肢对应区。

手部：第二掌骨桡侧病变部位的对应穴。

与病变处相对应的健侧肢体部位。

● 经络穴位

背部：膀胱经——双侧膈俞至肝俞。

上肢：三焦经——患侧外关、中渚。

下肢：脾经——患侧血海、三阴交。

膀胱经——患侧委中。

胃经——患侧足三里至丰隆。

如上述施治部位在病变部位处，当慎刮。可取病变部位以外同经脉其他穴位施治。

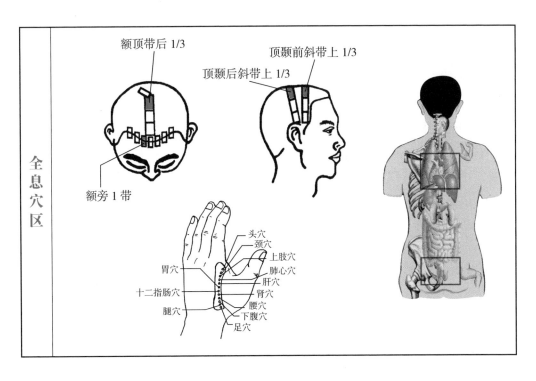

全息穴区

额顶带后 1/3
顶颞前斜带上 1/3
顶颞后斜带上 1/3
额旁 1 带

头穴
颈穴
上肢穴
肺心穴
肝穴
肾穴
腰穴
下腹穴
足穴

胃穴
十二指肠穴
腿穴

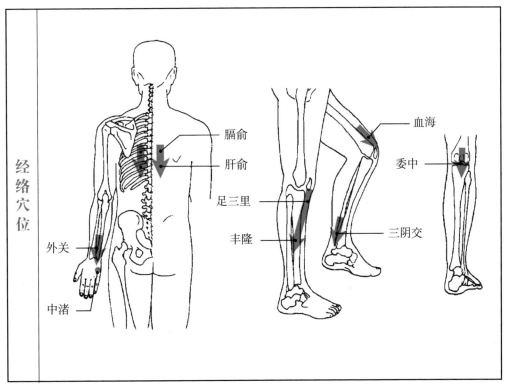

经络穴位

膈俞
肝俞
足三里
丰隆

外关
中渚

血海
委中
三阴交

19. 阑尾炎

阑尾炎是一种常见的腹部感染性疾病，以右下腹疼痛为主症。急性阑尾炎因全身感染或肠道感染，或因阑尾腔内有粪石、寄生虫、回盲部肿物阻塞所诱发。典型症状是：初起时腹痛先从上腹或脐周开始，经数小时或更长时间后转移至右下腹部，呈持续性疼痛，伴不同程度厌食、恶心、便秘或腹泻。随炎症发展，可见发热、口渴、白细胞值增高等。病情严重时，阑尾穿孔，可引起阑尾包块或腹膜炎。慢性阑尾炎经常有右下腹隐痛和压痛，伴有消化不良、腹胀、便秘，并可反复发作。

急性单纯性阑尾炎、轻症的蜂窝织炎性阑尾炎、阑尾周围脓肿、慢性阑尾炎等均可照此刮痧治疗。

【刮痧治疗】

● 全息穴区（每次治疗选1~2个全息穴区）

头部：额旁3带（左侧），额顶带后1／3。

腰腹部：右下腹、右腰部阑尾体表投影区。

背部：脊椎阑尾对应区。

手部：第二掌骨桡侧下腹穴。

● 经络穴位

背部：膀胱经——双侧大肠俞至小肠俞。

腹部：胃经——双侧天枢。

上肢：大肠经——双侧曲池至手三里。

下肢：胃经——双侧足三里至上巨虚。

奇穴——双侧阑尾。

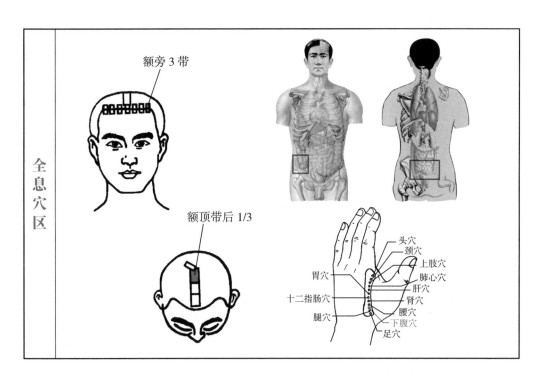

全息穴区

额旁 3 带

额顶带后 1/3

头穴
颈穴
上肢穴
胃穴
肺心穴
十二指肠穴
肝穴
肾穴
腰穴
腿穴
下腹穴
足穴

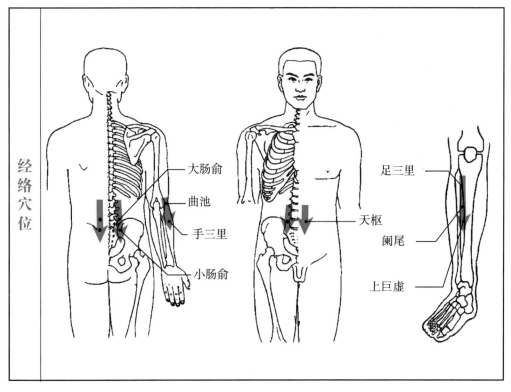

经络穴位

大肠俞
曲池
手三里
小肠俞

天枢

足三里
阑尾
上巨虚

20. 脱 肛

脱肛也称直肠脱垂，是指肛管、直肠各层或直肠黏膜向外翻出，脱垂于肛门外的一种症状，临床上一般以肛门外见到脱出的圆锥形或长形的直肠为其特征。轻者在大便时脱出，便后可自行还纳；重者咳嗽时即能脱出，必须帮助才可回纳。本病多见于小儿、老年人。久病体虚之人长期咳嗽、腹泻、便秘等也可导致本病的发生。

中医学认为素来体虚，营养不良；或久泻久痢，正气耗损，气虚下陷，可致肛门、直肠脱垂。可结合"辨证刮痧"一节中治疗"气陷证"的经穴刮拭。

【刮痧治疗】
● 全息穴区（每次治疗选1~2个全息穴区）
头部：额顶带中1／3，额顶带后1／3。
背部：脊椎直肠对应区。
手部：手掌部肠区、肺区。
● 经络穴位
头部：督脉——百会。
背部：督脉——命门至长强。
　　　膀胱经——双侧大肠俞、秩边。
腹部：奇穴——双侧提托。
下肢：膀胱经——双侧承山。
　　　胃经——双侧足三里。

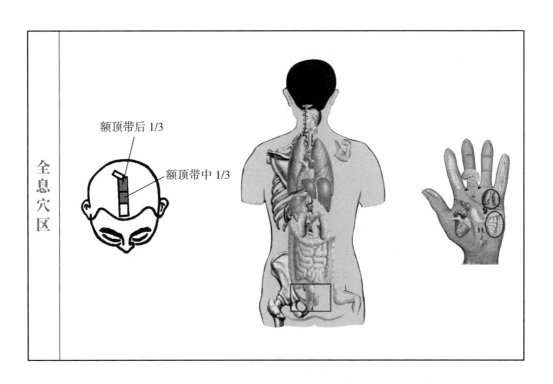

全息穴区

额顶带后 1/3
额顶带中 1/3

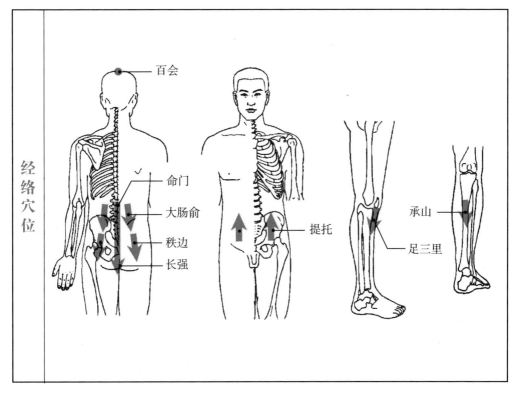

经络穴位

百会
命门
大肠俞
秩边
长强
提托
承山
足三里

21. 痔 疮

痔疮是指直肠下端黏膜和肛管皮下的静脉丛因回流受阻，而扩大曲张形成的静脉团。久站或排便后及长时间连续行走、剧烈运动后，可见肛门发胀，或突然发生肛部剧烈疼痛。根据痔疮的部位和它与齿状线的关系分为内痔、外痔、混合痔。内痔特点是大便时出血，色鲜红，不与粪便相混，出血量不等；痔核可脱垂于肛门外，如不及时复位，或因感染均可引起局部剧痛；如嵌顿时，可致肿胀、糜烂、坏死。外痔特点是自觉肛门处有异物感，剧烈疼痛或不痛，发炎时则肿痛。混合痔则兼有内痔和外痔的症状。

痔疮发生的原因，多与长期坐位或站立工作，肩挑负重，跋涉远行，妊娠；或久痢，久泻，便秘，嗜食厚味辛辣等因素有关。肛周炎、肛门脓肿可照此刮痧治疗。

【刮痧治疗】

● 全息穴区（每次治疗选1~2个全息穴区）

头部：额顶带中1／3，额顶带后1／3。

手部：拇指、食指。

背部：脊椎直肠对应区。

● 经络穴位

头部：督脉——百会。

背部：奇穴——痔疮。

　　　督脉——腰俞至长强。

腹部：任脉——关元至中极。

上肢：大肠经——双侧手三里至下廉、商阳。

下肢：脾经——双侧血海、三阴交。

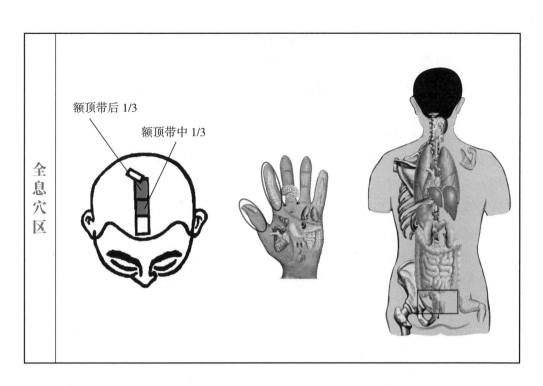

额顶带后 1/3
额顶带中 1/3

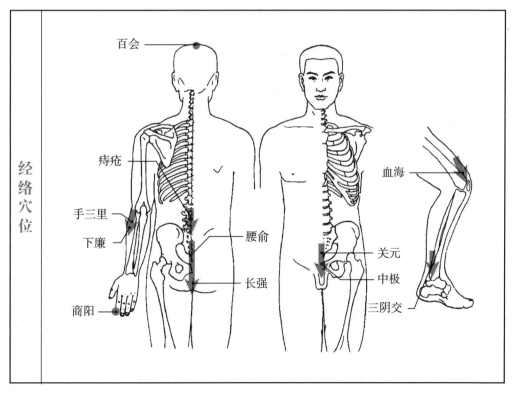

百会

痔疮

手三里
下廉

腰俞

长强

商阳

血海

关元
中极
三阴交

22. 颈淋巴结核

颈淋巴结核是发生于颈部淋巴结的慢性感染性疾患。常结块成串，累累如贯珠，俗称"老鼠疮"，中医称"瘰疬"。起病缓慢，初起时结核如豆，皮色不变，不觉疼痛，以后逐渐增大，相互融合成串，成脓时皮色转为暗红，溃后脓水清稀，并夹有败絮样物质，往往此愈彼溃，形成窦道。本病多见于儿童或青年人。

中医学认为本病为肺肾阴亏，肝气郁结，气郁伤脾，生痰化热，结于颈项而成。病之后期，可转入虚损。在药物治疗的同时配合刮痧可加快病愈速度。本病禁用泻法。可根据不同的症状分别结合"辨证刮痧"一节中治疗"气滞证""阴虚证""痰证"的经穴刮拭。

【刮痧治疗】

● 全息穴区（每次治疗选1~2个全息穴区）

头部：额旁2带（双侧），顶后斜带（对侧），顶枕带上1/3。

颈部：颈椎对应区。

背部：脊椎肝脏、脾脏对应区。

● 经络穴位

颈部：小肠经——患侧天容至天窗。

　　　奇穴——双侧百劳。

背部：膀胱经——双侧肺俞、肝俞、肾俞。

　　　奇穴——瘰疬。

上肢：心经——患侧少海至通里。

　　　小肠经——患侧臑俞至肩贞。

　　　奇穴——肘尖。

下肢：胆经——患侧悬钟至足临泣。

　　　初起时可刮阿是穴。

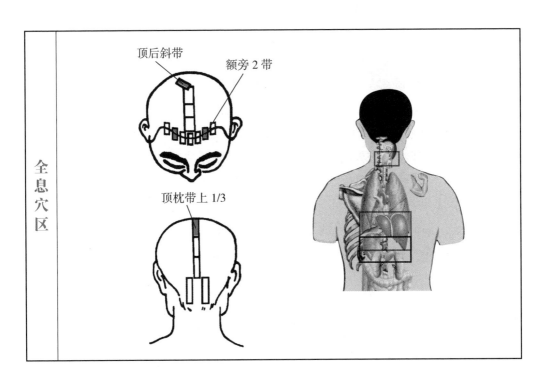

全
息
穴
区

顶后斜带
额旁 2 带
顶枕带上 1/3

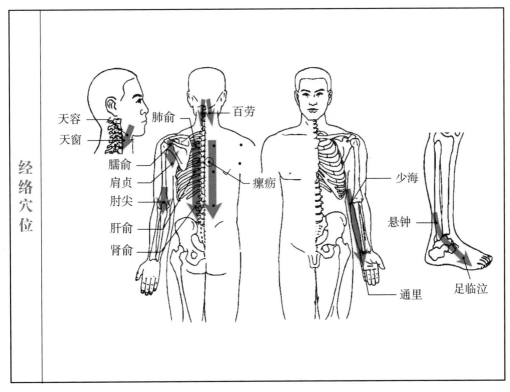

经
络
穴
位

天容
天窗
臑俞
肩贞
肘尖
肝俞
肾俞
肺俞
百劳
瘰疬
少海
悬钟
通里
足临泣

23. 单纯性甲状腺肿

单纯性甲状腺肿多见于女性，腺体通常轻度肿大，呈弥漫性，质较软，晚期可有结节。常在青春期、妊娠期、哺乳期及绝经期发生或加重，发展缓慢。一般无甲状腺功能紊乱，亦很少伴有压迫症状。颈部肿物在颈前喉结一侧或双侧，呈球状或半球状，边界清楚，质地柔韧。结块触之能随吞咽动作上下移动。部分患者肿块可随喜怒而消长。

中医学认为本病为忧思郁怒，痰浊凝结而成。气郁湿痰内生，随经络而留注于喉结，聚而成形。可分别结合"辨证刮痧"一节中治疗"气滞证""痰证"的经穴刮拭。甲状腺腺瘤、甲状腺囊肿可照此刮痧治疗。

【刮痧治疗】

● 全息穴区（每次治疗选1~2个全息穴区）

头部：额旁2带，顶后斜带，顶枕带上1／3。

颈部：前颈部甲状腺体表投影区。

背部：颈椎甲状腺对应区，脊椎肝脏、脾脏对应区。

● 经络穴位

颈部：阿是穴——甲状腺肿大局部。

　　　督脉——哑门至大椎。

　　　哑门至大椎双侧旁开0.5寸的平行线。

上肢：大肠经——双侧合谷至三间。

下肢：胃经——双侧足三里至丰隆。

　　　肝经——双侧太冲至行间。

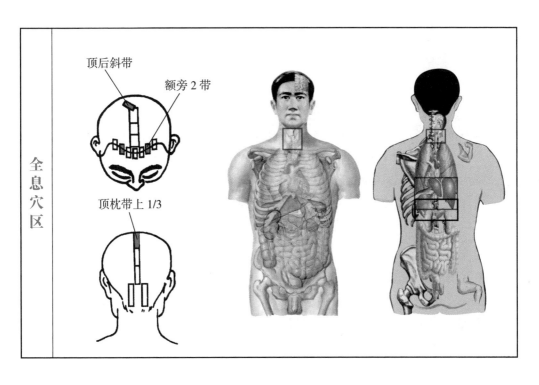

全息穴区

顶后斜带
额旁 2 带
顶枕带上 1/3

经络穴位

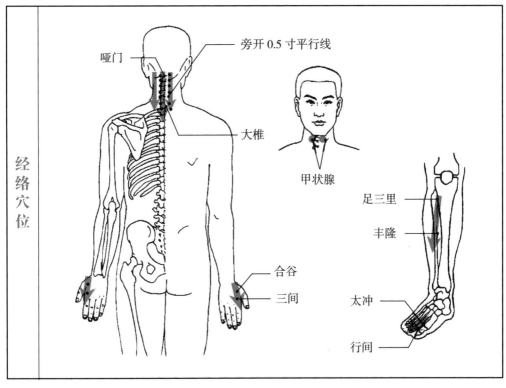

旁开 0.5 寸平行线
哑门
大椎
甲状腺
合谷
三间
足三里
丰隆
太冲
行间

24. 泌尿系结石

本病包括肾结石、输尿管结石、膀胱结石和尿道结石。形成结石的部位主要在肾和膀胱，输尿管和尿道结石大多是肾和膀胱形成结石后排入的。尿路结石主要症状有疼痛（肾与输尿管以绞痛为主），肾结石绞痛自腰部沿大腿内侧向下放射；输尿管结石绞痛多在下腹部，向肛门周围放射，并可伴有恶心、呕吐、痛后血尿、活动加重；膀胱结石可出现排尿中断；尿道结石多见于男性，表现尿道疼痛、尿流不畅，有时成滴排尿。刮痧可以缓解症状，促使小结石排出。

【刮痧治疗】

● 全息穴区（每次治疗选1~2个全息穴区）

头部：额旁3带，额顶带后1／3。

腰部、下腹部：肾、膀胱体表投影区。

背部：脊椎肾、膀胱对应区。

手部：第二掌骨桡侧下腹穴。

足部：肾、输尿管、膀胱区。

● 经络穴位

背部：膀胱经——双侧肾俞至膀胱俞。

腹部：任脉——关元至中极。

　　　胃经——双侧水道至归来。

下肢：脾经——双侧阴陵泉至三阴交。

　　　肾经——双侧复溜至太溪。

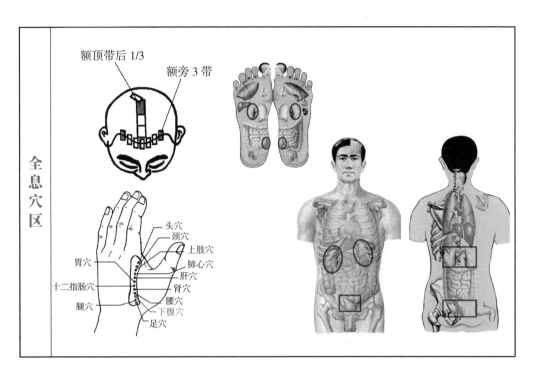

全息穴区

额顶带后 1/3

额旁 3 带

头穴
颈穴
上肢穴
肺心穴
肝穴
肾穴
腰穴
下腹穴
足穴

胃穴
十二指肠穴
腿穴

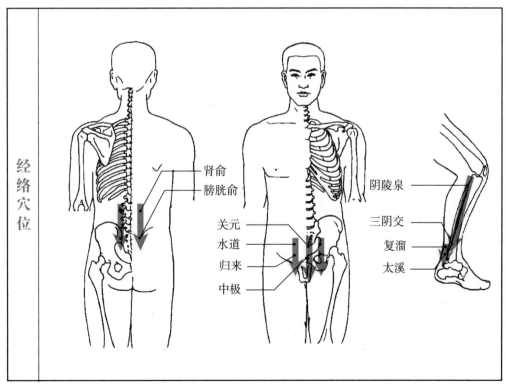

经络穴位

肾俞
膀胱俞

关元
水道
归来
中极

阴陵泉
三阴交
复溜
太溪

25. 前列腺炎、前列腺肥大

前列腺炎、前列腺肥大均以小便频急，余沥不尽为主症。前列腺炎是由泌尿系统感染或血行感染的前列腺炎症。急性前列腺炎出现高热、寒战、尿频、尿急、尿痛，重者尿后带血，有时可引起腰骶、小腹、会阴部疼痛，严重时可有尿潴留。慢性前列腺炎有轻度尿频，尿道刺痒，终末尿有白色分泌物滴出，伴性机能障碍。

老年男性前列腺肥大可压迫尿道，引起尿次增多，尤其是夜间排尿次数增多，尿流变细，排尿不畅，以至排尿困难，出现"急性尿潴留"。

慢性前列腺炎、前列腺肥大禁用泻刮法。

【刮痧治疗】
● 全息穴区（每次治疗选1~2个全息穴区）
头部：额旁3带，额顶带后1／3。
下腹部：前列腺体表投影区。
背部：脊椎肾脏、前列腺对应区。
手部：第二掌骨桡侧下腹穴。
足部：足跟内、外侧。
● 经络穴位
背部：督脉——命门。
　　　膀胱经——双侧肾俞至膀胱俞，志室至胞肓。
腹部：任脉——神阙至中极。
　　　胃经——双侧大巨至归来。
下肢：肝经——双侧曲泉。
　　　脾经——双侧三阴交。

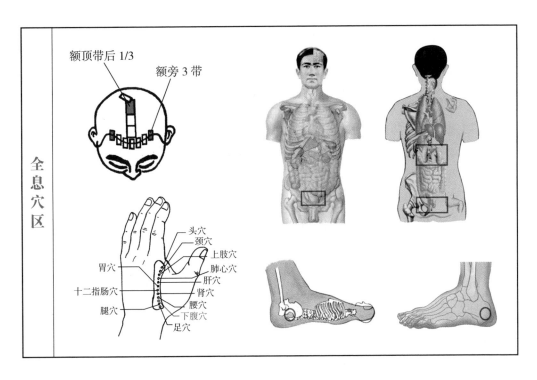

全息穴区

额顶带后 1/3
额旁 3 带

头穴
颈穴
上肢穴
胃穴
肺心穴
肝穴
十二指肠穴
肾穴
腿穴
腰穴
下腹穴
足穴

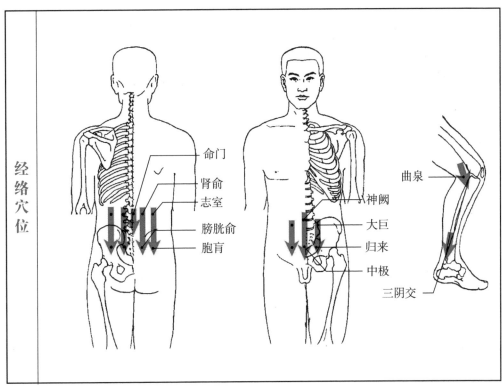

经络穴位

命门
肾俞
志室
膀胱俞
胞肓

神阙
大巨
归来
中极
三阴交

曲泉

26. 遗精、阳痿

遗精指不因性交而精液自行泄出，次数频繁，并有精神萎靡，腰酸腿软等症状。有梦而遗者，名为梦遗；无梦而遗，甚至清醒时精自滑出者，名为滑精，是遗精的两种轻重不同的症候。

阳痿是指男子青壮年时期，阴茎萎弱不起或举而不坚，不能进行正常性生活的病症。阳痿绝大多数是由于精神和心理因素引起，少数患者可因生殖器疾病、神经系统或某些全身性疾患所致。

中医学认为遗精、阳痿与惊恐、情志不舒或虚损等因素有关。可结合"辨证刮痧"一节中治疗"气滞证""阳虚证"的经穴刮拭。本病禁用泻法。凡男女性功能低下或亢进、不育症、不孕症、习惯性流产皆可照此刮痧治疗。

【刮痧治疗】
● 全息穴区（每次治疗选1~2个全息穴区）

头部：额旁3带，额顶带后1／3。

腹部：小腹部生殖器官体表投影区。

背部：脊椎肝脏、肾脏、生殖器官对应区。

手部：第二掌骨桡侧下腹穴。

足部：足跟内、外侧。

● 经络穴位

头部：督脉——百会。

背部：督脉——命门。

　　　膀胱经——双侧肾俞、关元俞至下髎、志室。

腹部：任脉——关元至中极。

下肢：胃经——双侧足三里。

　　　脾经——双侧阴陵泉至三阴交。

　　　肝经——双侧蠡沟。

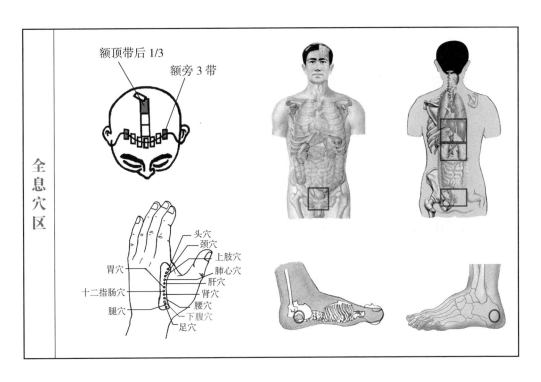

全息穴区

额顶带后 1/3
额旁 3 带

头穴
颈穴
上肢穴
肺心穴
胃穴
肝穴
十二指肠穴
肾穴
腰穴
腿穴
下腹穴
足穴

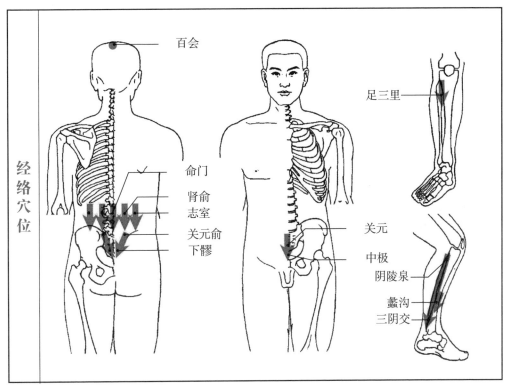

经络穴位

百会

足三里

命门
肾俞
志室
关元俞
下髎

关元
中极
阴陵泉
蠡沟
三阴交

27. 疖病、痈肿

疖病、痈肿是不同程度的急性化脓性疾病。疖病与金黄色葡萄球菌引起的毛囊炎、皮脂炎类似，好发于颜面及手足等部位，以面部皮肤出现红肿疼痛的小硬结为临床主要特征。

痈肿发病急剧，以红、肿、热、痛为主症，全身各部均能发生。初起呈硬结状，红、肿、热、痛并存，无脓头，或有时患处瘙痒；继之在硬结顶端出现脓头或水疱，痈肿变软，痒感消失；最后破溃，流出脓水。脓水浸染之处皆易发病，可迅速扩展及播散。尚可并发毛囊炎、疖及深部脓肿。病灶附近可有淋巴结肿大。患者可伴有发热、头晕、便秘等症状。

中医学认为本病由气血郁壅、血热内蕴而成。反复发作者可结合"辨证刮痧"一节中治疗"血热证"的经穴刮拭。

【刮痧治疗】
● 全息穴区（每次治疗选1~2个全息穴区）
头部：额旁1带，额旁2带（左侧）。
背部：脊椎心脏对应区。
　　　与疖病、痈肿处相对应的健侧部位。

● 经络穴位
头部：督脉——百会。
背部：督脉——身柱至灵台。
　　　膀胱经——双侧心俞至膈俞。
上肢：心包经——双侧郄门至内关。
下肢：膀胱经——双侧委中。
　　　阿是穴——沿患部周围呈放射状刮拭。

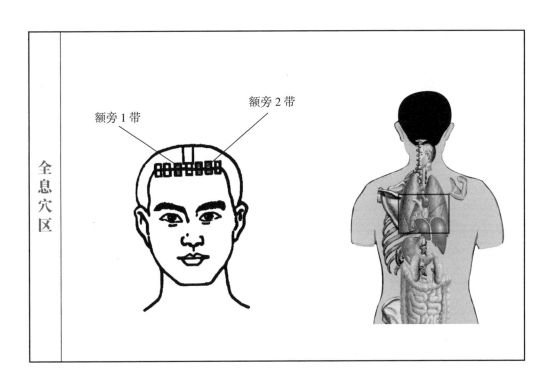

額旁 1 带　　額旁 2 带

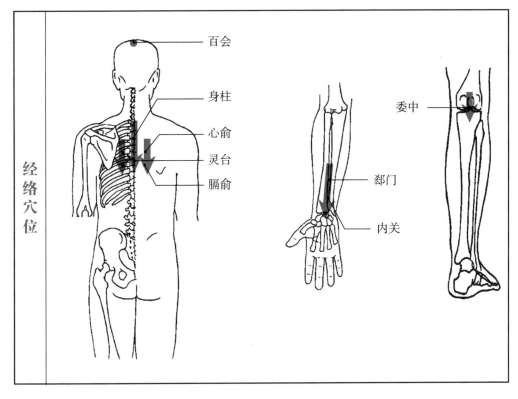

百会
身柱
心俞
灵台
膈俞
郄门
内关
委中

28. 丹　毒

丹毒是一种常见的急性非化脓性炎症性皮肤病，大多数由乙型溶血性链球菌侵袭感染所致。发病前出现明显的症状，如恶寒、发热、头痛、骨楚、胃纳不馨、便秘尿赤。局部先起小片红斑，很快蔓延为大片鲜红、境界清楚、稍高出皮面的斑片。压之皮肤红色减退，放手又显红色。表面紧张光亮，触之疼痛、灼手。严重的红肿处伴有紫癜、瘀点、瘀斑和大小不等的水疱，偶尔可见结毒化脓，皮肤坏死者。本病发病部位以小腿为最多见，头面次之。数日内即可痊愈，常多次复发。

中医学认为本病由火毒入于血分而起。可结合"辨证刮痧"一节中治疗"血热证"的经穴刮拭。

【刮痧治疗】
● 全息穴区（每次治疗选1~2个全息穴区）

头部：额旁1带（右侧），额旁2带（左侧），额顶带后1／3。

背部：脊椎心脏、肝脏对应区。

　　　与丹毒处相对应的健侧部位。

● 经络穴位

背部：督脉——大椎至身柱。

上肢：大肠经——双侧曲池、合谷。

下肢：膀胱经——患侧委阳、委中。

　　　脾经——患侧血海、阴陵泉。

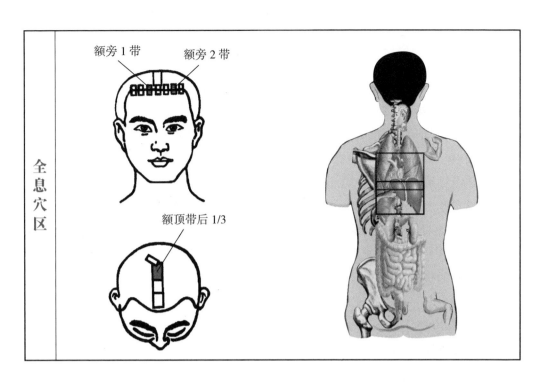

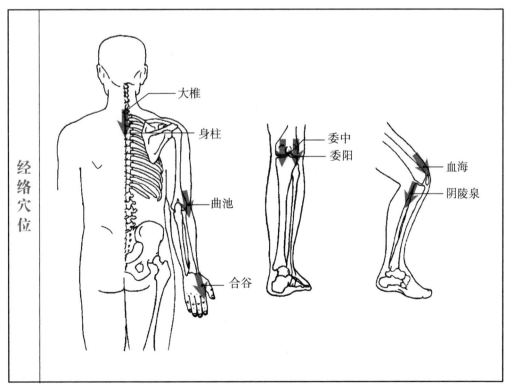

29. 带状疱疹

带状疱疹是由带状疱疹病毒引起以串珠样疱疹、神经痛为特征的病毒性皮肤病。因其多发于腰胁部，故又称为"缠腰火丹""串腰龙"等。少数患者可发疹于胸部、面部、颈部、腹部皮肤及眼、鼻、口腔黏膜及耳部。发疹前，常有轻度发热、倦怠、食欲不振等全身症状。将要发疹的部位出现痒感、感觉过敏、灼热及疼痛。经1~3日局部发生红斑，继之出现簇集成群，以皮神经分布排列如带状的疱疹。疱膜紧张发亮，中心凹陷，呈脐窝状，不相融合。伴火燎样剧痛。一般数日后干燥结痂，不留瘢痕，仅有暂时性色素沉着，附近往往有淋巴结肿大。皮疹多发生于身体的一侧，一般不超过体表正中线。发疹后常遗留有程度不同的疼痛。

【刮痧治疗】

● 全息穴区（每次治疗选1~2个全息穴区）

头部：额旁2带（左侧），顶枕带中1／3。
　　　与带状疱疹处相对应的健侧部位。

背部：脊椎肝脏对应区。
　　　与带状疱疹区同水平段的脊椎对应区。

● 经络穴位

头部：奇穴——太阳。

背部：夹脊——与带状疱疹处相对应的同侧夹脊。

上肢：大肠经——患侧曲池、合谷至二间。

下肢：胆经——患侧阳陵泉至外丘。

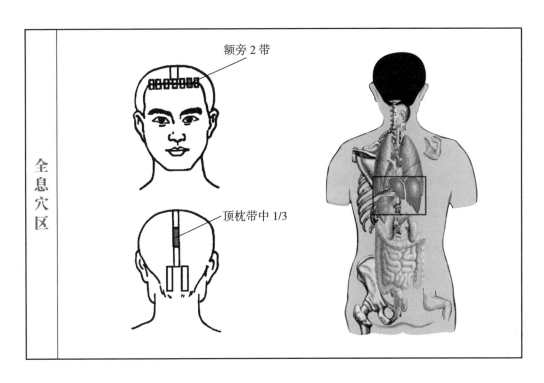

全息穴区

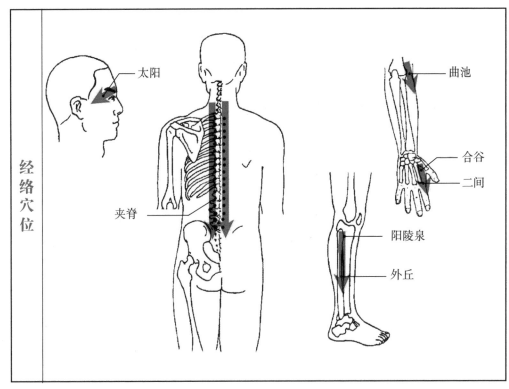

经络穴位

30. 湿　疹

湿疹是一种常见的皮肤炎症病变。急性湿疹属变态反应性皮肤病，多发于头面、耳部、阴部及四肢关节屈侧皮肤皱褶处。临床以皮肤出现红斑、丘疹、水泡及渗出、瘙痒、糜烂、结痂、落屑等为特征。由于皮肤剧痒，搔抓引起糜烂、渗液、结痂等继发性损害。有时皮疹可自行消失，不久又可复发。若迁延不愈可转变为亚急性和慢性湿疹。此时湿疹渗出液减少，出现浸润肥厚，苔藓样变，痒感明显，色素沉着，经久不愈。

【刮痧治疗】
● 全息穴区（每次治疗选1~2个全息穴区）
头部：额旁1带，额旁2带（右侧）。
背部：脊椎肺脏、脾脏对应区。
　　　与湿疹处相对应的健侧部位。
　　　与湿疹区同水平段的脊椎对应区。
● 经络穴位
头部：督脉——风府至陶道。
背部：膀胱经——双侧肺俞至心俞，肝俞至脾俞。
上肢：大肠经——双侧曲池至手三里。
下肢：脾经——双侧阴陵泉至三阴交。

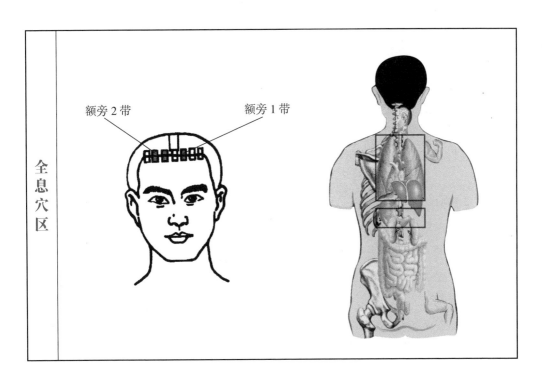

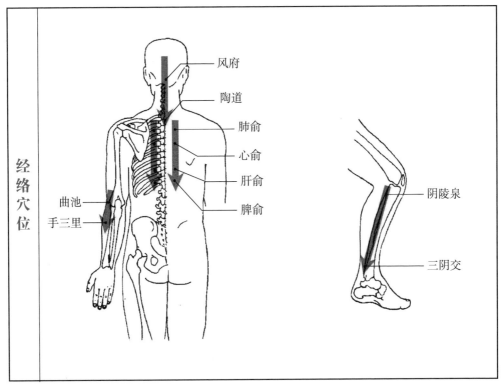

31. 神经性皮炎

神经性皮炎是一种常见的以阵发性剧痒和皮肤苔藓样变为特征的慢性炎症性皮肤病，表现为成群粟粒至米粒大小，圆形、多角形或不规则形扁平丘疹，表面光滑、淡褐色，皮纹加深，覆有糠秕状鳞屑，以颈部多见，也可泛发全身。神经性皮炎与大脑兴奋和抑制功能失调有关。

【刮痧治疗】
● 全息穴区（每次治疗选1~2个全息穴区）
头部：额旁1带，额旁2带（左侧），额旁3带。
背部：心脏、肝脏的脊椎对应区。
● 经络穴位
头部：胆经——双侧风池。
背部：膀胱经——双侧膈俞至肝俞、胆俞。
上肢：大肠经——双侧合谷。
下肢：脾经——双侧血海、三阴交。
　　　胃经——双侧足三里。

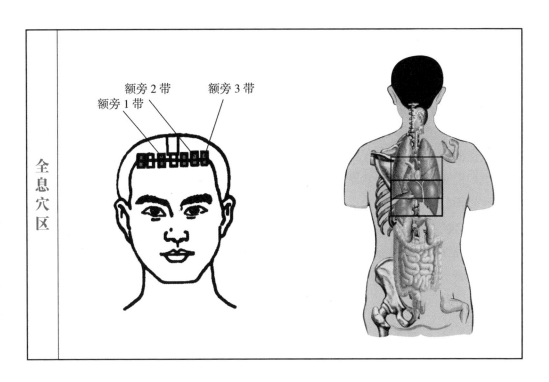

全息穴区

额旁 2 带　额旁 3 带
额旁 1 带

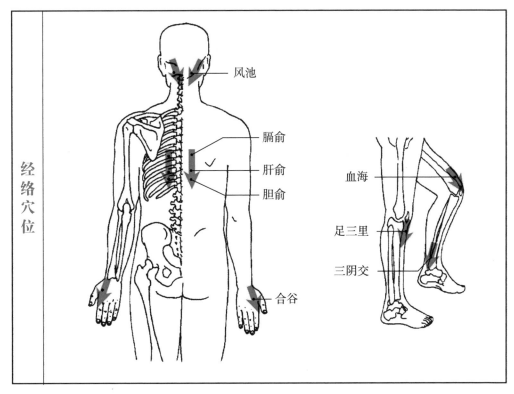

经络穴位

风池

膈俞

肝俞

胆俞

合谷

血海

足三里

三阴交

32. 银屑病

银屑病俗称牛皮癣，是一种皮肤上反复出现红斑、多层银白色干燥鳞屑的容易复发的慢性炎症性皮肤病。本病初起为大小不等的红色丘疹或斑片，以后渐大，部分相互融合，形状不一，界限明显。红斑上覆以多层银白色鳞屑，有不同程度的瘙痒，将鳞屑刮去后有发亮薄膜，再刮去薄膜，即有点状出血。损害尤以四肢伸侧、肘膝关节、头皮和骶骨部位为常见。头皮部损害可使头发聚成束状，但不脱落。手掌及足底，偶然引起角化过度及皲裂。阴茎龟头也可发生境界明显的红色斑块，鳞屑往往很少。

中医学认为本病为阴液耗伤，血虚肝旺所致。过度紧张，忧愁烦恼易发病。可结合"辨证刮痧"一节中治疗"血热证""气滞证"的经穴刮拭。神经性皮炎可照此刮痧。

【刮痧治疗】

● 全息穴区（每次治疗选1~2个全息穴区）

头部：额旁2带（左侧），额顶带后1／3，顶颞后斜带（对侧）。

背部：脊椎心脏、肝脏对应区。

　　　与患处同水平段的脊椎对应区。

● 经络穴位

头部：胆经——双侧风池。

背部：督脉——大椎至陶道。

上肢：肺经——双侧列缺至太渊。

下肢：脾经——双侧血海、三阴交。

　　　阿是穴——直接刮拭皮肤病损处。

全
息
穴
区

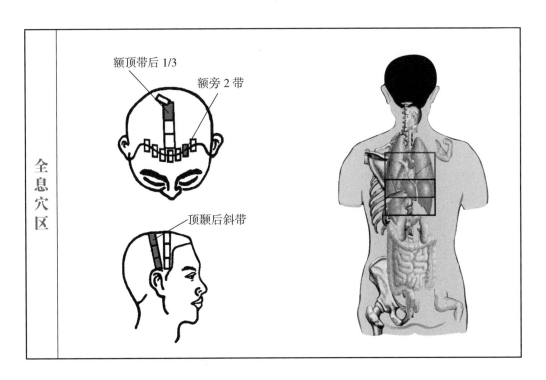

额顶带后 1/3

额旁 2 带

顶颞后斜带

经
络
穴
位

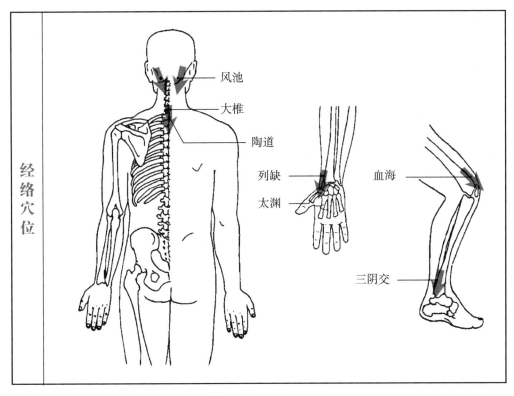

风池

大椎

陶道

列缺

太渊

血海

三阴交

33. 皮肤瘙痒症

皮肤瘙痒症是指无原发性皮肤损害，而以瘙痒为主的皮肤病。常因皮肤瘙痒而挠抓引起继发性损害。皮肤瘙痒剧烈，因连续强烈搔抓，致皮肤残破造成抓痕、血痂、渗液、色素沉着、皮肤增厚等。老年及成年人易发此病，多见于冬季。皮肤瘙痒症有全身性皮肤瘙痒症和局限性皮肤瘙痒症的区别。全身性的皮肤瘙痒症周身皆可发痒，部位不定，常为阵发性的，多以夜间为重。局限性皮肤瘙痒症，指瘙痒感仅局限于某一部位，以肛门、外阴为多见。如肛门瘙痒症、阴囊瘙痒症、女阴瘙痒症等。患处浸润肥厚、苔藓样变，呈灰白色，黏膜处红肿、糜烂。

中医学认为本病为风热、血热蕴于肌肤，不得疏泄所致。可结合"辨证刮痧"一节中治疗"血热证""阴虚证"的经穴刮拭。

【刮痧治疗】
● 全息穴区（每次治疗选1~2个全息穴区）
头部：额旁1带，额顶带后1／3，顶颞后斜带（对侧）。
背部：心脏、肝脏脊椎对应区。
　　　与皮肤瘙痒区同水平段的脊椎对应区。
● 经络穴位
头部：胆经——双侧风池。
背部：督脉——大椎至身柱。
上肢：大肠经——双侧曲池至手三里。
　　　奇穴——双侧治痒。
下肢：脾经——双侧漏谷至商丘。

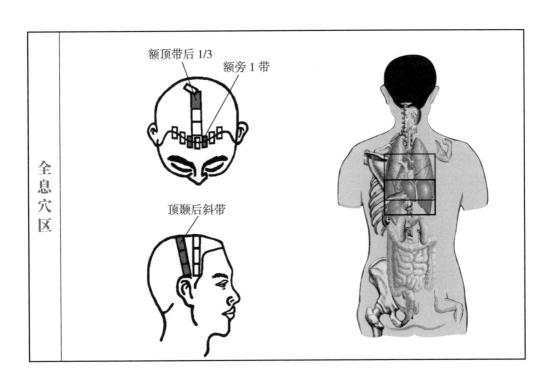

全息穴区

额顶带后 1/3
额旁 1 带

顶颞后斜带

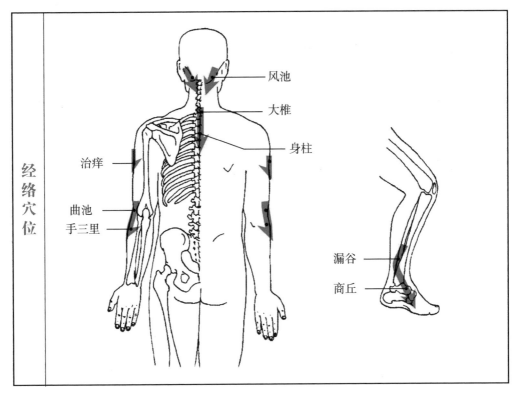

经络穴位

风池
大椎
身柱
治痒
曲池
手三里
漏谷
商丘

34. 荨麻疹

荨麻疹是一种皮肤突然发生局限性红色或苍白色大小不等的风团，伴皮肤瘙痒的过敏性皮肤病。风团境界清楚，形态不一，可为圆形或不规则形，自觉灼热、剧痒。风团随搔抓而增多、增大。皮损大多持续半小时至数小时自然消退，消退后不留痕迹。以后又不断成批发生，时隐时现。除皮肤外，亦可发生于内脏，如发生于胃肠者，可见恶心呕吐、腹痛、腹泻；发生于咽喉部，可引起喉头水肿，而出现胸闷、呼吸困难，甚则窒息而危及生命。病程长短不一，急性者经一周左右即可痊愈；慢性者可反复发作数月，甚至数年。

中医学认为本病多因体质因素，不耐鱼虾荤腥等食物，或情志因素，或外界寒冷刺激等而发病。可分别结合"辨证刮痧"一节中治疗"气滞证""血虚证"的经穴刮拭。风疹可照此刮拭。

【刮痧治疗】
● 全息穴区（每次治疗选1~2个全息穴区）

头部：额旁1带，顶颞后斜带。

背部：肺脏、肝脏脊椎对应区。

　　　与荨麻疹区同水平段的脊椎对应区。

● 经络穴位

头部：胆经——双侧风池。

背部：膀胱经——双侧膈俞至肝俞、大肠俞。

上肢：大肠经——双侧曲池至手三里。

　　　奇穴——双侧治痒。

下肢：脾经——双侧血海、三阴交。

全
息
穴
区

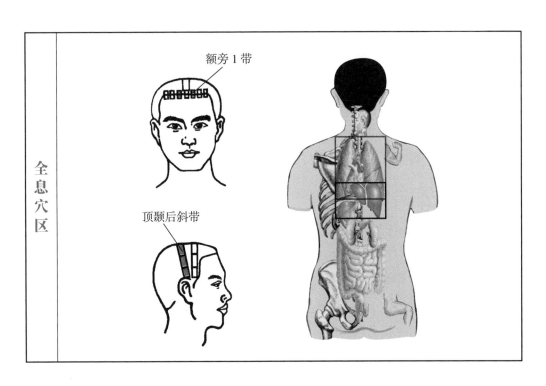

额旁 1 带

顶颞后斜带

经
络
穴
位

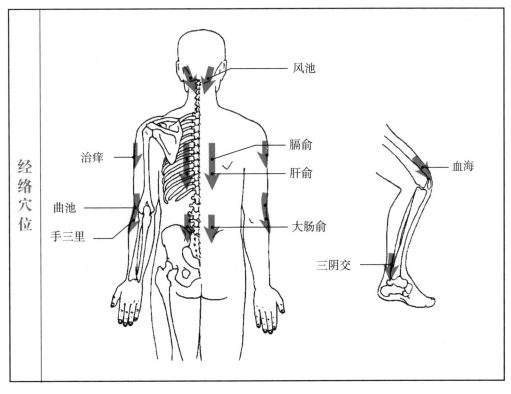

风池

膈俞

肝俞

大肠俞

治痒

曲池

手三里

血海

三阴交

35. 冻 疮

冻疮是因寒冷刺激血管收缩，造成局部皮肤缺血缺氧，代谢失常，血管麻痹、扩张、瘀血、大量血浆渗出，引起局部水肿，形成水疱，组织坏死。冻疮初起为局限性红斑，或青紫色肿块，皮肤温度降低，自觉瘙痒，受热后痒感加剧，有疼痛感，重者表面发生水疱、糜烂、溃疡。

【刮痧治疗】

● 全息穴区（每次治疗选1~2个全息穴区）

头部：额旁1带，额旁3带。

背部：心脏的脊椎对应区。

手足部：全手掌、足底部位，重点是心脏、肾脏的全息穴区。

● 经络穴位

头部：督脉——人中。

背部：督脉——大椎。

　　　膀胱经——双侧肺俞、心俞、肾俞。

上肢：三焦经——双侧阳池。

下肢：肾经——双侧涌泉。

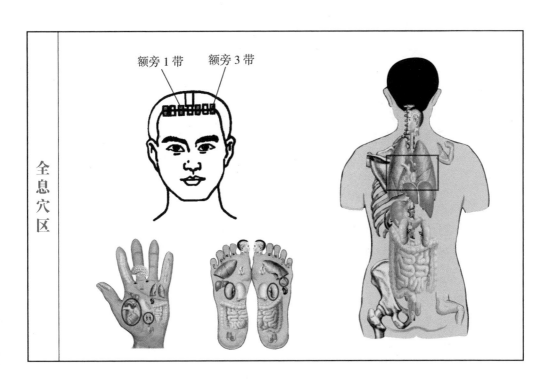

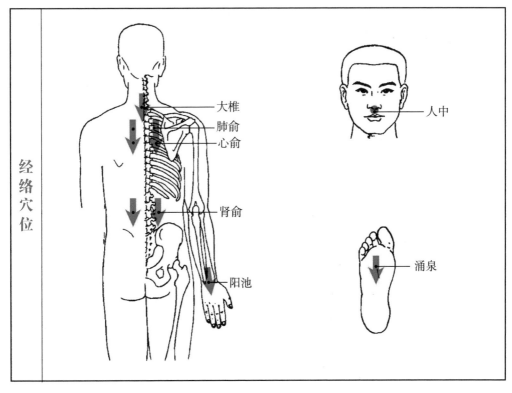

36. 药物性皮炎

药物性皮炎是口服、注射或吸入某种药物后，在皮肤黏膜上出现炎症反应。因用药不同而出现不同类型的炎症反应，有固定性红斑、荨麻疹样风团，湿疹样泛发全身，多型性红斑，紫癜、大疱性表皮松解等，严重者可累及机体各系统。

【刮痧治疗】
● 全息穴区（每次治疗选1~2个全息穴区）
头部：额旁2带（左侧），额旁3带。
背部：心脏、肝脏的脊椎对应区。
● 经络穴位
头部：胆经——双侧风池。
背部：督脉——大椎。
　　　膀胱经——双侧肺俞、心俞、膈俞、肝俞。
上肢：大肠经——双侧曲池。
下肢：脾经——双侧血海、三阴交。

全息穴区

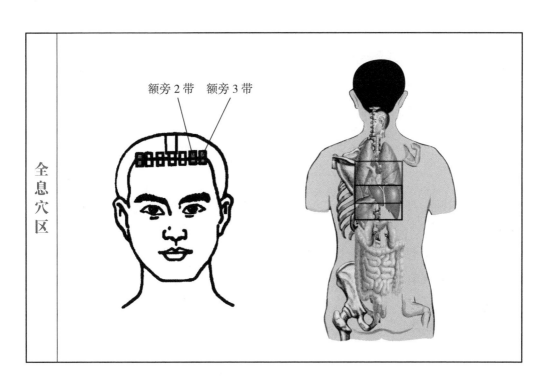

额旁 2 带　额旁 3 带

经络穴位

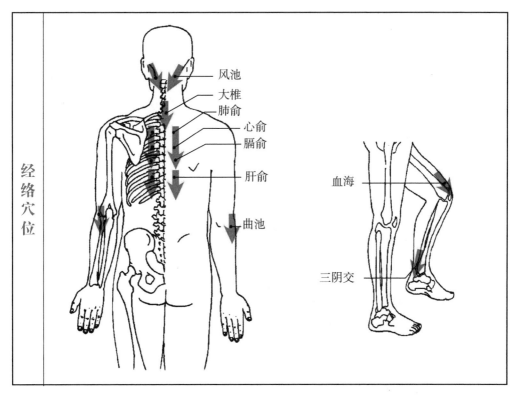

风池
大椎
肺俞
心俞
膈俞
肝俞
曲池

血海

三阴交

第三节　妇科病症

1. 月经不调

月经不调指月经周期紊乱，或经期长短，以及经量、色、质的异常，包括月经先期、后期、先后无定期，及月经过多或过少等症。

中医学认为月经先期、量多色鲜红为血热；月经后期、经期延长、月经过少、血色暗红夹有血块为血瘀；若血量少而色淡为血虚；月经先后无定期、经期延长，或月经过少，伴有情志郁结，为气滞血瘀。可分别结合"辨证刮痧"一节中治疗"血热证""血瘀证""血虚证""气滞证"的经穴刮拭。

【刮痧治疗】
● 全息穴区（每次治疗选1~2个全息穴区）
头部：额旁2带，额旁3带，额顶带后1/3。
下腹部：子宫、卵巢体表投影区。
背部：脊椎肝脏、肾脏、子宫、卵巢对应区。
足跟部及足跟内外侧。
● 经络穴位
背部：膀胱经——双侧肝俞、脾俞至肾俞。
腹部：任脉——气海至关元。
　　　胃经——双侧归来。
下肢：脾经——双侧血海、三阴交。
　　　肝经——双侧中都、太冲。
　　　肾经——双侧交信、太溪。
月经先期：太冲、太溪为重点。
月经后期：血海、归来为重点。
月经紊乱：肾俞、交信为重点。

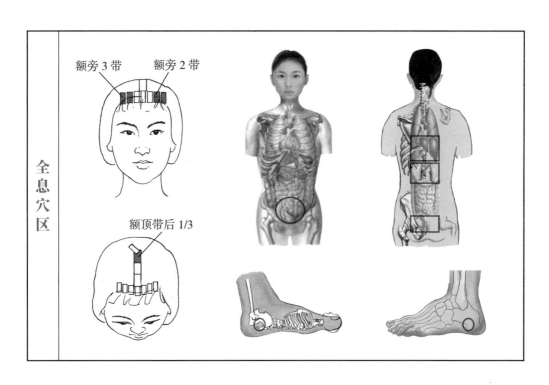

全息穴区

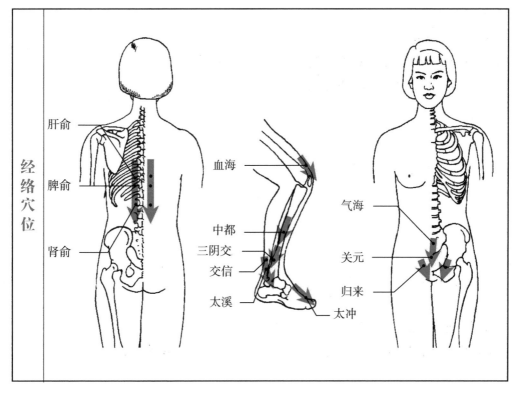

经络穴位

2. 功能性子宫出血

　　功能性子宫出血是指生殖系统无明显器质性病变，由于卵巢功能障碍而引起的子宫出血。常发生于青春期、生育期妇女，也可见于更年期。

　　中医学认为本病属"崩漏"范畴。如若月经色鲜红，量多为血热；若月经色紫暗，夹有血块为血瘀；若月经量少，色淡，体倦乏力为气血虚弱；若行经腹痛，伴双乳、胁肋胀痛为气滞。可分别结合"辨证刮痧"一节中"血热证""血瘀证""血虚证""气滞证"的经穴刮拭。月经过多、淋漓不尽和产后恶露不尽亦可照此节刮痧治疗。

【刮痧治疗】
● 全息穴区（每次治疗选1~2个全息穴区）
头部：额旁2带（右侧），额旁3带，额顶带后1／3。
下腹部：子宫、卵巢体表投影区。
背部：脊椎脾脏、子宫、卵巢对应区。
足部：足跟部及足跟内外侧。
● 经络穴位
背部：膀胱经——双侧膈俞、肝俞、脾俞、肾俞。
腹部：任脉——气海至关元。
下肢：脾经——双侧血海、地机、三阴交、隐白。
　　　　肝经——双侧太冲。
　　　　肾经——双侧复溜至水泉、然谷。
　　　　胃经——双侧足三里。

<table>
<tr><td>全息穴区</td><td>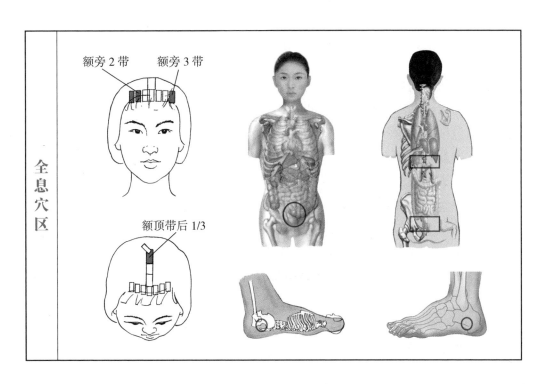</td></tr>
<tr><td>经络穴位</td><td>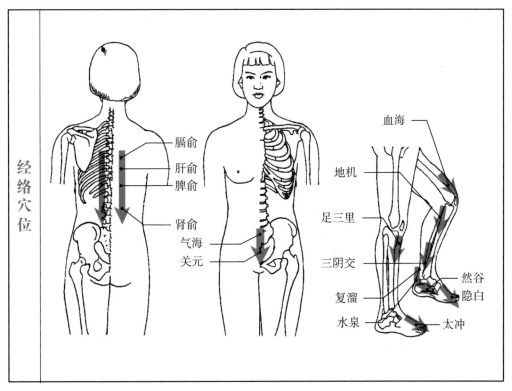</td></tr>
</table>

3. 痛 经

　　妇女在行经前后，或正值行经期间，小腹及腰部疼痛，甚至剧痛难忍，伴有面色苍白，头面冷汗淋漓，手足厥冷，泛恶呕吐等，并随着月经周期发作，称为"痛经"，亦称"经行腹痛"。本病可分为原发性和继发性两种。原发性痛经指生殖器官无明显器质性病变的行经疼痛，常发生在月经初潮或初潮后不久，多见于未婚或未孕妇女；继发性痛经指生殖器官有器质性病变，如子宫内膜异位症、盆腔炎和子宫肌瘤等引起的行经疼痛。

　　中医学认为痛经有肝郁气滞、气滞血瘀、寒湿凝滞、气血虚弱之分。可分别结合"辨证刮痧"一节中治疗"血瘀证""气滞证""阳虚证""血虚证"的经穴刮拭。刮痧治疗经穴是针对原发性痛经。继发性痛经须针对原发病治疗。

【刮痧治疗】
● 全息穴区（每次治疗选1~2个全息穴区）
头部：额旁2带（左侧），额旁3带，额顶带后1/3。
下腹部：子宫、卵巢体表投影区。
背部：脊椎子宫、卵巢对应区。
手部：第二掌骨桡侧下腹穴。
足部：足跟部及足跟内外侧。
● 经络穴位
背部：膀胱经——双侧肝俞至肾俞、次髎。
腹部：任脉——气海至中极。
　　　肾经——双侧中注至横骨。
下肢：脾经——双侧阴陵泉至地机、三阴交。
　　　肝经——双侧太冲。

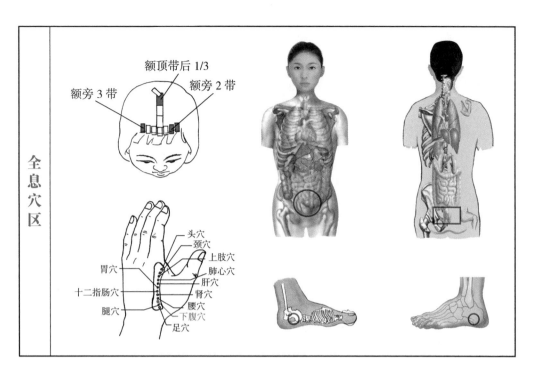

全息穴区

额顶带后 1/3
额旁 3 带　　额旁 2 带

头穴
颈穴
上肢穴
胃穴
肺心穴
肝穴
十二指肠穴
肾穴
腿穴
腰穴
下腹穴
足穴

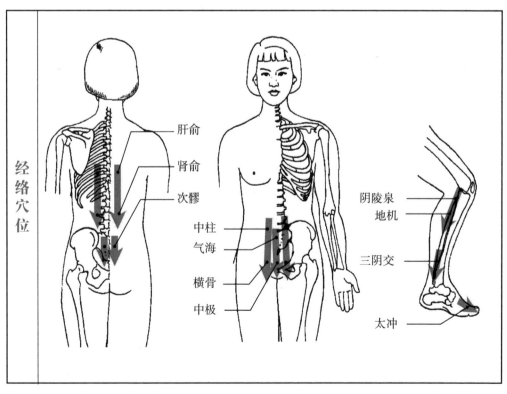

经络穴位

肝俞
肾俞
次髎
中柱
气海
横骨
中极

阴陵泉
地机
三阴交
太冲

4. 闭 经

闭经指女子年逾18岁月经尚未来潮，或曾来而又中断，达3个月以上者。闭经有多种原因，内分泌紊乱，如甲状腺、肾上腺皮质功能障碍，或精神、神经因素，消耗性疾病等，均能引起闭经。

中医学根据闭经的原因分为血枯闭经和血滞闭经两大类。先天肾气不足，或后天肝肾亏损，或反复出血而闭经为血枯闭经；精神刺激，郁怒伤肝，肝气郁结，或经期受凉，导致闭经为血滞闭经。可分别结合"辨证刮痧"一节中治疗"血虚证""阳虚证""血瘀证""气滞证"的经穴刮拭。血枯闭经禁用泻法。

【刮痧治疗】

● **全息穴区**（每次治疗选1~2个全息穴区）

头部：额旁3带，额顶带中1/3，额顶带后1/3。

下腹：子宫、卵巢体表投影区。

背部：脊椎肝脏、肾脏、子宫、卵巢对应区。

足部：足跟部及足跟内外侧。

● **经络穴位**

背部：膀胱经——双侧膈俞至脾俞、肾俞、次髎。

腹部：任脉——气海至中极。

下肢：脾经——双侧血海、地机至三阴交。

　　　肝经——双侧太冲。

　　　胃经——双侧足三里至丰隆。

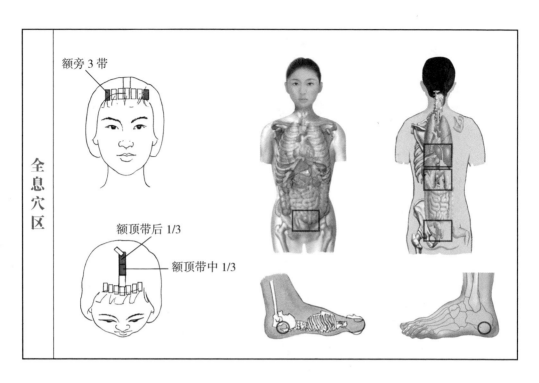

全息穴区

额旁 3 带

额顶带后 1/3

额顶带中 1/3

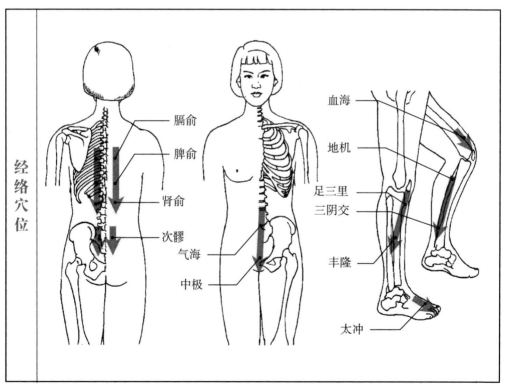

经络穴位

膈俞

脾俞

肾俞

次髎

气海

中极

血海

地机

足三里

三阴交

丰隆

太冲

5. 更年期综合征

妇女在自然绝经前后或因其他原因丧失卵巢功能以后，常出现一些症状和体征，统称为更年期综合征。可出现经行日期紊乱、头晕耳鸣、心悸失眠、记忆力减退、易激动、烦躁、情绪不稳、易哭善怒、烘热汗出、五心烦热或浮肿、便溏、尿频、腰酸倦怠乏力、身体发胖、毛发脱落，甚或情志异常等症状，诸症轻重不一。

中医学认为本病是肾精衰减，导致肾阳虚或肾阴虚火旺，引起脏腑功能失常。肾虚是致病之本。可结合"辨证刮痧"一节中治疗"阳虚证""阴虚证"的经穴刮拭。

【刮痧治疗】
● 全息穴区（每次治疗选1~2个全息穴区）
头部：额中带，额顶带中1/3，额顶带后1/3。
下腹部：子宫、卵巢体表投影区。
背部：脊椎肾脏、子宫、卵巢对应区。
足部：足跟部及足跟内外侧。
● 经络穴位
头部：督脉——百会。
背部：督脉——命门。
　　　膀胱经——双侧肝俞至肾俞。
腹部：肾经——双侧中注至大赫。
上肢：心经——双侧神门。
　　　心包经——双侧内关。
下肢：胃经——双侧足三里。
　　　脾经——双侧三阴交、公孙。
　　　肝经——双侧太冲。
　　　肾经——双侧太溪。

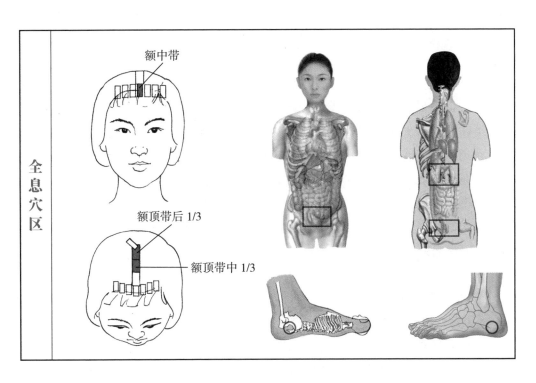

全息穴区

额中带

额顶带后 1/3

额顶带中 1/3

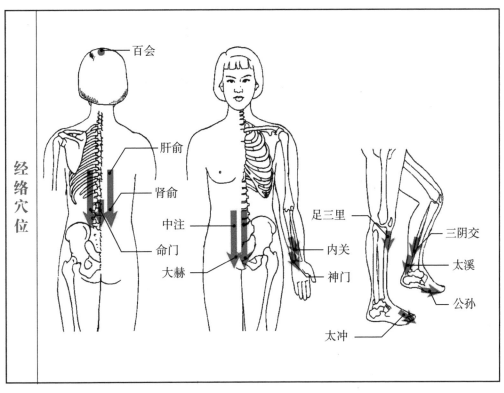

经络穴位

百会
肝俞
肾俞
中注
命门
大赫
足三里
内关
神门
太冲
三阴交
太溪
公孙

6. 带下病

带下指妇女阴道内流出的黏稠液体，如涕唾，绵绵不断，故通常称"白带"。若带下量多，或色、质、气味发生变化，或伴有全身症状者，则中医称"带下病"。可见于阴道炎、子宫炎、宫颈炎，输卵管、卵巢及盆腔炎。女子在发育成熟期，或经期前后，或妊娠初期，白带可相应地增多，当不作病论。如有豆腐渣样或乳块状白带，为霉菌性阴道炎；白带质薄带泡沫，常见于滴虫性阴道炎；带色黄绿如脓、黏稠混浊如米汤且臭秽，多属癌症后期。阴道炎、子宫炎、宫颈炎，输卵管、卵巢及盆腔炎可照此刮痧。癌症后期的带下异常不在刮痧治疗之列。

【刮痧治疗】
● 全息穴区（每次治疗选1~2个全息穴区）
头部：额旁2带（右侧），额旁3带，额顶带后1/3。
下腹部：子宫、卵巢体表投影区。
背部：脊椎脾脏、肾脏、子宫、卵巢对应区。
足部：足跟部及足跟内外侧。
● 经络穴位
背部：膀胱经——双侧脾俞至肾俞，次髎至下髎，白环俞。
腹部：任脉——气海至关元。
　　　胆经——双侧带脉。
下肢：胃经——双侧足三里。
　　　脾经——双侧阴陵泉至三阴交。
　　　肾经——双侧复溜。

<table>
<tr><td>全息穴区</td><td>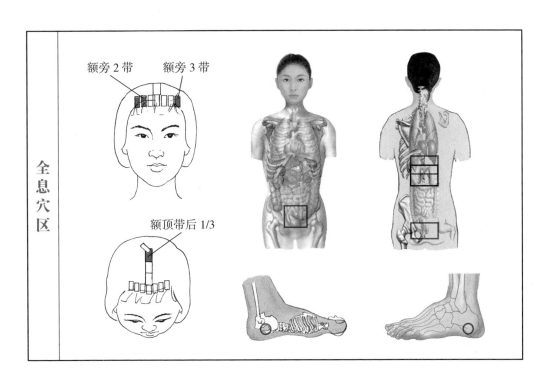</td></tr>
</table>

額旁 2 带　額旁 3 带

額顶带后 1/3

<table>
<tr><td>经络穴位</td><td>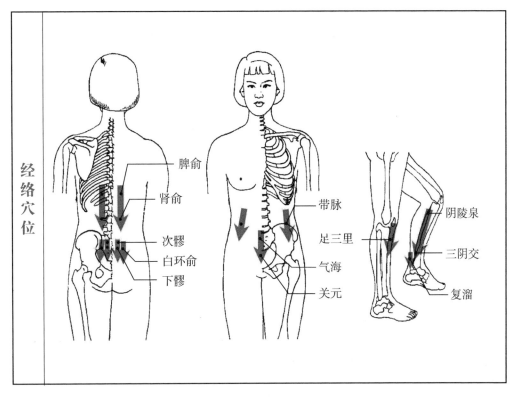</td></tr>
</table>

脾俞

肾俞

次髎

白环俞

下髎

带脉

足三里

气海

关元

阴陵泉

三阴交

复溜

7. 乳 少

产妇在哺乳期乳汁少或全无，称为缺乳或称无乳汁。产后缺乳多发生在产后二三天至半个月内，也可发生在整个哺乳期。

中医学认为乳少有多种原因。产后乳少，甚或全无，乳汁清稀，乳房柔软，无胀感，面色少华，神疲食少，为气血虚弱；平日乳汁正常，因情志所伤后，乳汁骤减或全无，乳房胀满，有硬块而痛，或有微热，精神抑郁，胸胁胀闷，饮食不振，为肝郁气滞；乳汁少而稀薄或点滴绝无，乳房柔软无胀感，胸闷，食多而乳少，身体肥胖，为痰气壅阻。可分别结合"辨证刮痧"一节中治疗"血虚证""气虚证""气滞证""痰证"的经穴刮拭。气血虚弱型乳少禁用泻法。

【刮痧治疗】
● 全息穴区（每次治疗选1~2个全息穴区）

头部：额旁2带，额顶带前1/3。

背部：两侧乳房投影区。与乳房水平段平行的脊椎对应区。

● 经络穴位

背部：膀胱经——双侧肝俞至胃俞。

　　　小肠经——双侧天宗。

胸腹部：任脉——膻中。

　　　　肾经——双侧气穴。

　　　　胃经——双侧乳根。

上肢：心经——双侧极泉。

　　　小肠经——双侧少泽。

下肢：胃经——双侧足三里。

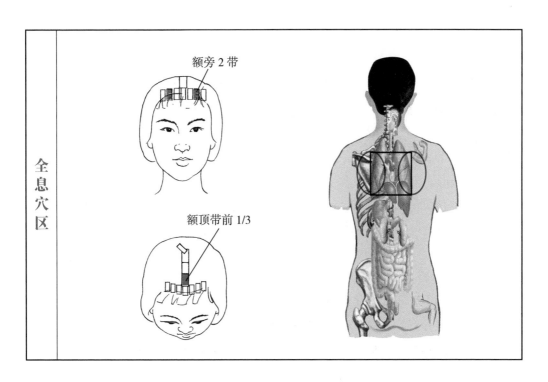

全
息
穴
区

额旁 2 带

额顶带前 1/3

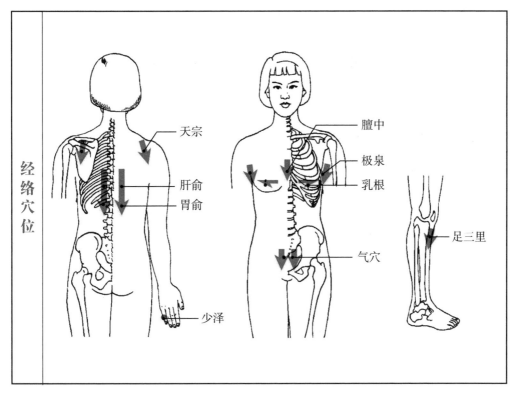

经
络
穴
位

天宗

肝俞

胃俞

少泽

膻中

极泉

乳根

气穴

足三里

8. 乳腺增生

乳腺增生是妇女最常见的乳腺疾患。临床表现为乳房出现片状、结节状、条索状、沙砾状非炎性的硬结肿块，发生于一侧或两侧。肿块常为多发性，大小、数量不一，质韧，边界不清或比较清楚，与皮肤和胸肌筋膜无粘连，推之能动，经前或恼怒时肿块可增大，胀痛加重，经后肿块缩小，胀痛减轻或消失。乳房表面、外形正常。患者常伴有头晕、烦躁、口苦、咽干等症。

中医学认为乳腺增生常与情志不舒、肝郁气滞有关，可结合"辨证刮痧"一节中"气滞证"的经穴刮拭。乳房纤维腺瘤可照此刮痧。

【刮痧治疗】
● **全息穴区**（每次治疗选1~2个全息穴区）
头部：额旁2带（左侧），额顶带前1/3。
背部：两侧乳房投影区。与乳房水平段平行的脊椎对应区。
● **经络穴位**
背部：膀胱经——双侧膈俞至胆俞，膏肓。
　　　胆经——患侧肩井。
　　　小肠经——患侧天宗。
胸部：任脉——膻中。
　　　胃经——患侧屋翳。
　　　阿是穴——乳腺增生局部。
　　　肝经——患侧期门。
下肢：胃经——患侧丰隆。
　　　胆经——患侧侠溪。
　　　脾经——患侧血海。
　　　肝经——患侧太冲。

<table>
<tr>
<td>全息穴区</td>
<td>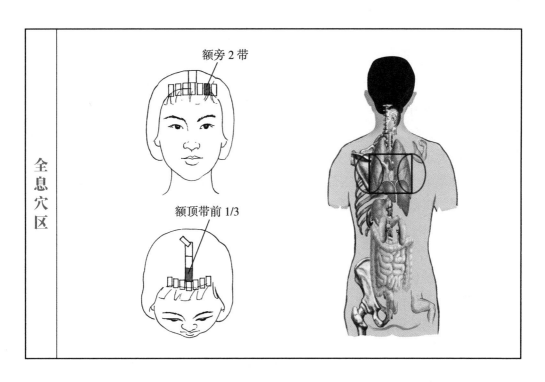</td>
</tr>
</table>

额旁 2 带

额顶带前 1/3

<table>
<tr>
<td>经络穴位</td>
<td>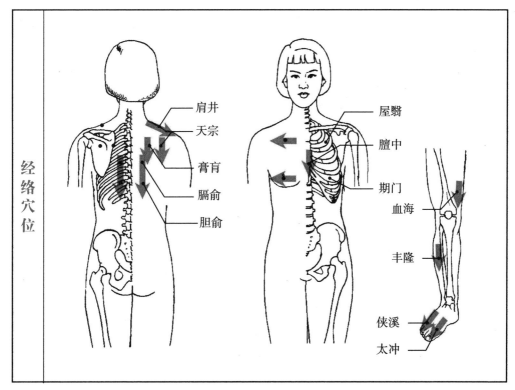</td>
</tr>
</table>

肩井
天宗
膏肓
膈俞
胆俞

屋翳
膻中
期门
血海
丰隆
侠溪
太冲

9. 急性乳腺炎

急性乳腺炎是由细菌感染所引起的乳腺急性化脓性炎症，多发生于哺乳期产妇。早期患乳肿痛，显现大小不等之结块，皮肤不红或微红，排乳不畅，伴有恶寒发热，头痛身痛，烦躁，口渴，胸闷恶心，纳差厌食，大便秘结。中期肿块逐渐增大，全身不适加重。病变处皮肤水肿焮热，跳痛，剧痛，拒按，随后硬块中央逐渐变软，按之有波动感。后期破溃出脓后，热退，肿消痛减，疮口逐渐愈合，亦有破溃后，乳汁从疮口溢出，愈合较慢者。

【刮痧治疗】

● 全息穴区（每次治疗选1~2个全息穴区）

头部：额旁1带（对侧），额顶带中1/3。

背部：两侧乳房投影区。与乳房水平段平行的脊椎对应区。

● 经络穴位

背部：膀胱经——双侧肝俞至胃俞。

　　　胆经——患侧肩井。

　　　小肠经——患侧天宗。

胸部：任脉——膻中。

　　　胃经——患侧屋翳、不容至乳根。

上肢：小肠经——患侧后溪至少泽。

　　　心包经——患侧内关。

下肢：胃经——患侧梁丘、丰隆至冲阳。

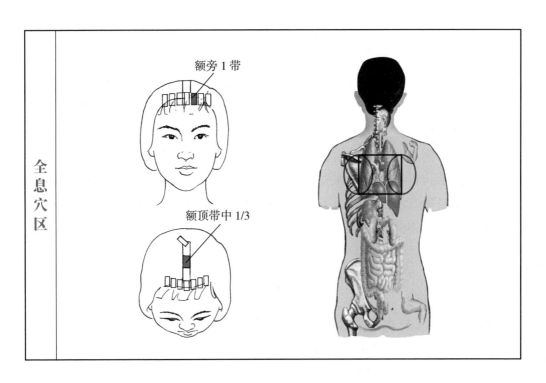

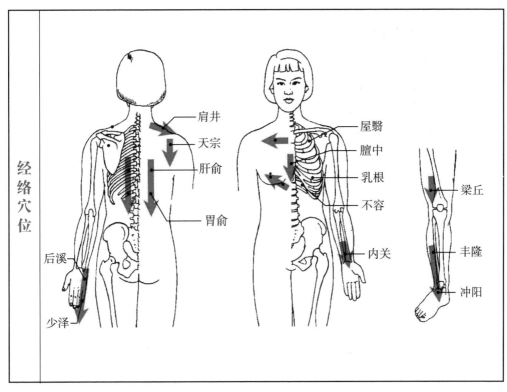

全息穴区

额旁 1 带

额顶带中 1/3

经络穴位

肩井
天宗
肝俞
胃俞
后溪
少泽

屋翳
膻中
乳根
不容
内关

梁丘
丰隆
冲阳

10. 子宫下垂

子宫从正常位置沿阴道下降，子宫颈外口达坐骨棘水平以下，甚至子宫全部脱出于阴道口外，称子宫脱垂。中医称为"阴挺"。因子宫脱垂的程度不同，外阴之块状物亦大小不一。一般轻者仅在走路或劳动时宫颈脱出，卧床后能回纳，重度则可全子宫脱出，且阴道前后壁亦一起膨出，伴有小腹重坠，腰酸腿软，便秘，排尿困难或尿失禁。子宫脱垂可由生育过多、不合理的接生、产后过早参加重体力劳动，长时间站立或蹲着劳动等原因引起。

中医学认为本病的形成为脾肾气虚，因虚致陷，因陷致脱。可结合"辨证刮痧"一节中治疗"气陷证"的经穴刮拭。

【刮痧治疗】
● 全息穴区（每次治疗选1~2个全息穴区）
头部：额旁3带，额顶带后1／3。
下腹部：子宫体表投影区。
背部：脊椎肾脏、子宫对应区。
足部：足跟部及足跟内外侧。
● 经络穴位
头部：督脉——百会。
背部：督脉——命门。
　　　膀胱经——双侧肾俞。
腹部：任脉——关元至气海。
　　　胆经——双侧维道。
　　　肾经——双侧大赫。
　　　奇穴——双侧提托。
下肢：胃经——双侧足三里。

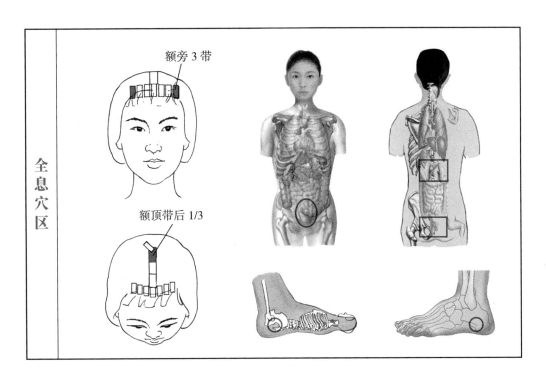

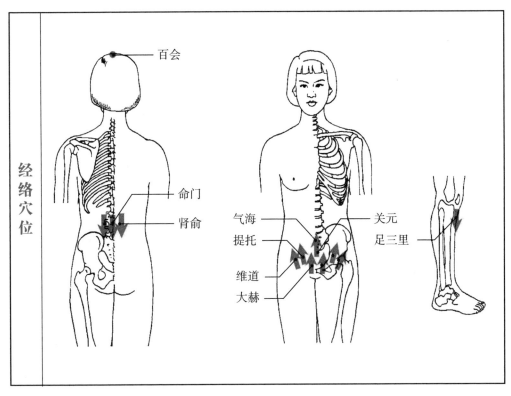

全息穴区

额旁 3 带

额顶带后 1/3

经络穴位

百会

命门

肾俞

气海

提托

维道

大赫

关元

足三里

11. 子宫肌瘤

子宫肌瘤全称为子宫平滑肌瘤，是女性生殖器官中最常见的良性肿瘤。B超有助本病诊断。子宫肌瘤的诱因，可能与过多雌激素刺激有关。

子宫肌瘤的临床表现常随肌瘤生长的部位、大小、生长速度、有无合并症而各异。临床常见子宫出血，月经量多或淋漓不净，腹部包块，及邻近器官的压迫症状，可造成盆腔炎症，白带增多，不孕症等。子宫肌瘤使子宫出血量增多，可导致贫血。

【刮痧治疗】

● 全息穴区（每次治疗选1~2个全息穴区）

头部：额旁2带（左侧），额顶带后1／3。

下腹部：子宫体表投影区。

背部：脊椎肝脏、子宫对应区。

足部：足跟部及足跟内外侧。

● 经络穴位

背部：膀胱经——双侧肾俞至次髎。

腹部：任脉——气海至中极。

　　　胃经——双侧归来。

　　　肾经——双侧气穴至大赫。

下肢：脾经——双侧血海、三阴交。

　　　肾经——双侧复溜。

　　　肝经——双侧行间。

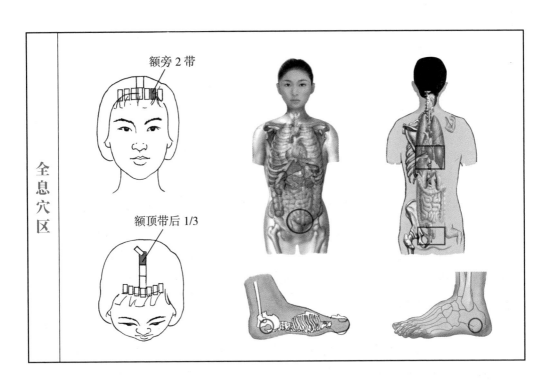

全息穴区

额旁 2 带

额顶带后 1/3

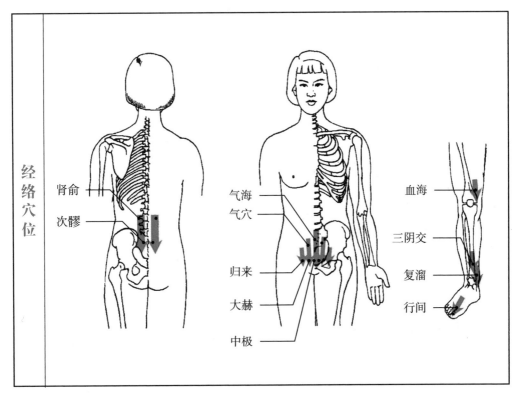

经络穴位

肾俞

次髎

气海
气穴

归来

大赫

中极

血海

三阴交

复溜

行间

第四节　儿科病症

1. 小儿感冒发热

小儿感冒发热是儿童感受风寒邪气后，机体免疫机能迅速做出应激反应的结果，加强了白细胞的活力和吞噬能力，不利于细菌病毒繁殖，加速了新陈代谢，加快排出体内毒素。小儿感冒发热多喝水，多休息，适当补充营养，饮食清淡，只要体温不超过38℃，没有严重的咳嗽、剧烈头痛、咽喉疼痛，精神状态好者不必着急用退烧药。

3岁以上儿童可以配合应用刮痧疗法效果很好。但要注意，儿童皮肤娇嫩，家长可用手掌向刮痧部位涂敷刮痧油，用补法轻轻刮拭，皮肤潮红，有少量痧排出即可。还可以配合舒缓推背，向指尖方向推揉手掌大鱼际效果也不错。

【刮痧治疗】
● 全息穴区（每次治疗选1~2个全息穴区）
头部：额中带、额旁1带。
手部：大鱼际。
● 经络穴位
头部：胆经——双侧风池。
背部：督脉——大椎。
　　　膀胱经——双侧风门、肺俞。
胸部：肺经——双侧云门、中府。
　　　任脉——膻中。
上肢：大肠经——双侧曲池、合谷。
　　　肺经——双侧尺泽、孔最、少商。
下肢：胃经——双侧足三里。

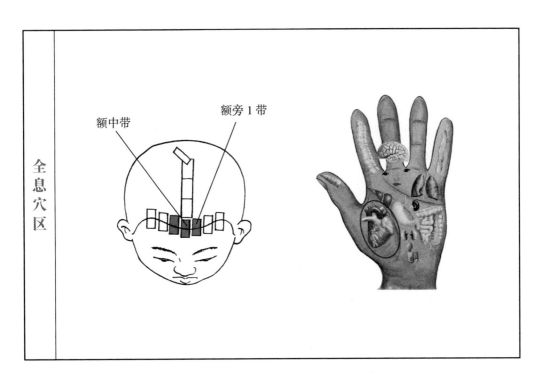

全息穴区

额中带　　额旁1带

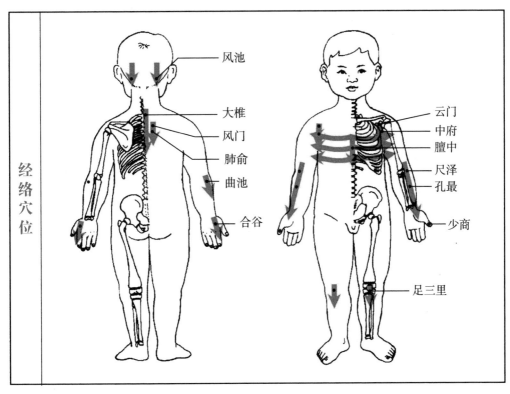

经络穴位

风池

大椎
风门
肺俞
曲池

合谷

云门
中府
膻中
尺泽
孔最

少商

足三里

2. 百日咳

百日咳是由百日咳杆菌引起的一种呼吸道传染病。病程较长，缠绵难愈。早期症状与感冒相似，一二周后出现阵发性痉挛性咳嗽，咳时面红耳赤，阵咳末大力吸气时产生特有的高音调吼声，咳后常有呕吐。咳嗽在夜间较重，重者可引起面部水肿，眼结膜和鼻黏膜出血。幼小婴儿常无典型阵咳，而表现为阵发窒息，且易并发肺炎。小儿感冒咳嗽、支气管炎、肺炎咳嗽可照此刮痧治疗。

【刮痧治疗】
● 全息穴区（每次治疗选1~2个全息穴区）
头部：额中带，额旁1带。
胸部：肺、气管体表投影区。
背部：脊椎肺脏、气管对应区。
手部：全手掌，重点是肺、气管区。
足部：全足底部，重点是肺、气管区。
● 经络穴位
头部：奇穴——双侧百劳。
背部：督脉——大椎至身柱。
　　　膀胱经——双侧风门至肺俞。
胸部：任脉——天突至膻中。
　　　前胸——由内向外刮。
　　　肺经——双侧中府。
上肢：肺经——双侧尺泽至太渊。
　　　大肠经——双侧合谷。
下肢：胃经——双侧丰隆。
　　　肝经——双侧蠡沟。

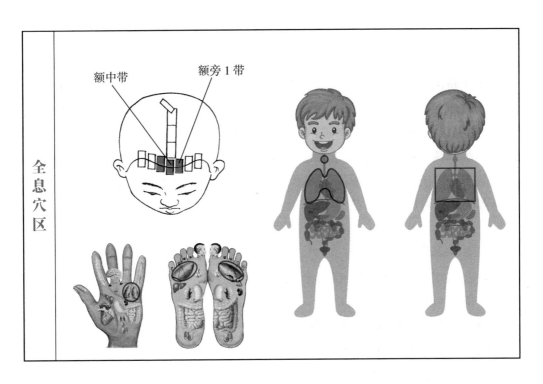

全息穴区

额中带　额旁1带

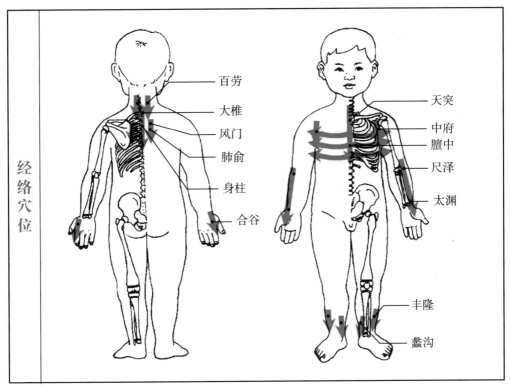

经络穴位

百劳
大椎
风门
肺俞
身柱
合谷

天突
中府
膻中
尺泽
太渊

丰隆
蠡沟

3. 小儿腹泻

小儿腹泻是以大便次数增多，粪质稀薄，或兼有未消化的食物残渣和黏液为主症的病症，重者为水样便。多由饮食不当或肠道内感染所致。一年四季均可发生，而以夏秋季节较为多见，二岁以下的婴幼儿更为多见。

中医学认为腹泻之本在于脾胃，由于小儿脾胃发育尚未完善，消化机能较弱，故无论外感六淫，或内伤乳食，均可引起脾胃功能失调而致腹泻。其中外感暑湿的腹泻可同时结合第一节中治疗感冒的经穴刮拭。

【刮痧治疗】

● 全息穴区（每次治疗选1~2个全息穴区）

头部：额旁2带。

腹部：大、小肠的体表投影区。

背部：脊椎大、小肠对应区。

手部：手第二掌骨桡侧十二指肠穴至下腹穴间的痛点。

手掌部肠区，食指、小指。

足部：全足底部，重点是肠区。

● 经络穴位

背部：膀胱经——双侧脾俞、肾俞、大肠俞至小肠俞。

腹部：任脉——建里至水分。

胃经——双侧天枢。

肝经——双侧章门。

下肢：胃经——双侧足三里、内庭。

全息穴区

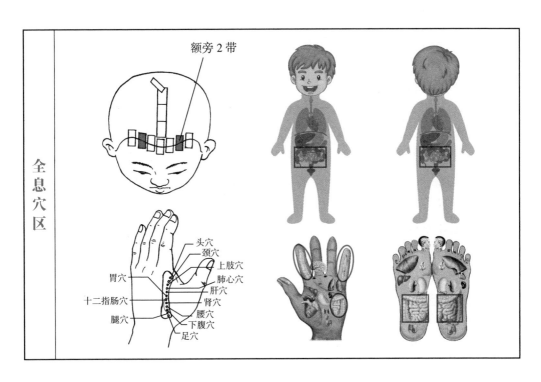

额旁2带

头穴
颈穴
上肢穴
胃穴
肺心穴
肝穴
十二指肠穴
肾穴
腰穴
腿穴
下腹穴
足穴

经络穴位

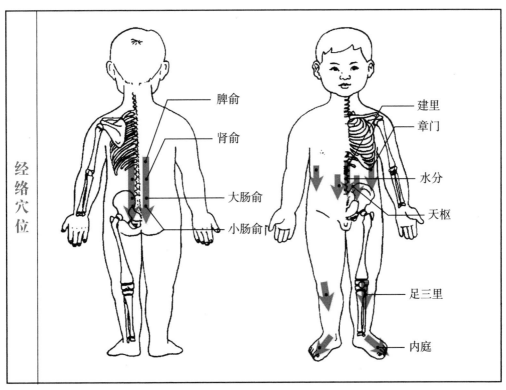

脾俞
肾俞
大肠俞
小肠俞

建里
章门
水分
天枢
足三里
内庭

4. 小儿营养不良

小儿营养不良是消化吸收功能长期障碍所引起的一种慢性营养缺乏症。中医学称为"疳积"。本病起病缓慢，病程愈长，病情亦随之加重。由于蛋白质或热量缺乏或消耗增加，以致不能维持机体正常代谢，而消耗自身组织，使体重下降、皮下脂肪减少，表现为渐进性消瘦，皮色苍白，神疲乏力，肌肉萎缩，脏腑功能低下，发育迟缓。多有厌食，腹满胀痛，嗳腐、呕吐乳食，腹泻，大便腥臭等症状。

小儿消化不良、生长发育缓慢，肠寄生虫可照此刮痧治疗。

【刮痧治疗】
● 全息穴区（每次治疗选1~2个全息穴区）

头部：额旁2带。

腹部：胃、肠的体表投影区。

背部：脊椎脾胃、肠的对应区。

手部：手第二掌骨桡侧十二指肠穴至下腹穴间的痛点。

　　　手掌部肠区、食指、小指。

足部：全足底部，重点是肠区。

● 经络穴位

背部：督脉——大椎至悬枢。

　　　膀胱经——双侧脾俞至三焦俞。

腹部：任脉——中脘至气海。

　　　胃经——双侧天枢。

　　　肝经——双侧章门。

上肢：奇穴——双侧四缝。

下肢：胃经——双侧足三里。

　　　脾经——双侧公孙。

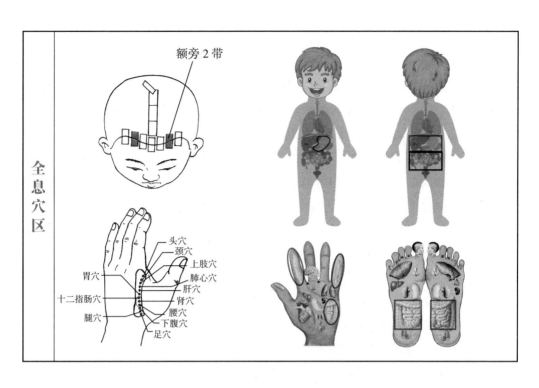

<table>
<tr><td rowspan="9">全息穴区</td></tr>
</table>

全息穴区

额旁 2 带

头穴
颈穴
上肢穴
胃穴
肺心穴
十二指肠穴
肝穴
肾穴
腰穴
腿穴
下腹穴
足穴

经络穴位

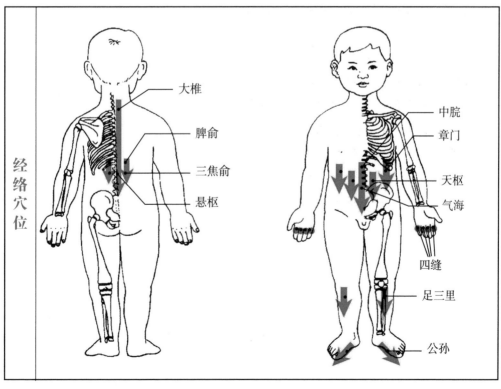

大椎

脾俞

三焦俞

悬枢

中脘

章门

天枢

气海

四缝

足三里

公孙

5. 小儿遗尿症

小儿遗尿症是指年满3岁以上的小儿经常在睡眠中不自觉排尿。小儿遗尿多因功能发育上的不成熟（如膀胱肌肉控制排尿机能差，膀胱容量较小），及睡眠过深不易醒觉，或情绪上的影响（如入学紧张、离不开父母等）而成为心理障碍独特的一种形式。此外，小儿由于疾病后身体虚弱，居住环境的改变，白天过度疲劳和兴奋等，均可出现遗尿症状。

此组穴区也能治疗成年人尿崩症或患中风后遗症的遗尿症。

【刮痧治疗】
● 全息穴区（每次治疗选1~2个全息穴区）
头部：额旁3带，额顶带后1/3。
下腹部：膀胱体表投影区。
背部：脊椎肾脏、膀胱对应区。
手部：手第二掌骨桡侧下腹穴。
足部：全足底部，重点膀胱区、肾区。
● 经络穴位
头部：督脉——百会。
背部：督脉——身柱至命门。
　　　膀胱经——双侧肾俞至膀胱俞。
腹部：任脉——关元至曲骨。
下肢：胃经——双侧足三里。
　　　脾经——双侧三阴交。
　　　肾经——双侧太溪。

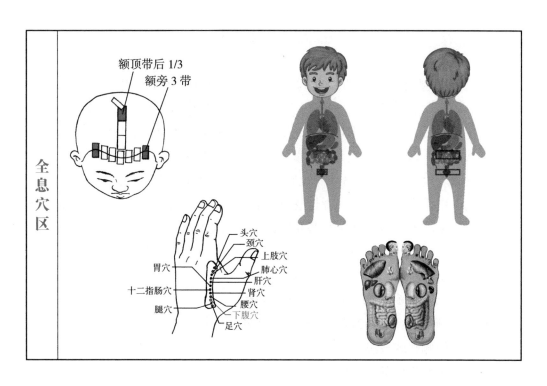

全息穴区

额顶带后 1/3
额旁 3 带

头穴
颈穴
上肢穴
肺心穴
肝穴
肾穴
腰穴
下腹穴
足穴
胃穴
十二指肠穴
腿穴

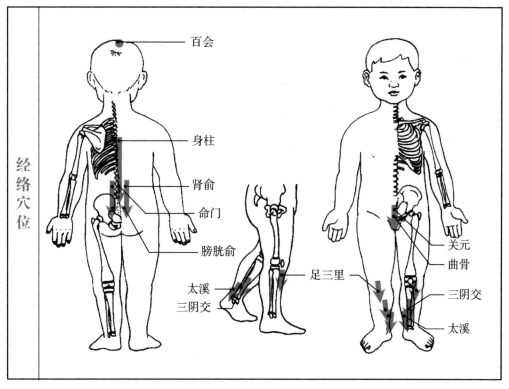

经络穴位

百会
身柱
肾俞
命门
膀胱俞
太溪
三阴交
足三里
关元
曲骨
三阴交
太溪

6. 流行性腮腺炎

流行性腮腺炎是感染腮腺炎病毒所引起的急性传染病，中医学称为"痄腮"。本病好发于学龄儿童，2岁以下幼儿少见。临床以发热，耳下腮部漫肿、疼痛为主要特征，一年四季均可发病，但以冬春季为高峰，借唾液飞沫传染，呈散发或流行。起病急，病儿先发觉一侧的耳下部肿大、疼痛，在咀嚼和吞咽时疼痛加重。过1~2天后，另一侧也肿起来，肿块以耳垂为中心，边缘不清楚，表面发热，用手摸时有压痛和弹性感觉。4~5天后才逐渐消退，有时颌下腺和舌下腺也有肿痛。少数男孩可并发睾丸炎，出现睾丸肿痛。

【刮痧治疗】
● 全息穴区（每次治疗选1~2个全息穴区）
头部：额中带，额旁2带（患侧），顶颞后斜带下1/3（患侧）。
面部：健侧腮腺投影区。
颈部：颈椎头面部对应区。
手部：全手掌，重点是头区。
足部：全足底部，重点是头区。
● 经络穴位
头面部：胃经——患侧大迎至颊车。
背部：膀胱经——双侧肺俞至胃俞。
上肢：大肠经——患侧曲池、合谷。
　　　三焦经——患侧外关。
　　　肺经——双侧少商。
下肢：胃经——双侧丰隆。

全息穴区

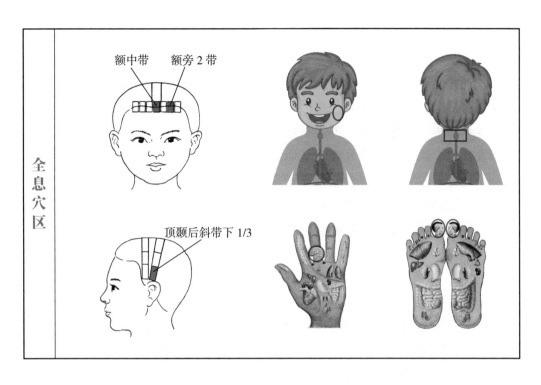

额中带　额旁 2 带

顶颞后斜带下 1/3

经络穴位

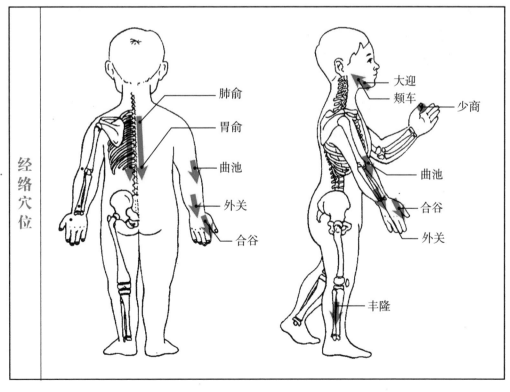

肺俞

胃俞

曲池

外关

合谷

大迎
颊车
少商

曲池

合谷

外关

丰隆

7. 小儿抽搐

小儿抽搐也叫"小儿惊厥"，中医称"小儿惊风"。发病时四肢抽搐，伴高热、神昏。发病急骤的叫"急惊风"，可见于脑炎及其他传染性或感染性疾病。发病缓慢，手足徐动，不伴高热神昏的叫"慢惊风"，见于脱水、营养不良，缺钙等。缺钙的婴幼儿常有早期佝偻病的症状如颅骨软化，会发生低钙惊厥。低钙惊厥时大都表现为全身惊厥。严重者每日发作数次，发作间歇小儿神志正常。明确诊断后，在刮痧时应补充钙剂治疗。较大婴幼儿偶尔出现手足搐搦症，常因上呼吸道感染或腹泻而诱发。

凡抽搐病因诊断明确者，大脑发育不全及脑性瘫痪皆可照此刮痧治疗。

【刮痧治疗】
● 全息穴区（每次治疗选1~2个全息穴区）
头部：额中带，额顶带后1／3，顶颞前斜带，发热加额旁1带。
背部：脊椎肝脏、脾脏对应区。
● 经络穴位
头颈部：督脉——人中、前顶、大椎。
上肢：大肠经——双侧合谷。
下肢：胆经——双侧阳陵泉。
　　　肝经——双侧太冲。
　　　肾经——双侧涌泉。

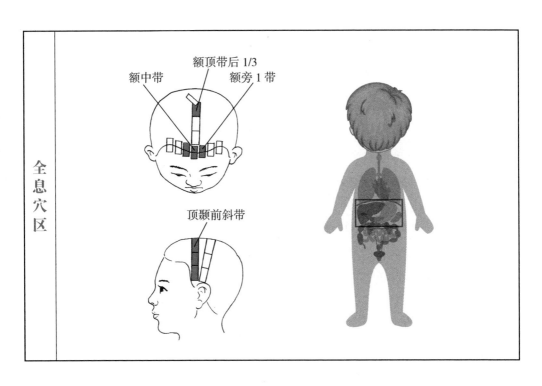

额中带　额顶带后 1/3
额旁 1 带

顶颞前斜带

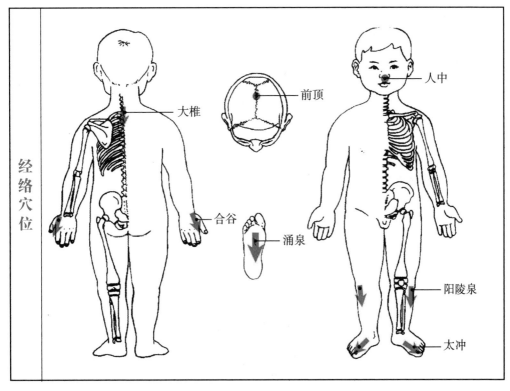

大椎

前顶

人中

合谷

涌泉

阳陵泉

太冲

第五节　五官科病症

1. 目赤肿痛

目赤肿痛为多种眼科疾患中的一个急性症状。俗称火眼或红眼。本症常见于细菌性结膜炎、病毒性结膜炎、变态反应性结膜炎及角膜炎等。可见目赤肿痛、畏光、流泪、目涩难睁，眼睑肿胀，眵多等症。重者伴有头痛、发热、口苦、咽痛、烦热、便秘等全身症状。

中医学认为，或风热时邪，侵袭目窍，郁而不宣；或肝胆火盛，循经上扰，均可发生目赤肿痛。反复发作者可结合"辨证刮痧"一节中治疗"阳亢证"的经穴刮拭。

【刮痧治疗】
● 全息穴区（每次治疗选1~2个全息穴区）
头部：额中带，额顶带前1/3，顶枕带上1/3。
颈部：颈椎眼部对应区。
● 经络穴位
头部：膀胱经——患侧攒竹、眉冲。
　　　督脉——上星。
　　　奇穴——患侧太阳。
　　　胆经——双侧风池。
背部：膀胱经——双侧肺俞、肝俞至脾俞。
上肢：大肠经——双侧合谷至商阳。
　　　肺经——双侧少商。
下肢：胆经——患侧光明至阳辅、侠溪。

<table>
<tr><td rowspan="1">全息穴区</td><td>

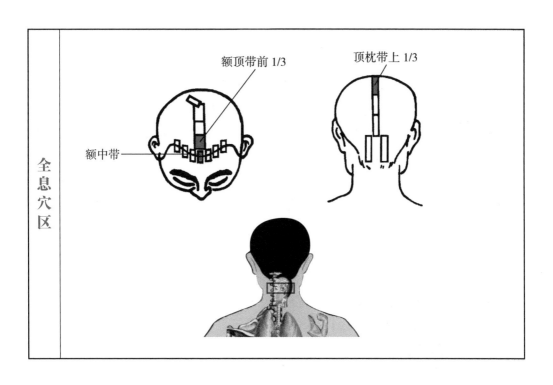

额顶带前 1/3

顶枕带上 1/3

额中带

</td></tr>
<tr><td>经络穴位</td><td>

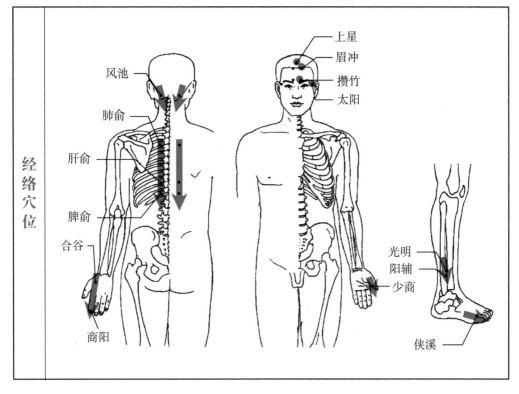

上星
眉冲
攒竹
太阳

风池

肺俞

肝俞

脾俞

合谷

商阳

光明
阳辅
少商

侠溪

</td></tr>
</table>

2. 麦粒肿

麦粒肿，又名睑腺炎，是皮脂腺受感染而引起的一种急性化脓性炎症。中医学称之为"针眼"。此病初起，眼睑缘出现局限性红肿硬结，触之疼痛，状如麦粒，痒痛并作。继而红肿逐渐明显。数日后硬结顶端出现黄色脓点，破溃后脓自流出。可伴有口渴、便秘等。

中医学认为本病每因脾胃蕴热，或心火上炎，又复外感风热，气血瘀阻，火热结聚，以致眼睑红肿，热腐为脓。睑缘炎、睑腺病、泪囊炎均可照此刮痧。反复发作者可结合"辨证刮痧"一节中治疗"阳亢证"的经穴刮拭。

【刮痧治疗】

● **全息穴区**（每次治疗选1~2个全息穴区）

头部：额中带，额顶带中1／3。

颈部：颈椎眼部对应区。

● **经络穴位**

头部：胃经——患侧承泣、四白。

　　　膀胱经——患侧睛明、攒竹。

　　　奇穴——患侧太阳。

　　　胆经——患侧瞳子髎、风池。

背部：膀胱经——双侧肺俞、胃俞。

上肢：大肠经——双侧曲池至合谷。

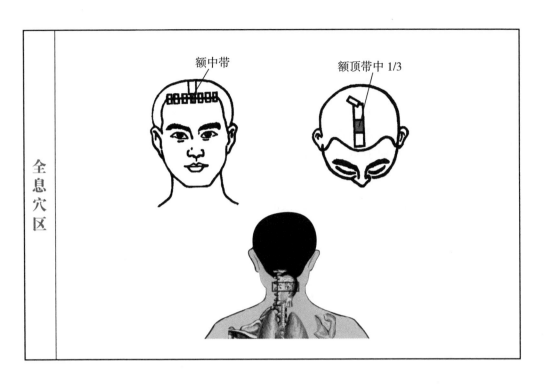

额中带　　　　　　额顶带中 1/3

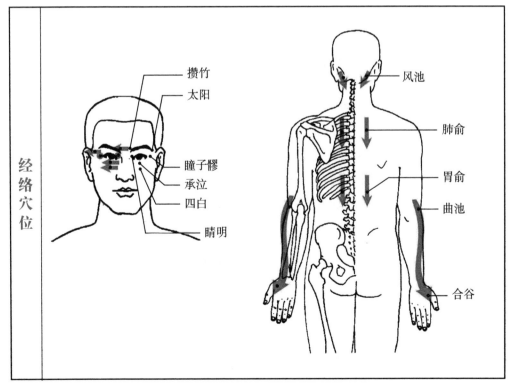

攒竹

太阳

瞳子髎

承泣

四白

睛明

风池

肺俞

胃俞

曲池

合谷

3. 眼底出血

眼底出血可见于多种疾病。眼病如：视网膜中央动脉栓塞、视网膜中央静脉栓塞、视网膜静脉周围炎、色素膜炎以及青光眼、白内障等手术后并发症，也可见于全身性疾病，如高血压、动脉硬化、糖尿病、外伤等。本病多见于中老年人。临床表现以视力突然不同程度下降为主。若中央静脉完全阻塞或黄斑区受累时，则视力显著下降；静脉不完全阻塞或分枝阻塞，则视力下降较少。轻者如隔云雾视物，重者仅辨明暗，或时见红光满目，或一片乌黑。

各种原因引起的眼底出血均可照此刮痧。

【刮痧治疗】

● 全息穴区（每次治疗选1~2个全息穴区）

头部：额中带，额顶带后1／3，顶枕带下1／3。

颈部：颈椎眼部对应区。

背部：脊椎心脏、肝脏对应区。

● 经络穴位

头部：督脉——百会。

　　　膀胱经——患侧睛明、攒竹。

　　　奇穴——患侧太阳。

　　　胆经——患侧瞳子髎、风池。

背部：督脉——大椎至陶道。

　　　膀胱经——双侧肝俞至肾俞。

下肢：脾经——双侧血海、三阴交。

　　　肝经——双侧太冲。

全息穴区

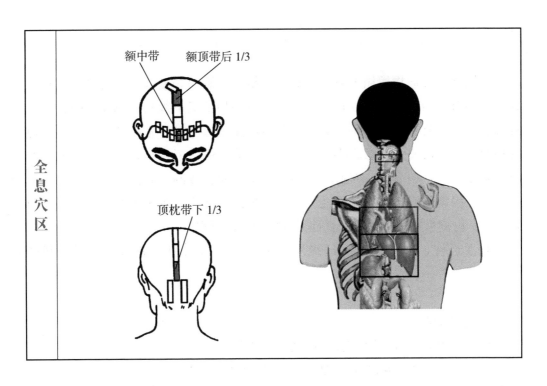

额中带　额顶带后 1/3

顶枕带下 1/3

经络穴位

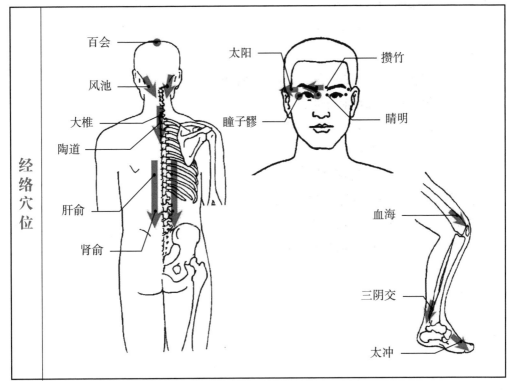

百会
风池
大椎
陶道
肝俞
肾俞

太阳　　　　攒竹
瞳子髎　　　睛明

血海
三阴交
太冲

4. 近 视

近视是指视远物模糊不清，喜欢把书报置于眼前处阅读，视近物仍正常的眼病。多由于用眼不当，如在光线过强或过弱的情况下视物，或长时间近距离看书、写字，或遗传因素所引起。在长时间阅读时，易产生肌性眼疲劳，出现视物双影，眼肌痛，头痛恶心等症。临床上分有假性近视与真性近视。假性近视是眼睫状肌长期痉挛、充血、晶体凸度增加而造成的一时性远视力减弱，主要由后天因素所致，此属功能性，只要积极刮痧治疗，矫正视力，改变不良用眼习惯，可望恢复正常视力。真性近视属器质性近视。

假性近视、真性近视、远视及各种原因引起的视力减退，可照此刮痧治疗。

【刮痧治疗】

● 全息穴区（每次治疗选1~2个全息穴区）

头部：额中带，额顶带后1/3，顶枕带下1/3。

颈部：颈椎眼部对应区。

背部：脊椎肝脏、肾脏对应区。

● 经络穴位

头部：膀胱经——双侧睛明、攒竹、眉冲。

　　　胆经——双侧瞳子髎。

　　　奇穴——印堂、双侧太阳。

　　　胆经——双侧风池。

　　　三焦经——双侧翳风。

背部：膀胱经——双侧肝俞至肾俞。

上肢：大肠经——双侧合谷。

下肢：胆经——双侧光明至阳辅。

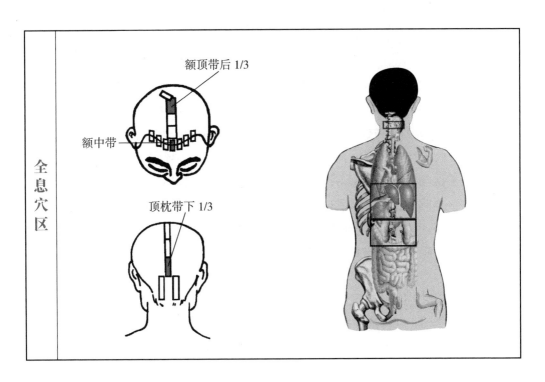

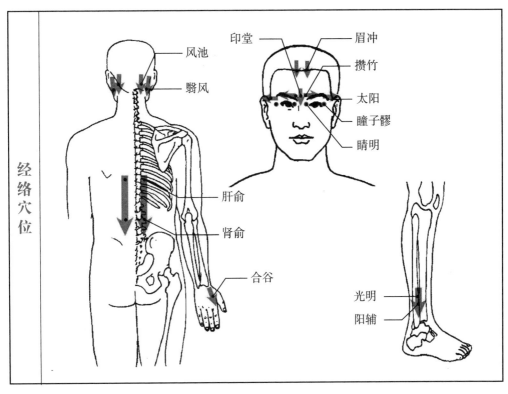

全
息
穴
区

额顶带后 1/3

额中带

顶枕带下 1/3

经
络
穴
位

风池

翳风

印堂

眉冲

攒竹

太阳

瞳子髎

睛明

肝俞

肾俞

合谷

光明

阳辅

5. 青光眼

青光眼病眼外观如常，自觉剧烈眼痛及同侧头痛，虹视、恶心呕吐，视物不清，畏光流泪。检查时可见高眼压，视乳头萎缩及凹陷，视野缺损及视力下降。患者初期自觉视物昏渺，蒙昧不清，或眼前阴影一片，呈现青、绿、蓝、碧或赤黄之色。日久失治，而致不辨人物、不分明暗，导致失明。

中医学认为本病与肝肾阴亏，心营亏损有关。属肝肾阴亏者，多见眼中干涩、头晕、耳鸣、遗精、腰酸；如为心营亏损者，多见眩晕、心烦、心悸、健忘、梦扰难寐。原发性青光眼、继发性青光眼、先天性青光眼、视神经萎缩、视神经乳头炎症等皆可照此刮痧治疗。

【刮痧治疗】
● 全息穴区（每次治疗选1~2个全息穴区）
头部：额中带，额顶带后1／3，顶枕带下1／3。
颈部：颈椎眼部对应区。
背部：脊椎肝脏、肾脏对应区。
● 经络穴位
头部：奇穴——双侧太阳。
　　　膀胱经——双侧睛明、攒竹。
　　　胃经——双侧承泣。
　　　胆经——双侧瞳子髎、风池。
　　　三焦经——双侧翳风。
背部：督脉——大椎至陶道。
　　　膀胱经——双侧肝俞、胆俞。
上肢：大肠经——双侧三间至商阳。
下肢：肝经——双侧太冲至行间。

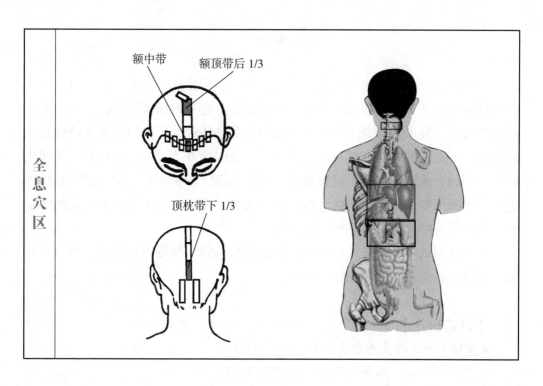

全息穴区

额中带　额顶带后 1/3

顶枕带下 1/3

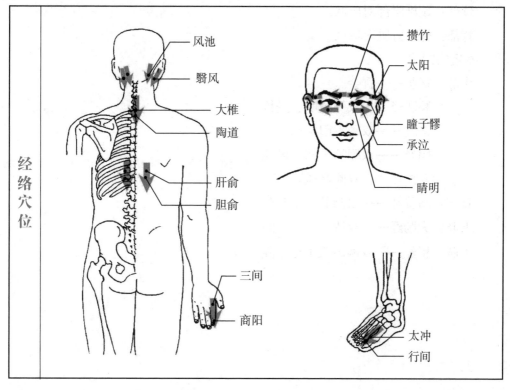

经络穴位

风池
翳风
大椎
陶道
肝俞
胆俞
三间
商阳

攒竹
太阳
瞳子髎
承泣
睛明

太冲
行间

6. 白内障

眼内晶体囊受损坏或晶体蛋白质发生改变，而晶体变混浊，称为白内障。白内障的原因既有遗传和先天因素，代谢障碍，全身疾病等内因，又有中毒、外伤等外因。临床以逐渐进行性视力减退和晶状体程度不一的混浊为特点。本病初起，眼无红肿疼痛，仅自觉视物微昏，或眼前有位置固定之点状、条状或圆盘状阴影，或视近尚清，视远昏蒙，视力缓降，渐至不辨人物。最终在瞳神之中出现圆形银色或棕褐色的翳障，渐至失明。本病多见于老年人。常两眼发病，但有先后发生或轻重程度不同之别。

先天性白内障、老年性白内障、并发性白内障、继发性白内障、视神经萎缩、视神经炎均可参照本节刮痧治疗。

【刮痧治疗】

● 全息穴区（每次治疗选1~2个全息穴区）

头部：额中带，额顶带后1/3，顶枕带下1/3。

颈部：颈椎眼部对应区。

背部：脊椎肾脏对应区。

● 经络穴位

头部：督脉——百会。

　　　膀胱经——双侧睛明、攒竹。

　　　奇穴——双侧太阳。

　　　胆经——双侧瞳子髎、风池。

　　　三焦经——双侧翳风。

背部：膀胱经——双侧肝俞至肾俞。

上肢：大肠经——双侧合谷至三间。

下肢：胃经——双侧足三里至丰隆。

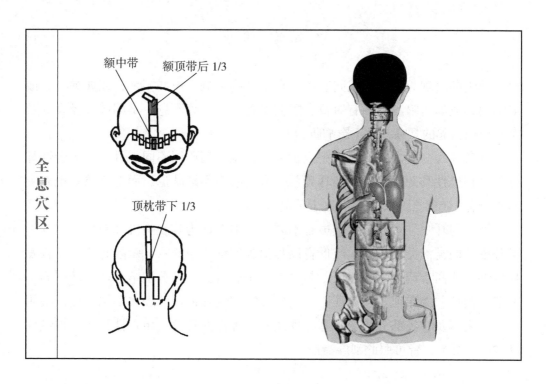

额中带　　额顶带后 1/3

顶枕带下 1/3

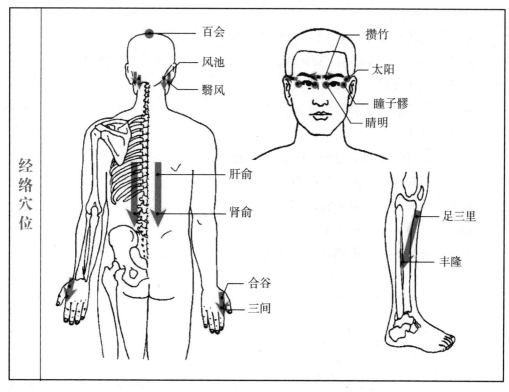

经络穴位

百会
风池
翳风
肝俞
肾俞
合谷
三间

攒竹
太阳
瞳子髎
睛明
足三里
丰隆

7. 耳鸣、耳聋

耳鸣的表现为经常的或间歇性的自觉耳内鸣响，声调多种，或如蝉鸣，或如潮涌，或如雷鸣。鸣响有短暂、间歇出现，有持续不息。早期或神经衰弱及全身疾病引起的耳鸣，常不影响听力。

耳聋表现为听力减退，或完全丧失。根据发病原因不同，分为"传音性耳聋""神经性耳聋""混合性耳聋"。有由听力逐渐减退，而至全聋，也有突然耳聋者，有发于双侧者，有发于单侧者。

耳聋与耳鸣二者在症状上虽有不同，但中医认为其发病机理有相似之处。可分虚实两类。突然暴聋，或低音调耳鸣为实证，与气滞、痰阻有关。耳聋发病缓慢，或高音调耳鸣为虚证，与气虚、阴虚有关。可分别结合"辨证刮痧"一节中治疗"气滞证""痰证""阴虚证""气虚证"的经穴刮拭。虚证禁用泻法。内耳及神经部分病变，耳源性眩晕、神经性耳鸣、传音性耳聋、神经性耳聋、中耳炎，皆可照此刮痧治疗。

【刮痧治疗】

● 全息穴区（每次治疗选1~2个全息穴区）

头部：额旁2带（左侧），额顶带后1/3，顶颞后斜带下1/3（患侧）。

颈部：颈椎头部、耳朵对应区。

背部：脊椎肝脏、肾脏对应区。

● 经络穴位

头部：胆经——患侧悬颅至听会，风池。

　　　三焦经——患侧角孙至翳风。

背部：膀胱经——双侧肾俞至气海俞。

腹部：任脉——气海至关元。

上肢：三焦经——患侧外关、中渚。

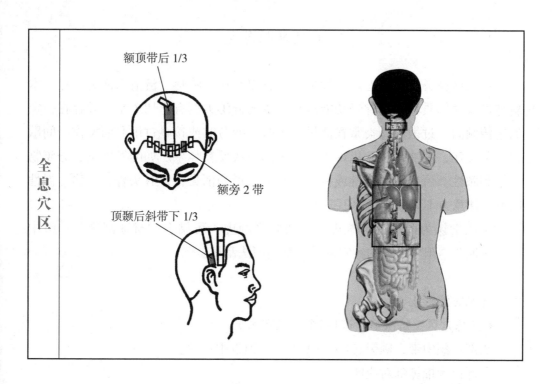

全
息
穴
区

额顶带后 1/3

额旁 2 带

顶颞后斜带下 1/3

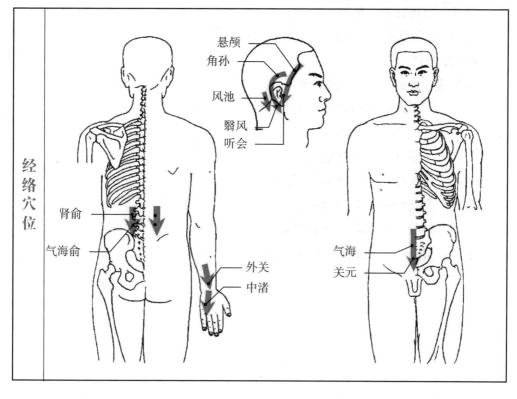

经
络
穴
位

悬颅
角孙
风池
翳风
听会

肾俞
气海俞
外关
中渚

气海
关元

8. 过敏性鼻炎

过敏性鼻炎亦称变态反应性鼻炎，它以鼻痒、喷嚏、流清水涕为主症。本病与过敏性体质和植物神经功能紊乱，或内分泌失调有密切关系，并存在一定的遗传倾向。过敏性鼻炎常在清晨起床时、疲劳时或接触过敏原而发作。间歇性鼻部发痒，喷嚏频作，出现大量清水涕，或反复鼻塞。如继发感染，分泌物可呈黏脓性。可出现暂时性或持久性嗅觉减退和消失，伴有头昏、头痛、慢性咳嗽、注意力不集中、精神不振等。

中医学认为此病为肺气虚弱，或脾肾两虚。可结合"辨证刮痧"一节中"气虚证""阳虚证"的经穴刮拭，禁用泻法刮拭。

【刮痧治疗】

● 全息穴区（每次治疗选1~2个全息穴区）

头部：额中带，额旁2带（左侧），额顶带中1／3。

颈部：颈椎鼻部对应区。

背部：脊椎肺脏、肝脏对应区。

足部：足大趾鼻部、肺脏、肝脏对应区。

● 经络穴位

头颈部：大肠经——双侧禾髎至迎香。

　　　　奇穴——印堂、双侧上迎香。

　　　　胆经——双侧风池。

　　　　督脉——风府至大椎。

背部：膀胱经——双侧肺俞至脾俞。

上肢：大肠经——双侧合谷。

　　　肺经——双侧尺泽至列缺。

下肢：胃经——双侧足三里至条口。

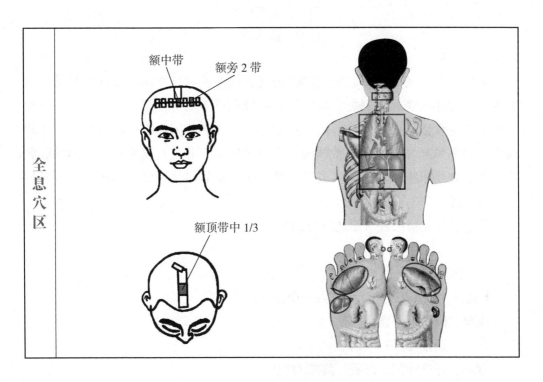

全息穴区

额中带　额旁 2 带

额顶带中 1/3

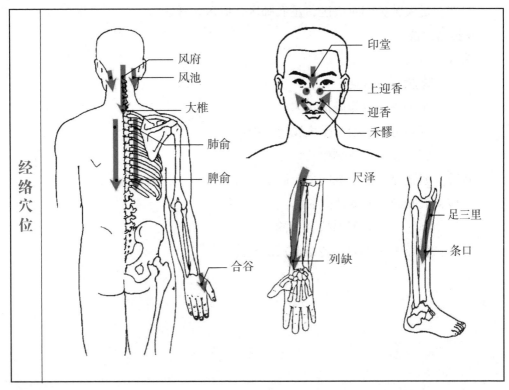

经络穴位

风府
风池
大椎
肺俞
脾俞
合谷

印堂
上迎香
迎香
禾髎

尺泽
列缺

足三里
条口

9. 鼻窦炎

鼻窦炎是常见的鼻窦黏膜化脓性炎症，以鼻流腥臭脓涕，鼻塞、嗅觉减退为主症，常伴头痛。鼻窦炎常继发于上呼吸道感染或急性鼻炎。全身症状有畏寒、发热、食欲不振、便秘、周身不适等。局部症状因鼻腔黏膜肿胀和分泌物增多，而见鼻塞加重，多流脓稠涕，或鼻涕发臭。分泌物潴留和鼻窦内黏膜肿胀，压迫神经末梢，常引起头痛及局部疼痛。头痛多呈钝痛，闷痛，一般白昼重，夜晚轻。

急、慢性鼻窦炎皆可照此刮痧治疗。

【刮痧治疗】
● 全息穴区（每次治疗选1~2个全息穴区）
头部：额中带，额旁1带。
颈部：颈椎鼻部对应区。
背部：脊椎肺脏、肝脏、脾脏对应区。
足部：足大趾鼻部对应区，足底肺区、肝区、脾区。
● 经络穴位
头部：奇穴——印堂。
　　　督脉——百会。
　　　胆经——双侧风池。
　　　双侧奇穴上迎香至大肠经迎香。
　　　膀胱经——双侧攒竹。
背部：膀胱经——双侧胆俞至脾俞。
上肢：大肠经——双侧合谷。
　　　肺经——双侧列缺至太渊。
下肢：脾经——双侧阴陵泉至三阴交。

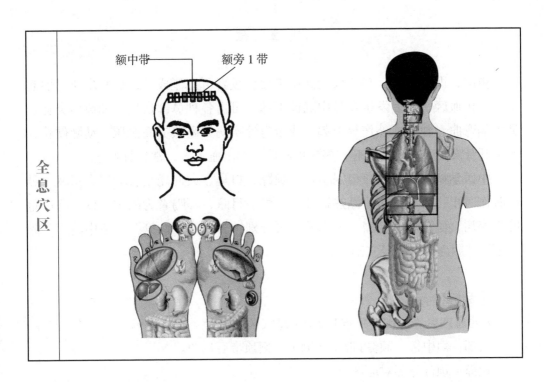

全息穴区

额中带　　额旁 1 带

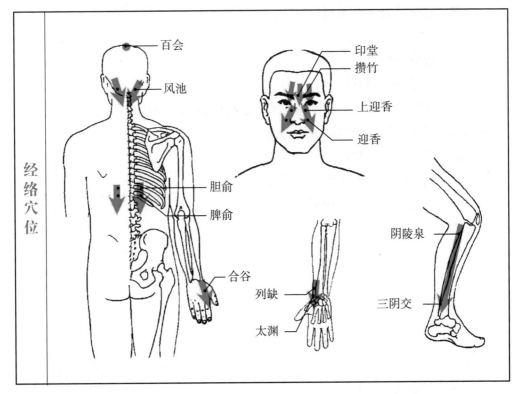

经络穴位

百会
风池
胆俞
脾俞
合谷

印堂
攒竹
上迎香
迎香

列缺
太渊

阴陵泉
三阴交

10. 鼻　衄

鼻衄，即鼻出血，轻者仅为涕中带血，重者可血流成行，反复出血可引起贫血。出血区一般多发生在鼻中隔前下部。可由各种鼻部疾病，如鼻内炎症、鼻中隔弯曲、肿瘤、外伤等引起，或全身性疾病如高热、高血压、动脉硬化、严重肝肾疾病、血液病引起，多为单侧性，如出血不多，常自行停止。

中医学认为鼻衄而兼口渴多饮、烦躁、口臭、大便燥结者为胃火炽盛。鼻衄时作时止、口干少津、潮热盗汗、头晕、目眩、耳鸣者为阴虚火盛。除严重肝肾疾病、血液病、肿瘤、外伤外，可分别结合"辨证刮痧"一节中治疗"阳亢证""阴虚证"的经穴刮拭。

【刮痧治疗】
● 全息穴区（每次治疗选1~2个全息穴区）
头部：额中带，额旁1带（患侧），额顶带后1/3。
颈部：颈椎鼻部对应区。
背部：脊椎肺脏、肝脏对应区。
● 经络穴位
头部：督脉——上星。
　　　胆经——双侧风池。
　　　大肠经——患侧口禾髎至迎香（出血时禁用，平时用于预防）。
背部：膀胱经——双侧肺俞至胃俞。
上肢：大肠经——双侧三间至二间。
下肢：脾经——双侧血海、三阴交。
　　　肝经——双侧太冲至行间。

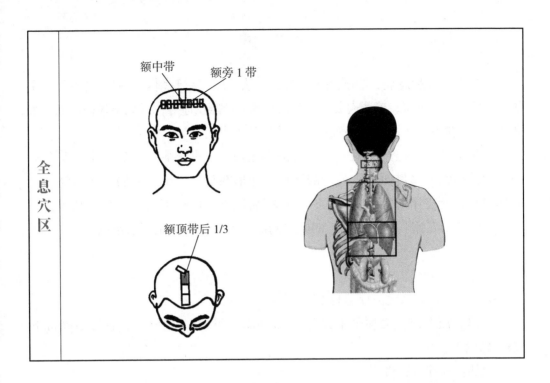

全息穴区

额中带　　额旁1带

额顶带后 1/3

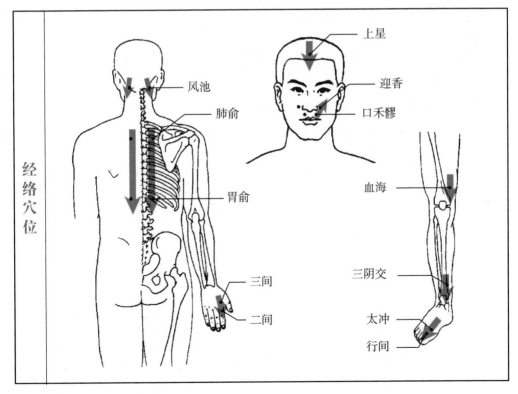

经络穴位

风池
肺俞
胃俞
三间
二间

上星
迎香
口禾髎
血海
三阴交
太冲
行间

11. 牙 痛

牙痛是指牙齿疼痛，咀嚼困难，遇冷、热、酸、甜等刺激，则疼痛加重的症状，或伴见牙龈肿胀，或龈肉萎缩、牙齿松动，牙龈出血等，可见于各种牙病，如牙龈炎、牙髓炎、牙神经痛、龋齿、冠周炎等。

中医学认为牙痛产生的原因，有虚实之别。实火牙痛：牙痛较剧，兼有头痛，口渴引饮，口臭便秘，或牙龈肿痛，兼形寒身热。虚火牙痛：牙痛隐隐，时作时止，牙齿浮动，咬物无力，午后疼痛加重。可分别结合"辨证刮痧"一节中治疗"阳亢证""阴虚证"的经穴刮拭，虚火牙痛禁用泻法刮拭。

【刮痧治疗】

● 全息穴区（每次治疗选1~2个全息穴区）

头部：额中带，额顶带中1/3，顶颞前斜带下1/3（患侧），顶颞后斜带下1/3（患侧）。

颈部：颈椎口腔对应区。

背部：脊椎胃、肾脏对应区。

● 经络穴位

头部：胃经——患侧下关、大迎至颊车。

　　　督脉——人中、兑端。

上肢：大肠经——对侧温溜、合谷至二间。

下肢：肾经——双侧太溪至水泉。

　　　胃经——双侧内庭。

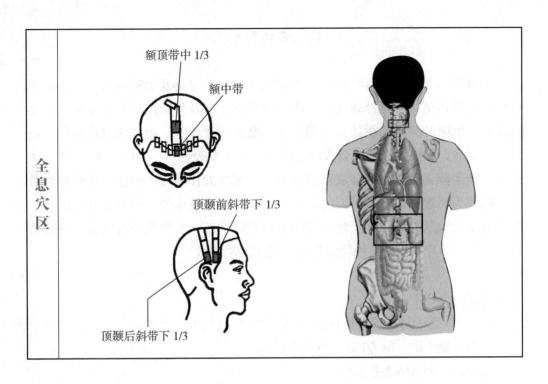

额顶带中 1/3

额中带

顶颞前斜带下 1/3

顶颞后斜带下 1/3

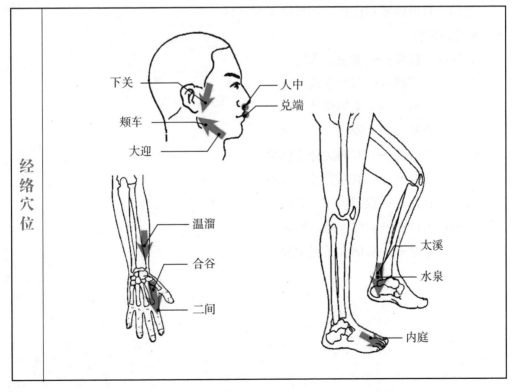

下关

人中

颊车

兑端

大迎

温溜

合谷

二间

太溪

水泉

内庭

12. 咽喉肿痛

咽喉肿痛是指咽喉部红肿疼痛的症状。多见于外感及咽喉部疾病。许多全身疾病包括传染病、神经系统病、内分泌异常，以及代谢障碍等病症也常会出现此症。咽喉肿痛以扁桃体炎最为多见，常见于青少年。急性期起病急骤，以发热、咽痛，扁桃体红肿、有黄白色渗出物为主要表现。一般持续 4~6 天，体温才逐渐下降，全身中毒症状也迅速消失。多次发作易转为慢性。慢性咽喉肿痛可能成为风湿热和肾炎等病的诱因。急、慢性扁桃体炎，咽炎，吞咽困难，咽部异常感觉，打鼾，喉炎均可参照本症刮痧治疗。慢性咽炎可结合"辨证刮痧"一节中治疗"痰证"的经穴刮拭，禁用泻法刮拭。

【刮痧治疗】

● 全息穴区（每次治疗选1~2个全息穴区）

头部：额中带，额旁1带，额顶带后1/3。

前颈部：咽喉体表投影区。

背部：脊椎肺脏对应区。颈椎咽喉对应区。

● 经络穴位

头颈部：任脉——廉泉、天突。

　　　　胃经——双侧人迎。

　　　　胆经——双侧风池。

背部：督脉——大椎。

　　　膀胱经——双侧大杼至肺俞。

上肢：大肠经——双侧曲池、合谷。

　　　肺经——双侧尺泽、列缺。

下肢：胃经——双侧丰隆、冲阳。

　　　肾经——双侧太溪至水泉。

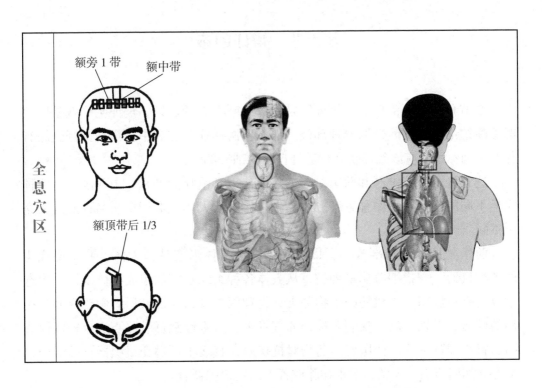

全息穴区

额旁 1 带　额中带

额顶带后 1/3

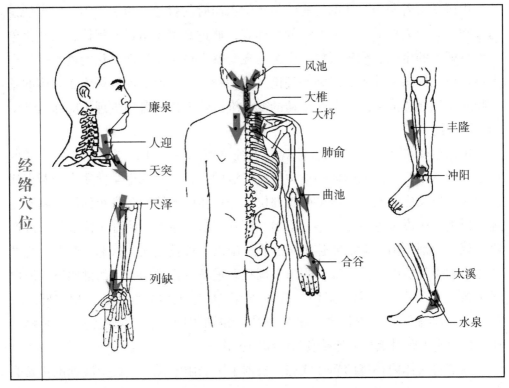

经络穴位

廉泉

人迎

天突

尺泽

列缺

风池

大椎

大杼

肺俞

曲池

合谷

丰隆

冲阳

太溪

水泉

第六节　辨证刮痧

　　本节介绍辨证刮痧。"辨证"是中医诊断专有的名词，辨证刮痧就是以中医诊断结论指导刮痧选取调理部位。那么西医病症刮痧和中医辨证刮痧到底有什么区别？我们应该怎样找到最适合自己的刮痧部位？

　　这首先要了解中医和西医对人体疾病认识和治疗的区别。中西医学是两种完全不同的理论，用两种思维方式、方法论解读人体。对于疾病名称的定义完全不同。

　　西医是从人体解剖入手，以组织器官的具体形态认识人体，利用现代化的各种仪器，查找细菌病毒种类，从人体各种组织器官的组成物质及结构形态学改变查找病因。以致病的生物种类、物理因素及组织器官形态学改变划分疾病的性质、类别，确定疾病名称，如气管炎、病毒性感冒、冠心病、神经性头痛、肾小球肾炎等。西医善用药物对抗疾病，直接干预病变组织器官的结构、形态。如用药消炎灭菌，手术切除或置换病变组织器官。

　　中医学有着两千多年的历史，中医学以当时的哲学思想，阴阳、五行学说为基础，以天人相应、天人合一的整体观，通过观察宇宙运行规律，取类比象思维理解人的生理、病理现象。中医是在观察人体生命运动变化的过程中认识人体。由此提出了藏象、经络等理论，认为精、气、血、津液是构成人体的基本物质，气血津液生成、转化运动的变化维持着人体的各项生理机能和内环境的阴阳平衡。

　　中医的诊断治疗是运用整体观、系统论的思维，通过望、闻、问、切四诊合参的方法，会以人体内环境中气血津液的变化及寒热虚实性质来判断疾病的原因，以及疾病发生的经络脏腑部位。分辨体内环境阴阳失衡的原因属于气虚、血虚、阴虚（津液亏少）、阳虚，还是气滞、血瘀、痰湿（津液的病理产物）等，辨别阴阳失调的寒热虚实性质，施以各种技法扶正祛邪，激发自身调节能力和康复机能，使偏颇的阴阳失调状态重新恢复阴阳平衡的健康态。所以《黄帝内经》中用"阴平阳秘，精神乃治"形容人体的健康态；用"邪之所凑，其气必虚"、"善诊者，察色按脉，先别阴阳"、"阳病治阴、阴病治阳"来说明中医对疾病的诊断及治疗病的思路。

　　本节将人体内环境的病理状态，根据中医阴阳学说、气血津液理论化繁为简，概括为十五大证型，分别给出刮痧调理的部位。

本节辨证刮痧中的"证"是中医对疾病的诊断结论，"证"是对疾病某个阶段的病因、病位、病性、病势所做的高度病理性概括。它包括致病因素盛衰和人体抵御病邪的能力强弱，是确定治疗法则的依据。中医的辨证论治法中一种证候，可以概括西医的多种疾病，而西医的多种疾病可能会具有中医同一种证候。因为不同的人患同一种疾病，但个体内环境有寒热区别、气血津液虚实病变不同的差异，而不同的疾病，内环境寒热性质、气血津液虚实病变可能会完全相同，这就是中医的"同病异治"和"异病同治"法。不同的人、不同的病，用中医的理论分析，却有相同的"证"，则可用同一组刮痧配方治疗，此为"异病同刮"法，这才是真正的中医刮痧。

本章第一至五节所列病症主要是根据西医疾病名称分类分别列出刮痧治疗的部位。当你用第一至五节"辨病刮痧"中的穴区配方治疗效果不明显时，那是因为一种病症只有一组刮痧经穴配方，没有针对你体质的特点。此时应将第一至五节内"辨病刮痧"的经穴配方和本节"辨证刮痧"的经穴配方结合起来应用。可参考"辨证刮痧"一节中"证"的描述，判断自己属于哪种"证"，再将"病症"的刮痧经穴配方和本节"证"的刮痧经穴配方结合起来刮拭。如心绞痛病人伴有少气乏力，自汗，头晕目眩，大便稀软等症状时，因以上症状属中医"气虚证"，所以可将本章"心绞痛"刮痧和"气虚证"刮痧方法结合起来刮拭，这时刮拭的部位既针对病因、病位，又针对个人体质特点，一定会明显提高刮痧的疗效。

辨证刮痧法非常适合身患多种疾病，疑难病症，久治不愈，或难以确诊的患者，及疾病康复期，采取整体调理的方法可以取得意想不到的疗效。

1. 阳虚证

阳虚证是指人体的生理功能活动减退，机体反应性降低，代谢活动减弱，热量不足的病理状态。阳虚证常出现一系列的虚弱、衰退和不足之象。多见于大病、久病，体内精气消耗，脏腑功能减弱，抗病能力低下时。

临床可见面色苍白无华，易出现浅色黄斑或肤色暗沉。畏寒肢冷、手足不温，身重卧、倦怠无力、口不渴，或喜热饮、食少消瘦、小便清长、大便溏泄或滑脱。

任何疾病在发病过程中出现以上阳虚的证候都可以照下列全息穴区和经络穴位刮拭。阳气虚的人皮肤温度低，刮拭不容易出痧，用补法刮痧振奋阳气。阳虚者背部大椎、肾俞、命门、足三里、涌泉穴可以配合艾灸温阳益气。

【刮痧治疗】
● 全息穴区（每次治疗选1~2个全息穴区）
头部：额旁 1 带，额顶带中1/3、额顶带后1/3。
胸腹部：脾脏、肾脏体表投影区。
背部：脊椎脾脏、肾脏对应区。
手部：全手掌，重点刮脾脏、肾脏的全息穴区。
足部：全足底，重点刮脾脏、肾脏的全息穴区。
● 经络穴位
头部：督脉——百会。
背部：督脉——大椎至至阳、命门。
　　　　膀胱经——双侧肾俞、志室。
胸腹部：任脉——膻中、气海至关元。
上肢：心包经——双侧内关。
下肢：胃经——双侧足三里。
　　　　肾经——双侧涌泉。

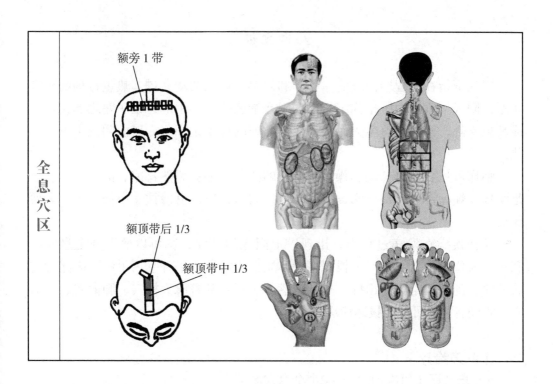

額旁 1 带

額頂带后 1/3

額頂带中 1/3

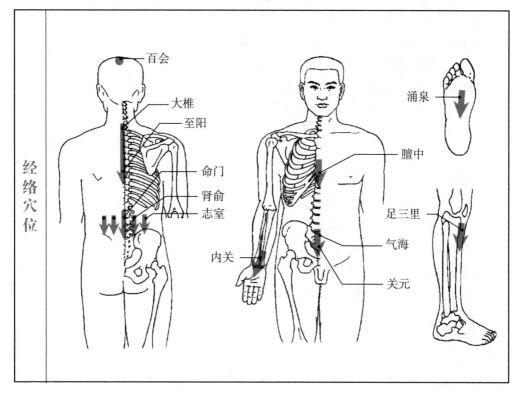

百会

大椎

至阳

命门

肾俞

志室

内关

膻中

涌泉

足三里

气海

关元

2. 阳亢证

阳亢证指在病程中出现的一种阳邪偏盛，代谢活动亢进，热量过剩的病理状态，阳气偏盛者中医也称阳亢证。阳亢指感受温热阳邪，或阴寒之邪化热，或情志不舒，郁而化热生火而致病。阳亢证的特点是阳气亢盛而阴液未虚的实热证。

临床可见：以热、动、躁为其特征的热象，如：恶热喜凉、面红耳赤、手足躁扰、烦躁不宁，痰、涕黄稠或吐血，衄血，口渴喜冷饮，小便短赤、大便燥结。

任何疾病在发病过程中，出现以上阳亢的证候，都可以照下列全息穴区和经络穴位刮拭。刮拭时可根据患者体质选用泻法或平补平泻手法。阳盛者皮肤偏热，刮痧非常容易出痧，热邪偏盛严重者背部督脉大椎穴、肺俞穴、心俞穴、胆经肩井穴可配合拔罐疗法。

【刮痧治疗】

● 全息穴区（每次治疗选1~2个全息穴区）

头部：额旁 2 带，额顶带后1/3。

胸腹部：肺脏、肝胆、大肠体表投影区。

背部：脊椎肺脏、肝胆、大肠对应区。

手部：肺脏、肝胆、大肠的全息穴区。

足部：肺脏、肝胆、大肠的全息穴区。

● 经络穴位

头部：督脉——百会。

背部：胆经——双侧肩井。

　　　督脉——大椎至身柱。

　　　膀胱经——双侧肾俞。

腹部：肝经——双侧期门、章门。

上肢：大肠经——双侧曲池、合谷至商阳。

下肢：肝经——双侧太冲至行间。

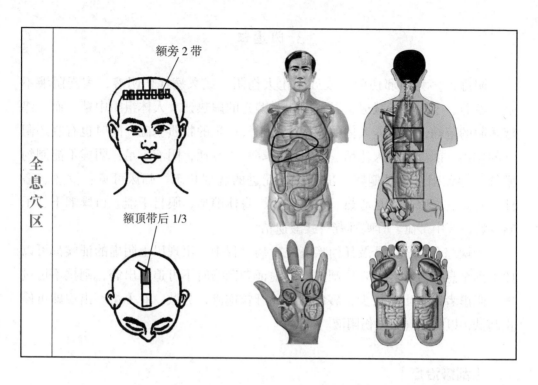

額旁 2 带

額顶带后 1/3

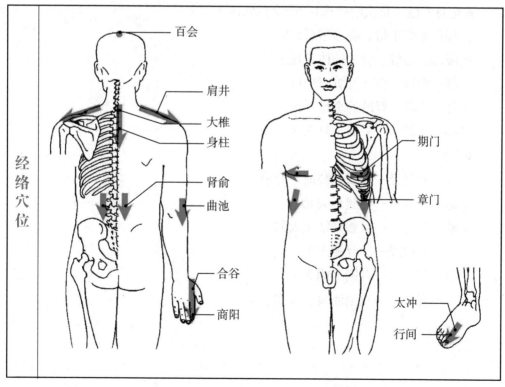

百会

肩井

大椎

身柱

肾俞

曲池

合谷

商阳

期门

章门

太冲

行间

3. 阴虚证

阴虚证多为阳邪伤阴，或五志化火伤阴，或久病耗伤阴液，表现阴液不足，滋养、宁静功能减退，以及阳相对偏亢的虚热证。人体组织中精、血、津液属阴的范畴，有滋养人体的作用，是阳气产生的物质基础，同时也有制约阳气的作用。阴虚是指人体精、血、津液等物质亏耗，阴液不足，阴虚不能制约阳气，导致阳气相对偏盛，出现虚性亢进的病理状态。临床可见：潮热、盗汗、心烦、失眠、手足心热、皮肤瘙痒，身体消瘦、眼目干涩、口燥咽干、干咳少痰、痰中带血、耳鸣耳聋、腰酸遗精。

干燥综合征、盗汗及任何疾病在发病过程中，出现以上阴虚的证候都可以照下列全息穴区和经络穴位刮拭。阴虚证者刮痧时不可追求出痧，刮拭不可过度。阴虚者刮拭出痧量少，痧色鲜艳，痧粒饱满，分散。有少量痧出现即可停止刮拭，以免耗气、损伤阴液。

【刮痧治疗】
● 全息穴区（每次治疗选1~2个全息穴区）
头部：额旁 1 带，额顶带后1/3。
胸腹部：心脏、肾脏的体表投影区。
背部：脊椎心脏、肾脏对应区。
手部：心脏、肾脏的全息穴区。
足部：心脏、肾脏的全息穴区。
● 经络穴位
背部：膀胱经——双侧肺俞、肾俞。
腹部：任脉——神阙至关元。
上肢：肺经——双侧列缺至太渊。
　　　心包经——双侧内关。
下肢：脾经——双侧三阴交。
　　　肾经——双侧涌泉、太溪。

<table>
<tr><td rowspan="2">全息穴区</td><td>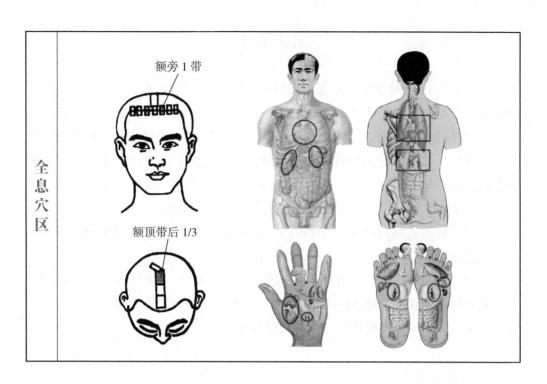</td></tr>
</table>

全息穴区

额旁 1 带

额顶带后 1/3

经络穴位

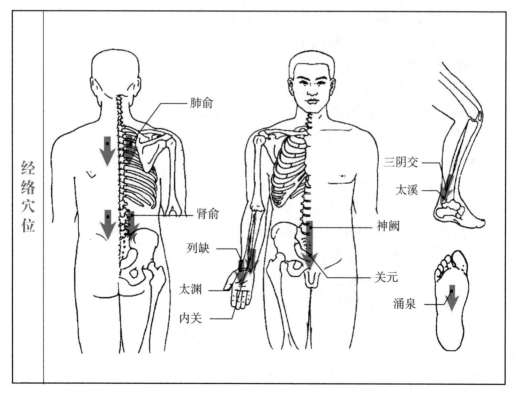

肺俞

肾俞

列缺

太渊

内关

三阴交

太溪

神阙

关元

涌泉

4. 气虚证

气虚证是指全身或某一内脏出现机能衰退的病理表现。气是维持人体生命活动的基本物质，是人体热量的来源，对脏腑功能活动起推动和激发作用，还有抗御外邪侵袭，防止体内物质流失的功能。气虚会出现生长发育迟缓，早衰，各种生理功能衰减的病理变化。气虚证者面色淡白少光泽，毛孔粗大，肌肤松懈。临床表现有：疲倦乏力、少气懒言、声低息微、头晕目眩、自汗，易于感冒，小便清或频，大便不实或排便无力，偶有持续低热。

任何疾病在发病过程中，出现以上气虚的证候都可以照下列全息穴区和经络穴位刮拭。

气虚证者肌肤松懈，刮拭不宜出痧。应补法刮痧，涂刮痧油刮拭面积宜小，刮痧时间要短，经穴刮拭不出痧后，改为按摩手法。可每日艾灸腹部任脉气海、关元，下肢胃经双侧足三里，肾经双侧涌泉。

【刮痧治疗】

● 全息穴区（每次治疗选1~2个全息穴区）

头部：额旁 1 带，额顶带中1/3、额顶带后1/3。

胸腹部：肺、脾脏的体表投影区。

背部：肺、脾脏的脊椎对应区。

手部：全手掌，重点刮肺脏、脾脏的全息穴区。

足部：全足底，重点刮肺脏、脾脏的全息穴区。

● 经络穴位

头部：督脉——百会。

背部：膀胱经——双侧脾俞、胃俞至肾俞。

胸腹部：任脉——膻中、中脘至下脘。

上肢：心包经——双侧内关。

下肢：胃经——双侧足三里至条口。

肾经——双侧涌泉。

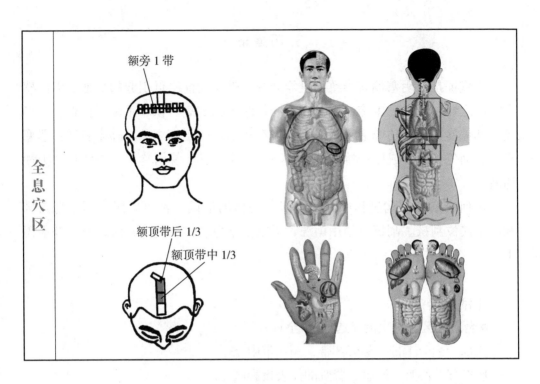

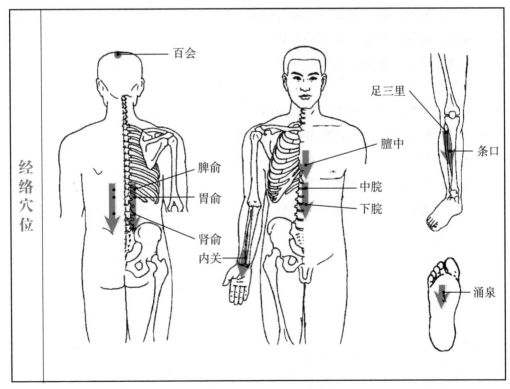

全息穴区

额旁 1 带

额顶带后 1/3
额顶带中 1/3

经络穴位

百会

足三里

膻中

条口

脾俞
胃俞

中脘
下脘

肾俞
内关

涌泉

5.阴盛证

阴盛证是由阴寒偏盛导致的机能衰减，脏腑功能降低引起的病证。多因感受寒湿之邪，或过食生冷，以及病理性代谢产物如痰、饮、水湿的积聚，而形成阴邪偏盛，脏腑功能活动减退，机体产热不足的阴寒之象。临床表现：恶寒喜暖、面色苍白，或肢冷蜷卧、口淡不渴，痰、涎、涕清冷，小便清长、大便稀溏。

任何疾病在发病过程中，出现以上阴盛的证候，都可以照下列全息穴区和经络穴位刮拭。刮拭时禁用泻法，可以根据患者体质选用补法，或平补平泻手法。

【刮痧治疗】
● 全息穴区（每次治疗选1~2个全息穴区）
头部：额旁 1 带，额旁 3 带，额顶带中1/3。
胸腹部：心脏、脾脏、肾脏的体表投影区。
背部：脊椎心脏、脾脏、肾脏对应区。
手部：心脏、脾脏、肾脏的全息穴区。
足部：心脏、脾脏、肾脏的全息穴区。
● 经络穴位
背部：督脉——大椎至至阳、命门。
　　　膀胱经——双侧肺俞至肾俞、志室。
腹部：任脉——水分至关元。
下肢：胃经——双侧足三里。
　　　肾经——双侧太溪至水泉。

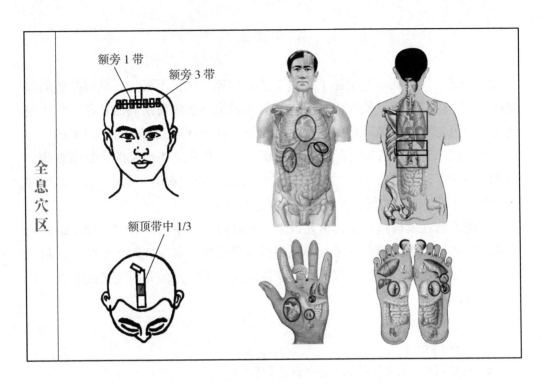

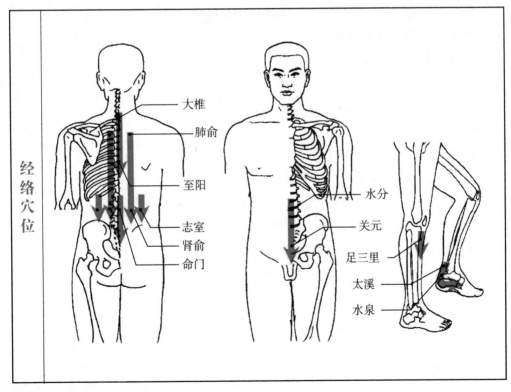

6. 气滞证

气滞证（气郁证、气结证）：由于情志抑郁、气机不畅，在机体某些局部的运行发生阻滞不通，使人体某部或某脏腑发生功能障碍疾病的总称。临床表现为：面色青黯，体内环境偏热时易生痤疮，体内环境偏寒时易生黄褐斑。心情抑郁、情志不舒、心胸憋闷，胁肋胀满，乳房作胀，胃纳呆滞，脘闷腹胀，疼痛时轻时重，痛无定处，或胀痛，或窜痛，或攻痛胀闷。其痛、胀，每因嗳气，矢气则舒。咳嗽喘促，大便秘结或里急后重。

任何疾病在发病过程中，出现以上证候都可以照下列全息穴区和经络穴位刮拭。气郁证如果发展为气滞血瘀，刮拭容易出痧；单纯气郁证出痧少，刮拭经穴有胀痛的反应。刮拭时可根据患者体质决定手法，如先用泻法或平补平泻法，后用补法。

【刮痧治疗】

● 全息穴区（每次治疗选1~2个全息穴区）

头部：额旁 1 带，额旁 2 带，额顶带中1/3。

胸腹：肝胆的体表投影区。

背部：肝胆的脊椎对应区。

手部：肝胆的全息穴区。

足部：肝胆的全息穴区。

● 经络穴位

背部：胆经——双侧肩井。

　　　　膀胱经——双侧肝俞至胆俞。

胸腹部：任脉——膻中。

　　　　肝经——双侧期门、章门。

上肢：三焦经——双侧支沟至外关。

下肢：胆经——双侧阳陵泉至外丘。

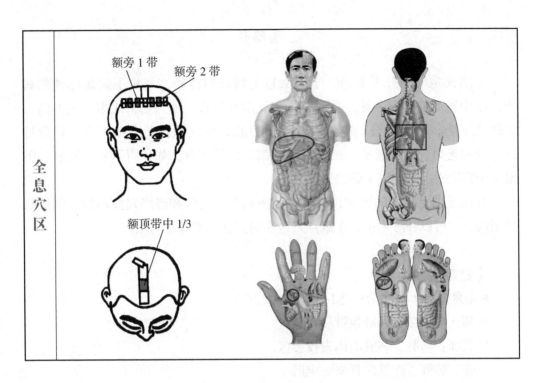

全息穴区

额旁1带　额旁2带

额顶带中 1/3

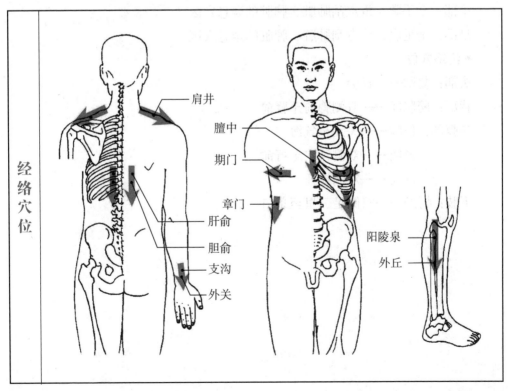

经络穴位

肩井

膻中

期门

章门

肝俞

胆俞

支沟

外关

阳陵泉

外丘

7. 气陷证

气陷证是气的升举无力，下降太过为特征的证候。气机下陷而导致的病变，以中气下陷最为多见。多因素体脾气虚衰所致。脾为后天之本，主升清，如脾气下陷，清气不升，则可见：头晕目眩，少气懒言，食欲不振，面色㿠白，身疲乏力，脘腹胀坠，二便滑泄难禁，内脏下垂，如：胃下垂、脱肛、阴挺（子宫脱垂）等中气下陷之证。

凡出现以上气陷的证候，都可以照下列全息穴区和经络穴位刮拭。刮拭时禁用泻法，可以补法为主，在重点穴区短时间选用平补平泻法。

【刮痧治疗】

● 全息穴区（每次治疗选1~2个全息穴区）

头部：额旁 2 带，额顶带后1/3。

胸腹部：肺脏、脾脏的体表投影区。

背部：肺脏、脾脏的脊椎对应区。

手部：全手掌，重点刮肺脏、脾脏的全息穴区。

足部：全足底，重点刮肺脏、脾脏的全息穴区。

● 经络穴位

头部：督脉——百会。

背部：膀胱经——双侧脾俞至肾俞。

胸腹部：任脉——关元至气海。

　　　　肾经——双侧气穴至肓俞。

　　　　奇穴——双侧提托。

下肢：胃经——双侧足三里至条口。

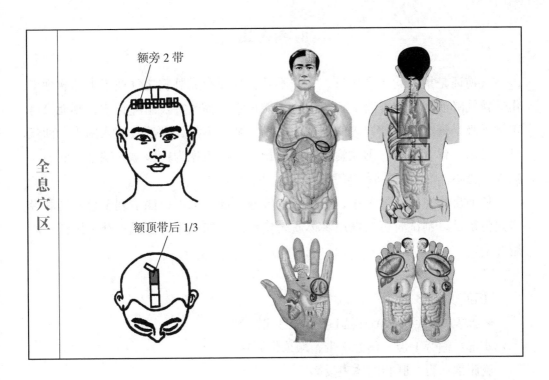

全息穴区

额旁 2 带

额顶带后 1/3

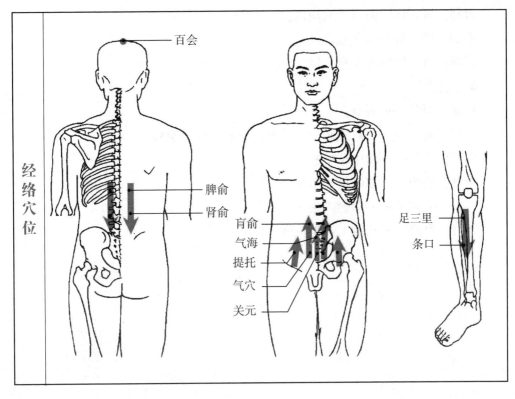

经络穴位

百会

脾俞
肾俞

肓俞
气海
提托
气穴
关元

足三里
条口

8. 气逆证

气逆证是指气的上升太过，下降不及，从而形成脏腑之气逆于上的病理变化。胃气降浊，则饮食物下行，消化才能正常。肺气宣发肃降正常，则能维持正常呼吸。气逆证以肺胃之气上逆为多见。肺气不降，则清气吸入困难，浊气难以排出。胃气不降，则饮食物不能下行。临床表现为：咳嗽、喘息、呃逆、嗳气、恶心、呕吐、昏厥、噎膈、反胃、倒经等。

任何疾病在发病过程中，出现以上气逆的证候都可以照下列全息穴区和经络穴位刮拭。刮拭时可根据患者体质决定手法，如先用泻法或平补平泻法，后用补法。

【刮痧治疗】
● 全息穴区（每次治疗选1~2个全息穴区）
头部：额旁 1 带，额旁 2 带，额顶带后1/3。
胸腹部：胃、肝胆的体表投影区。
背部：胃、肝胆的脊椎对应区。
手部：胃、肝胆的全息穴区。
足部：胃、肝胆的全息穴区。
● 经络穴位
头部：督脉——百会。
背部：膀胱经——双侧膈俞、肝俞至胃俞，魄户至膈关。
腹部：任脉——膻中至中脘。
上肢：心经——双侧神门至少府。
　　　心包经——双侧内关。
下肢：肝经——双侧太冲至行间。

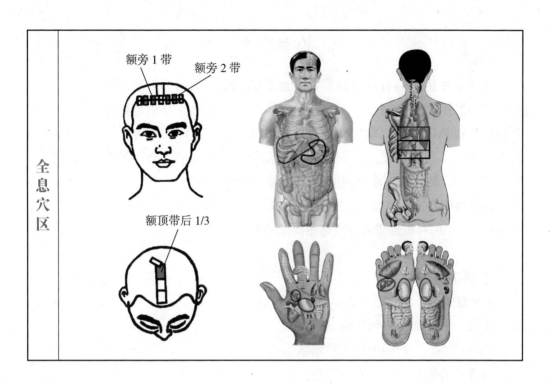

额旁 1 带　额旁 2 带

额顶带后 1/3

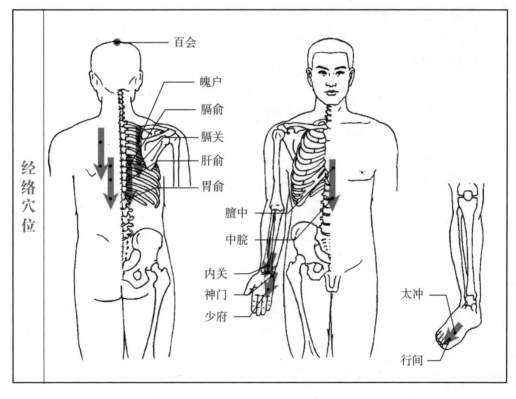

百会

魄户

膈俞

膈关

肝俞

胃俞

膻中

中脘

内关

神门

少府

太冲

行间

9. 血热证

血热证是指血分有热或热邪侵犯血分的证候。病因为外感温热之邪入血，或因体内脏腑阴阳失调，久而化热，热入血分。血热证易引起出血，易发生疮肿痈疖。血热证特点，发病急骤，病情发展迅速。临床表现为：出血（咳血、吐血、衄血、尿血、便血、妇女月经先期），其来势急，血量较多，色鲜红；疮疖红、肿、热、痛；多伴见心烦、口渴、身热等症状。

任何疾病在发病过程中，出现以上血热的证候都可以照下列全息穴区和经络穴位刮拭。刮拭时可根据患者体质选用泻法或平补平泻法。

【刮痧治疗】
● 全息穴区（每次治疗选1~2个全息穴区）
头部：额旁 2 带，额顶带前1/3。
胸部：心脏、肝胆的体表投影区。
背部：心脏、肝胆的脊椎对应区。
手部：心脏、肝胆的全息穴区。
足部：心脏、肝胆的全息穴区。
● 经络穴位
背部：督脉——大椎至陶道。
　　　膀胱经——双侧肺俞至膈俞。
腹部：肝经——双侧期门、章门。
上肢：大肠经——双侧曲池、合谷至商阳。
下肢：脾经——双侧血海、三阴交、公孙至大都。

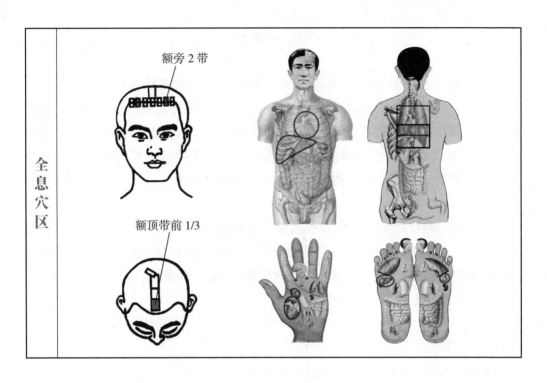

全息穴区

额旁 2 带

额顶带前 1/3

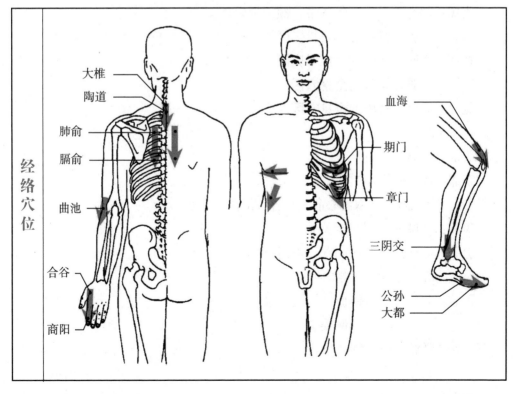

经络穴位

大椎
陶道
肺俞
膈俞
曲池
合谷
商阳

血海
期门
章门
三阴交
公孙
大都

10. 血寒证

血寒证是指寒邪入血，寒凝气滞，血行不畅的病理状态。寒为阴邪，易伤阳气，寒性凝滞，使血液失温而凝结阻滞不通。寒伤血脉，血脉挛缩，脏腑四肢血液供应不足，重者血脉受阻，不通则痛。临床表现为：手足冷痛，面色紫黯，易生黄褐斑，心胸憋闷、疼痛，脘腹、小腹冷痛，月经延期，经色紫暗，夹有瘀块，喜暖恶寒，得温痛减。本证可见各脏腑痉挛性疼痛，四肢关节疼痛。

凡脏腑、四肢关节疾病，出现以上血寒的证候，都可以照下列全息穴区和经络穴位刮拭。血寒者皮肤温度低，多有血脉瘀滞，刮拭容易出痧，痧色暗紫。非常适合刮痧化瘀通脉，艾灸温阳活血，艾灸背部督脉大椎，膀胱经双侧肾俞，腹部任脉神阙、气海，下肢脾经双侧血海穴。

【刮痧治疗】
● 全息穴区（每次治疗选1~2个全息穴区）
头部：额旁 1 带，额旁 2 带，额顶带后1/3。
胸腹：心脏、肾脏的体表投影区。
背部：心脏、肾脏的脊椎对应区。
手部：心脏、肾脏的全息穴区。
足部：心脏、肾脏的全息穴区。
● 经络穴位
头部：督脉——百会。
背部：督脉——命门。
　　　膀胱经——双侧心俞、肝俞、脾俞、肾俞。
腹部：任脉——阴交至关元。
上肢：心经——双侧阴郄至神门。
　　　心包经——双侧曲泽。
下肢：脾经——双侧血海、阴陵泉。
　　　膀胱经——双侧委中。
　　　肾经——双侧涌泉。

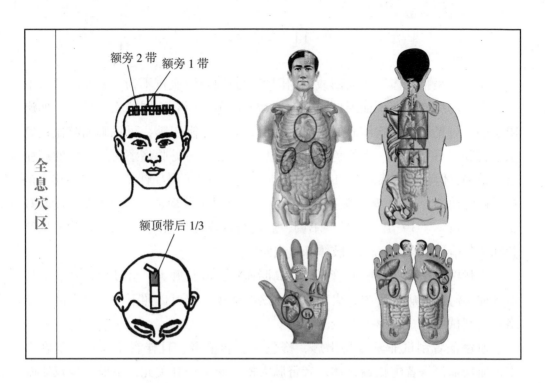

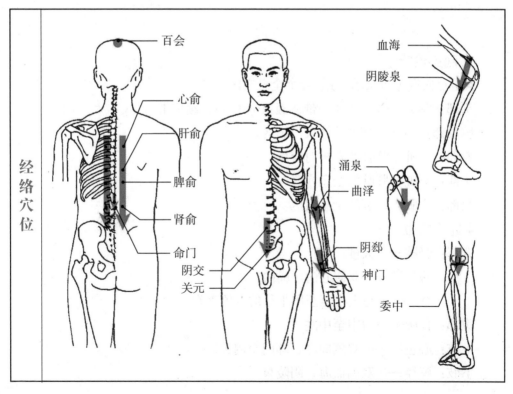

11. 血瘀证

血瘀证是指人体某一局部或脏腑因多种原因导致血行不畅，或血液留滞不行所发生的病变。血瘀证因瘀阻的部位和原因不同而有不同的临床症状。如瘀阻于心，可见心悸，胸闷心痛，口唇指甲青紫；瘀阻于肺，可见胸痛咳血；瘀阻于胃肠，可见呕血，大便色黑如漆；瘀阻于肝，可见胁痛痞块。血瘀的病症虽然繁多，但其临床表现有以下几个共同特点：（1）痛如针刺，痛处不移、拒按，夜间加剧。（2）有肿块积聚，面色暗黑，易生黄褐斑，唇甲青紫，皮肤有瘀点、瘀斑。（3）出血，月经不调，血色紫青或夹有血块。（4）肌肤可见丝状红缕，精神狂躁或健忘，肢体麻木或偏瘫。

现代医学中某些心脑血管疾病，高脂血症，肝脾肿大，肝硬化，肿瘤或其他各种疾病在发病过程中，出现以上血瘀的证候，都可以照下列全息穴区和经络穴位刮拭。

血瘀证者刮拭非常容易出痧，痧色深、痧量多，且伴有刺痛感。刮痧为主，血瘀部位深者配拔罐，体寒者督脉大椎，腹部任脉关元，下肢脾经双侧血海可配艾灸。

【刮痧治疗】
● 全息穴区（每次治疗选1~2个全息穴区）
头部：额旁 1 带，额旁 2 带，额顶带中1/3，额顶带后1/3。
胸腹部：心脏、肝脏的体表投影区。
背部：心脏、肝脏的脊椎对应区。
手部：心脏、肝脏的全息穴区。
足部：心脏、肝脏的全息穴区。

● 经络穴位
背部：督脉——大椎。
　　　膀胱经——双侧心俞至膈俞。
　　　奇穴——与大椎至至阳平行的双侧夹脊。
腹部：任脉——膻中至中庭。
上肢：心包经——双侧曲泽、郄门至内关。
下肢：脾经——双侧血海、阴陵泉。

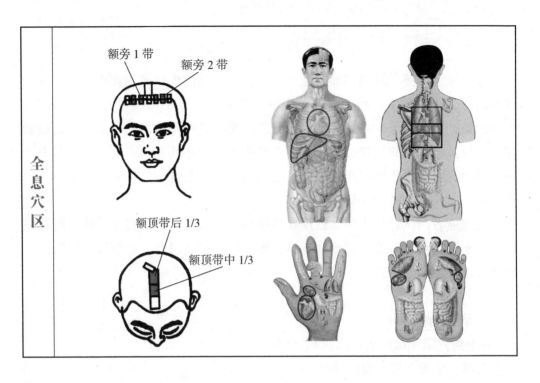

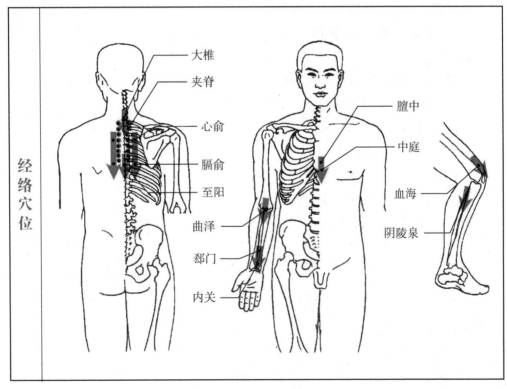

12. 湿热证

湿热证多因感受湿热之邪，或嗜食肥甘，湿热内生，或由脾胃纳运失常，湿浊内生，土壅侮木，致使湿热蕴阻肝胆所致。主要临床表现：身热不扬，头身困重，口苦口干，心烦急躁易怒，胁肋胀痛，胸闷腹胀，不思饮食，或面部及周身发黄，皮肤发痒，大便溏泄或黏滞不爽，小便赤而不利，女子带下黄稠、秽浊有味。湿热证者面色油光，毛孔粗大，多发痤疮、粉刺、酒渣鼻。口臭，体臭，多发疖肿、湿疹。

湿热证者刮拭容易出痧，且皮肤迅速增厚，痧色鲜红或紫红；拔罐时罐体内多有水雾或水珠。湿热证背部督脉大椎，胆经双侧肩井，膀胱经双侧肝俞、胆俞可以配合拔罐疗法。

【刮痧治疗】

● 全息穴区（每次治疗选1~2个全息穴区）

头部：额旁 2 带，额顶带中1/3。

胸腹部：肝胆、脾胃的体表投影区。

背部：肝胆、脾胃的脊椎对应区。

● 经络穴位

背部：膀胱经——双侧肝俞、胆俞、脾俞、胃俞。

腹部：肝经——双侧期门。

　　　胆经——双侧日月。

下肢：胆经——双侧阳陵泉。

　　　肝经——双侧曲泉。

　　　脾经——双侧阴陵泉。

　　　膀胱经——双侧承山。

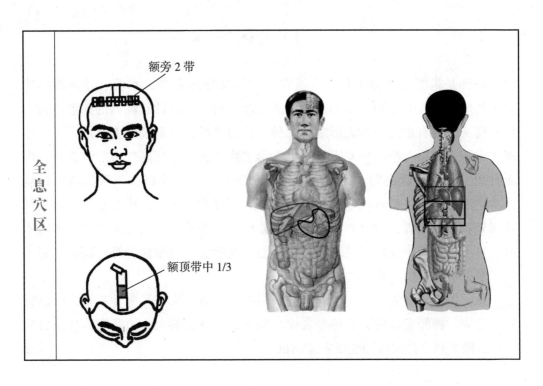

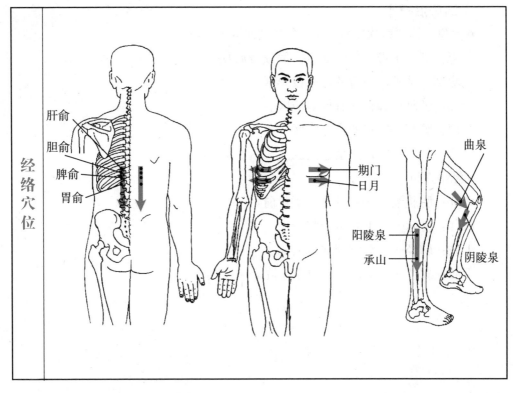

全息穴区

额旁 2 带

额顶带中 1/3

经络穴位

肝俞
胆俞
脾俞
胃俞

期门
日月

曲泉

阳陵泉
承山

阴陵泉

13. 痰证

痰证是指脏腑气血失和，水液在体内运化输布失常，水湿、津液凝结停积于某些部位所产生的一类病症。水液代谢障碍所形成的较浊稠的病理产物为痰。痰又分为有形之痰和无形之痰二种。看得见的，可触及的为有形之痰。停滞在脏腑、经络等组织中看不见的为无形之痰，无形之痰随气机升降流行，内而脏腑，外而筋骨皮肉，影响气血运行和脏腑气机的调畅，以致形成多种病证。痰滞在肺，可见喘咳咯痰；痰阻于心，可见胸闷心悸；痰迷心窍，可见神昏痴呆；痰停于胃，可见恶心呕吐，胃脘痞满；痰在肌肉筋骨，可见肢体麻木或半身不遂；痰停血脉可见动脉硬化、心脑血管症、高脂血症等；痰浊上犯于头，多见眩晕昏扑、癫狂等病症。

急、慢性支气管炎，支气管哮喘，咽喉炎，食道炎，耳源性眩晕，脑血管病后遗症，神经官能症，精神分裂症，癫痫，甲状腺肿大，肥胖病，高脂血症均可参照下列全息穴区和经络穴位刮拭。

【刮痧治疗】
● 全息穴区（每次治疗选1~2个全息穴区）
头部：额旁 1 带，额旁 2 带，额顶带后1/3。
胸腹部：肺脏、脾胃的体表投影区。
背部：肺脏、脾胃的脊椎对应区。
手部：肺脏、脾胃的全息穴区。
足部：肺脏、脾胃的全息穴区。
● 经络穴位
背部：膀胱经——双侧脾俞至肾俞。
腹部：任脉——上脘至中脘。
上肢：肺经——双侧列缺至太渊。
下肢：胃经——双侧足三里至丰隆。

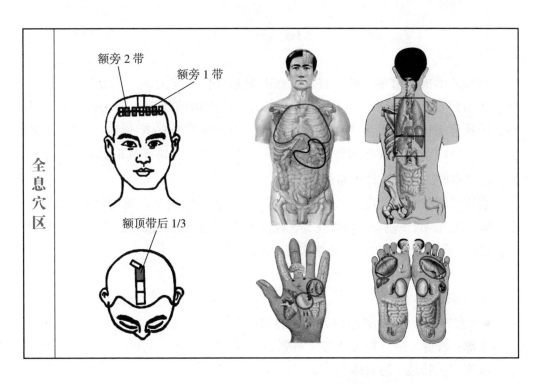

全息穴区

额旁 2 带
额旁 1 带
额顶带后 1/3

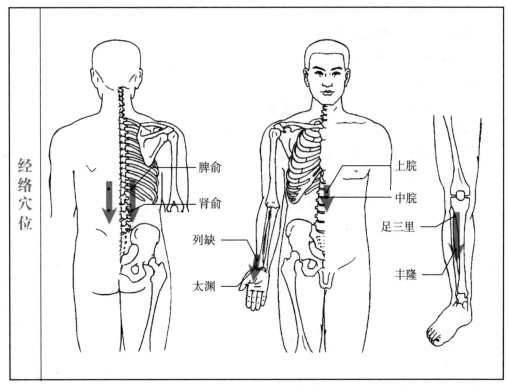

经络穴位

脾俞
肾俞
列缺
太渊
上脘
中脘
足三里
丰隆

14. 饮证

饮证的形成多由肺、脾、肾、三焦等脏腑气化功能失常，水液代谢障碍，导致水液停滞而成。水液代谢障碍所形成的较清稀的病理产物为饮。饮之为病，因饮停部位不同见症亦异。饮在肠间，则腹鸣沥沥有声；饮在胸胁，则胸胁胀满，咳唾引痛；饮在胸膈，则胸闷、咳喘，不能平卧，其形如肿；饮溢肌肤，肌肤水肿、无汗、身体痛重。

现代医学的慢性气管炎、支气管哮喘、渗出性胸膜炎、胃肠功能紊乱及不完全性幽门梗阻、胃下垂、慢性胃炎等，在疾病的某些阶段，凡出现上述证候均属饮证，都可以照下列全息穴区和经络穴位刮拭。

【刮痧治疗】
● 全息穴区（每次治疗选1~2个全息穴区）
头部：额旁 1 带，额旁 2 带（右侧），额顶带后1/3。
胸腹部：肺脏、脾脏体表投影区。
背部：肺脏、脾脏的脊椎对应区。
手部：肺脏、脾脏的全息穴区。
足部：肺脏、脾脏的全息穴区。
● 经络穴位
背部：膀胱经——双侧肺俞至肾俞。
腹部：任脉——上脘至下脘，石门至关元。
上肢：肺经——双侧列缺至太渊。
下肢：胃经——双侧足三里至丰隆。
　　　脾经——双侧阴陵泉至三阴交。

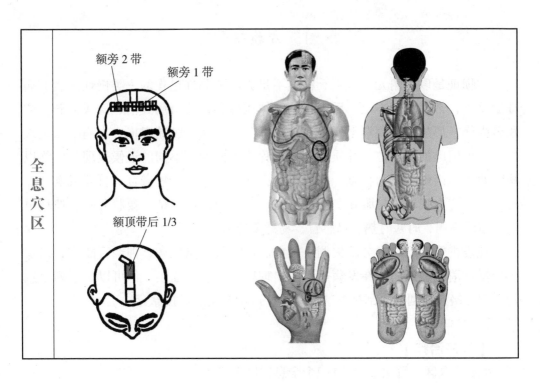

全息穴区

額旁 2 帶
額旁 1 帶
額頂帶後 1/3

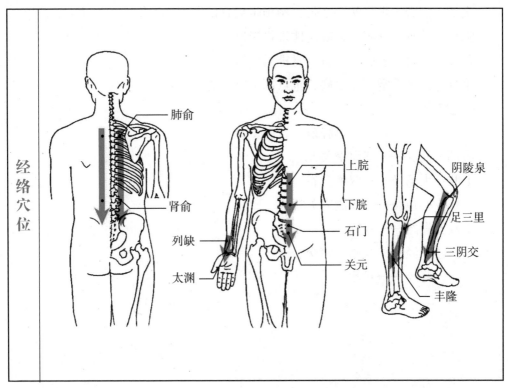

經絡穴位

肺俞
腎俞
列缺
太渊

上脘
下脘
石門
關元

陰陵泉
足三里
三陰交
豐隆

15. 虚损证

虚损证是以脏腑元气亏损、精血不足为主要病理过程的一类慢性虚衰性病证的总称，常因禀赋不足、后天失调、体质虚弱，或诸病失治、病久失养，或积劳内伤、形神过耗而渐至元气亏损，阴阳、气血、脏腑虚损。本病临床表现复杂，可因虚损的病位、性质及其轻重程度不同而有不同的证候表现，但终以病势缠绵，诸虚不足为特点。临床可见：四肢无力、气短懒言、自汗或盗汗、心悸、健忘失眠、头晕眼花、食欲不振、大便溏薄或燥结、腰膝酸软、遗精早泄、体质虚弱、时寒时热、易感冒、易感染等。

免疫机能低下、内分泌失调、贫血、白血病、结核病、神经官能症，以及多种慢性消耗性疾病，在发病过程中出现以上虚损的证候，都可以照下列全息穴区和经络穴位刮拭。刮拭时禁用泻法，可配合艾灸、按摩疗法。

【刮痧治疗】

● 全息穴区（每次治疗选1~2个全息穴区）

头部：额旁 1 带，额旁 2 带，额顶带后1/3。

胸腹：肺脏、脾脏、肾脏的体表投影区。

背部：肺脏、脾脏、肾脏的脊椎对应区。

手足部：全手掌，全足底，重点刮肺脏、脾脏、肾脏。

● 经络穴位

背部：膀胱经——双侧脾俞、胃俞、肾俞。

腹部：任脉——气海至关元。

上肢：大肠经——双侧合谷。

心包经——双侧内关。

下肢：胃经——双侧足三里。

脾经——双侧三阴交。

肾经——双侧太溪。

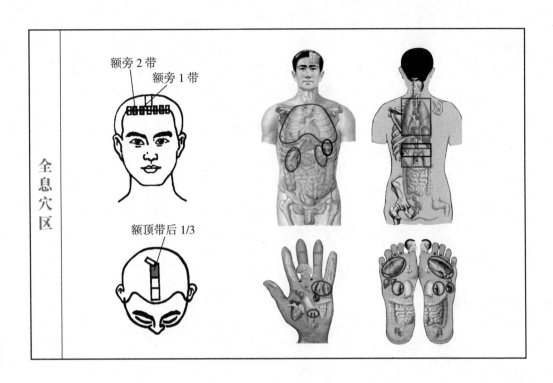

全息穴区

额旁 2 带
额旁 1 带

额顶带后 1/3

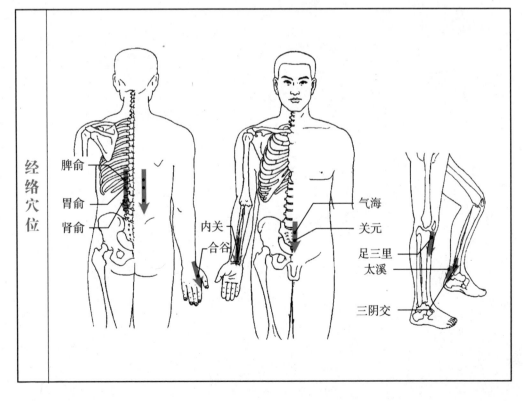

经络穴位

脾俞
胃俞
肾俞

内关
合谷

气海
关元

足三里
太溪

三阴交

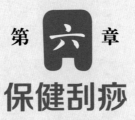

第六章

保健刮痧

保健刮痧法是有效的预防疾病、保护健康的方法。保健刮痧有加强新陈代谢，促进体内毒素排出的作用，对潜伏的各种病变进行有效的提前治疗，起到防微杜渐、预防疾病的效果。保健刮痧过程中，还可以根据机体经络穴位及全息穴区的反应和出痧的情况，发现自身体质的弱点和即将要发生疾病的脏腑器官及潜伏的病变，对疾病有超前诊断作用。经常进行保健刮痧，能达到预防疾病、保护健康的目的。

保健刮痧一般不涂刮痧润滑剂，直接在皮肤上或隔衣刮拭，刮至局部皮肤发热或潮红即可，不必出痧。在刮拭过程中，如发现某条经脉或局部疼痛，说明此经脉气血有不同程度的阻滞，为经脉的缺氧现象，可在此处涂刮痧润滑剂，按治疗刮痧法刮拭。

第一节　预防疾病

预防疾病的刮痧法可对机体进行整体调理，恢复和加强自身的愈病能力，扶正祛邪。健康人运用此法可预防疾病、强身健体；多种慢性病患者运用此法可激发自身的愈病能力，促进疾病康复，巩固疗效。

方法与步骤

保健刮痧法第一至第四项应综合应用，第五至第六项可和前四项配合应用，或单独应用。

一、每天刮拭全头一至二次

因头皮部分有毛发覆盖，为达到刺激效果，宜用水牛角刮痧板梳的梳齿刮拭。

太阳穴：分别刮拭左右太阳穴。

侧头部：刮板竖放在头维穴至下鬓角处，从前向后下方刮至耳后发际处。

前后头部：以头顶百会穴为界，将头顶部分为前后两部分，先刮前头部，从百会穴处向前额发际处或从前额发际处向百会穴处，依次由左至右刮拭；再刮后头部，自百会穴处向下刮至后颈部发际处，依次由左至右刮拭。

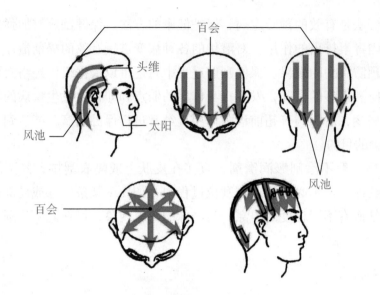

百会：以百会穴为中心向四周呈放射状刮拭。

全息穴区：刮拭头部各全息穴区。

加强手法：将以上部位用刮痧板梳角部依次重复刮拭，以加强效果，双侧头维、风池、百会穴为重点。

作用与机理

中医认为，"头为诸阳之会""脑为元神之府"，人体的所有阳经都上达于头部。因此每天刮拭全头，可以畅达全身的阳经，疏通全身的阳气。阳气通达，则人体精力旺盛，能迅速消除疲劳，并能增强人体的抗病能力，减少感冒。西医认为，头部为中枢神经所在，大脑皮层分布有语言、视、听、嗅、味觉及管理内脏活动的中枢，还有全身各部位的感觉、运动中枢。头皮部位有以上各神经中枢的投影区。刮拭全头，不仅直接刺激头部神经末梢，松解局部肌肉紧张，改善头部的微循环，还可以调整、增强各中枢神经系统的功能，预防和治疗脑动脉硬化、脑中风、中枢性感觉障碍、运动障碍、神经衰弱、各种头痛、眩晕症、精力减退等病症，还可增强记忆力，延缓衰老。

二、每天刮拭肘、膝关节以下的十二经脉

用不涂刮痧油方法，可隔衣刮拭。应自肘、膝关节部位沿十二经脉循行部位分别刮拭至指（趾）尖部。每日一至二次。

上肢外侧：手三阳经——手阳明大肠经曲池至商阳、手少阳三焦经天井至

关冲、手太阳小肠经小海至少泽。

上肢内侧：手三阴经——手太阴肺经尺泽至少商、手厥阴心包经曲泽至中
冲、手少阴心经少海至少冲。

下肢外侧、后侧：足三阳经——足阳明胃经犊鼻至厉兑、足少阳胆经阳陵泉至
足窍阴、足太阳膀胱经委中至至阴。

下肢内侧：足三阴经——足太阴脾经阴陵泉至隐白、足厥阴肝经膝关至大
敦、足少阴肾经阴谷至涌泉。

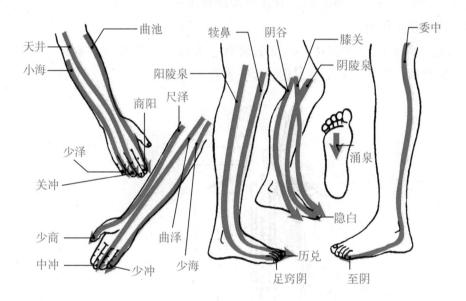

作用与机理

上肢肘部以下、下肢膝部以下的经脉有各脏腑在体表的反应点即穴位。经常
刮拭这些经脉腧穴可疏通经络、畅达气血，不仅对四肢关节病变有良好的治疗和预防作
用，还对五脏六腑有直接的调控作用，对脏腑的各种急、慢性病症起治疗和预防作用。

三、定期刮拭颈、肩、背、腰部有关经穴

根据自身情况决定每两周或四周用涂刮痧油的方法刮拭一次。

颈肩部：胆经——双侧风池至肩井。

背腰部：督脉——从大椎至长强。

膀胱经——双侧大杼至白环俞。

夹脊——与督脉大椎至腰阳关相平行的双侧夹脊。

作用与机理

督脉有总督一身阳经的作用，在靠近督脉内侧的膀胱经上有五脏六腑的腧穴，这些腧穴是经络、脏腑在膀胱经上的反应点，刺激这些腧穴对经络、脏腑有良好的调控作用，还可使经络及五脏六腑的秽浊之气通达于外。经常刮拭这些部位，及时清理经络及五脏六腑的代谢产物，就可调整经络、脏腑的功能，排除隐患，保持体内环境恒定。脊椎是人体骨骼系统的重要组成部分，支配内脏与四肢的神经均从脊椎发出，脊椎部位的病变可以引发多系统、多部位的病理变化，刮拭夹脊穴及督脉可以有效地调理脊神经，对全身各系统的病变有良好的治疗和预防作用。

幼儿及青少年经常刮背、腰部的督脉、夹脊穴及膀胱经，有助于健脾养胃，增进食欲，改善营养不良，促进生长发育。

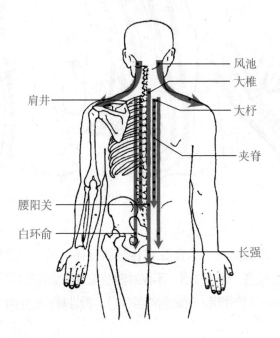

四、每天刮拭胸腹部一次

用不涂刮痧油方法，可隔衣刮拭每天一次。

胸部：任脉——天突至膻中。

　　　　两侧——以任脉为界分别向左右两侧沿肋骨走向刮拭。

腹部：由上至下自左侧依次向右侧刮拭。

作用与机理

胸腔为心肺所在，腹腔为肝、胆、脾、胃、大肠、小肠、肾、膀胱及内生殖器官所在。刮拭胸腹部，即刮拭这些脏腑在体表的投影区。根据全息理论，刮拭体表的投影区即可治疗脏腑的病变。根据中医经络学说，胸、腹部有任脉、肾经、胃经、脾经、肝经、胆经的经脉循行，任脉有统领一身阴经的作用，其他经脉各与相应脏腑相关联。刮拭这些部位，可疏通上述经脉，加强新陈代谢，促进五脏六腑的功能活动，对五脏六腑的疾病有预防和治疗作用。

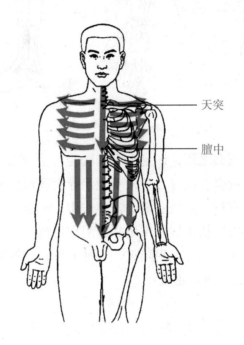

天突

膻中

五、每天刮拭6个强壮穴一至二次

每天刮拭6个强壮穴，可以不涂刮痧油，用按揉法刮拭，皮肤微红即可或穴位处有酸胀感即可。

头部：督脉——百会。

上肢：大肠经——双侧合谷。

　　　心包经——双侧内关。

下肢：胃经——双侧足三里。

　　　脾经——三阴交。

　　　肾经——双侧涌泉。

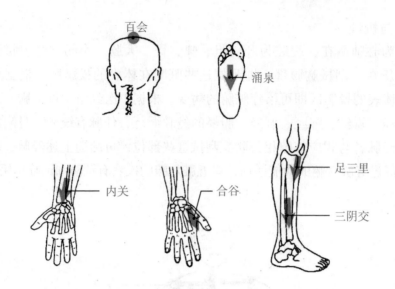

作用与机理

百会穴为三阳五会之所，即足太阳膀胱经、手少阳三焦经、足少阳胆经、督脉、足厥阴肝经聚会于此。合谷穴不但治疗大肠经病证，对头面部疾病均有治疗作用。内关穴有行气活血、清心安神作用，可强壮心脏功能。足三里穴为长寿穴，有健脾和胃、扶正培元作用。三阴交可增强肝脾肾三脏的功能，有调节内分泌的作用。涌泉穴可滋阴降火、宁神苏厥，有补肾的作用。刮拭此穴分别强壮相连接的脏腑，可扶正祛邪。

六、刮拭耳、手、足部位，每天一至二次

对于了解人体各脏腑器官在以上部位的相应位置者，可在普遍刮拭的基础

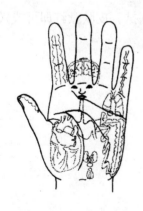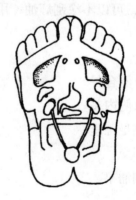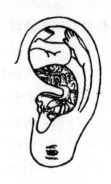

上，对自己体质弱点的部位增加刮拭次数和力度。

耳：用刮板角部先刮耳窝，再刮耳轮及耳背。

手：刮双手手背及手掌心，分别从腕部刮至手指尖。

足：刮双足足背及足掌心，分别从踝部刮至足趾尖。

作用与机理

根据生物全息理论刮拭耳、手、足部位，不仅对病变脏腑有治疗作用，对全身各脏腑器官亦有整体调控作用。

第二节　减肥

人体肥胖的原因，其一是食欲好、食量大、吸收佳，而运动量小；其二是脾气虚，运化功能减弱，致使运化水湿功能低下，湿聚而成痰，湿和痰（即指能量代谢发生障碍，多余的水分与脂肪）不断蓄积，则形成形体肥胖。脾气虚者坚持减肥刮痧，可以预防和治疗肥胖症。坚持对肥胖的局部进行刮痧，对各种原因的局部肥胖均有减肥效果。

方法与步骤

减肥刮痧力度要适中，背部经穴可用涂刮痧油的方法每周刮痧一次。腹部经穴可以用不涂刮痧油的方法每天刮一至二次。胸部、四肢穴位每天刮拭一次，可用按揉法刮拭至有酸胀感觉为好。若按力大、刮拭时间长，必须涂刮痧润滑剂保护皮肤。

胸腹部：任脉——膻中、中脘、关元。

背部：膀胱经——双侧肺俞、脾俞、肾俞。

上肢：肺经——双侧孔最至列缺。

　　　　大肠经——双侧曲池。

下肢：胃经——双侧丰隆。

　　　　脾经——双侧三阴交。

肥胖的局部：直接刮拭肥胖的局部，应使按压力传导至皮下组织，促其被动运动，有利于加强新陈代谢，消除局部的水分和脂肪，达到减肥目的。

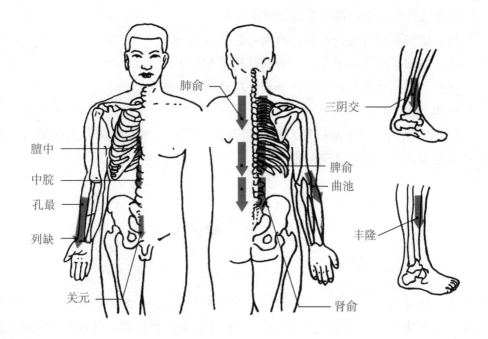

肺俞

三阴交

膻中

中脘

孔最

列缺

脾俞
曲池

丰隆

关元

肾俞

作用与机理

体内的水湿运化过程是肺、脾、肾三脏共同参与完成的，刮拭背部膀胱经的有关腧穴及膻中、中脘、关元、丰隆穴可健脾益肾，宣肺化痰，益气活血，加强新陈代谢，调整内分泌功能，消除体内多余的水湿和脂肪，达到减肥效果。

第三节　乌发美发

肾气充足，气血旺盛，则毛发润泽。坚持头部保健刮痧，可以迅速改善头皮血液循环，逐渐增加头发的营养成分。配合其他部位经穴的刮拭，不但可以促进毛发生长，还可间接调整脏腑功能，增强机体免疫力。

方法与步骤：

每天刮拭全头二至三次。因头皮部分有毛发覆盖，为达到刺激效果，宜用刮痧板梳的梳齿刮拭。

侧头部：刮板竖放在头维穴至下鬓角处，从前向后下方刮至耳后发际处。

前后头部：以头顶百会穴为界，将头顶部分为前后两部分，先刮前头部，从百会穴处向前额发际处或从前额发际处向百会穴处，依次由左至右刮拭；再刮后头部，自百会穴处向下刮至后颈部发际处，依次由左至右刮拭。

加强手法：将以上部位用刮板角部依次重复刮拭，以加强效果。

背部：膀胱经——双侧肺俞、肾俞。

下肢：胃经——双侧足三里。

　　　　脾经——双侧血海。

作用与机理

中医认为"发为血之余"，肾"其华在发"。头发的好坏与气血、脏腑功能密切相关。经常刮拭全头部，直接改善头部的微循环，使新陈代谢旺盛，头皮细胞活化，头部气血充盈畅达。发根得到充足的氧气和各种营养成分的补充，则毛发生长率加快、毛干粗壮、发根坚固、发质柔软而有光泽，并能减少脱发和头皮屑，促进白发转黑。人体所有的阳经都上达于头部，头部经络对全身各系统有整体调控作用。经常刮拭全头部，刺激头部经络穴位，还可畅达全身的阳经，疏通全身的阳气。配合膀胱经和胃经、脾经有关腧穴的刮拭，可增强脏腑功能，以助化生精血，润泽毛发。

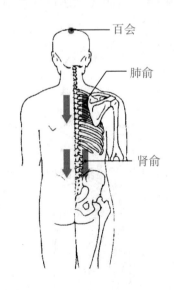

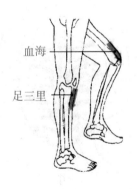

第四节　养颜美容

面部循行有九条经脉，分布着对应全身各器官的全息穴区。坚持面部保健刮痧，可以延缓面部皮肤细胞老化，使皮肤润泽细腻，消斑除皱。还可防治面部多种皮肤病，并能间接调整脏腑功能。

面部刮拭方法

1. 用温水洗面后，均匀涂敷美容刮痧乳。

2. 美容刮痧玉石板边缘在面部按下列顺序，沿肌肉走向从面中线向外上方单方向用平刮法刮拭，每三至七天刮拭一次，每个部位刮拭五下。

3. 刮拭要点：刮痧板角度小，要有2/3的面积接触皮肤，将压力渗透到肌肉层，避免拉扯皮肤，以缓慢的速度刮拭。刮至皮肤轻微发热或稍有红晕即可。刮后清洁皮肤，涂敷滋养皮肤的润肤露或润肤霜。

面部刮拭顺序

前额部位：分别由中间向左右两边刮拭。

眼睛周围：从膀胱经睛明穴沿上眼眶经鱼腰穴向胆经瞳子髎穴刮拭，再从

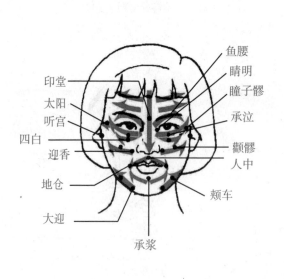

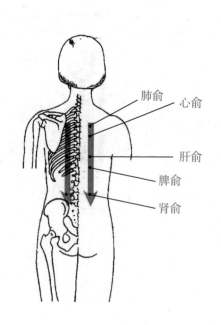

睛明穴沿下眼眶经承泣穴向瞳子髎穴刮拭。

外眼角部位：从胆经瞳子髎穴经太阳穴向外上方发际处刮拭。

鼻部：从大肠经迎香穴分别向两侧耳前听宫穴刮拭。

口唇部位：从督脉人中穴及任脉承浆穴分别向两侧胃经地仓穴刮拭。

下颌部位：从胃经大迎穴、任脉承浆穴分别斜向外上方刮至两侧颊车穴。

用垂直按揉法按揉睛明穴。用平面按揉法按揉四白、太阳、印堂、迎香、人中、颧髎、承泣、大迎、颊车、承浆。

背部刮痧：

膀胱经——肺俞、心俞、肝俞、脾俞、肾俞。每两至四周用涂刮痧油的方法刮拭一次。

作用与机理

刮拭面部皮肤，直接刺激表皮神经末梢，增强其传导功能，改善皮肤微循环，使其得到充足的氧气和各种营养素的补充，细胞活化，真皮中的弹性细胞、纤维细胞再生能力增强，则肌肉丰满而有弹性，皮肤滋润、皱纹减少，达到养颜美容之效。人体面部有九条经脉循行，经常刮拭面部，刺激上述经络穴位，可以调节相应脏腑，行气活血。再配合定期刮拭背部腧穴效果更佳。

简易全息经络手诊测健康

我们手的形状就像我们的五官一样秉承于父母，是由遗传决定的。手部特征反映了人体生命信息。这些特征包括肤色，手指、手掌的骨骼形态，掌丘的形态，肌肉的厚薄，掌纹形态与深浅，指纹、指甲形态等各方面。这些手部形态、符号和DNA一样是人体生命信息的密码。

通过握手和望手的形态可以发现体质的特点，提示脏腑功能状态的盛衰。望手掌指的气色、形态，可以对体内各系统进行宏观诊断，判断经气的盛衰，脏腑功能的强弱，可以查过去、诊现在、知未来，能迅速对经络脏腑气血进行宏观诊断，了解经络脏腑功能状态的盛衰。各手指掌的强弱、厚薄、灵活度与曲直形态一望便知。本章内容数十分钟即可学会，有很强的实用性，易于普及推广。

第一节　手诊测健康理论基础

一、全息经络理论

手部十指是与脏腑相连的十二条经脉循行的部位，也是阴阳经脉气血交接的部位。因为手指与经脉相连，经脉与脏腑相连。所以五个手指分别提示所循行的六条经脉及其相连脏腑的健康信息。根据中医同名经的理论，手足十二条经脉分别归属太阴、少阴、厥阴、太阳、少阳、阳明六经。大肠经和胃经同属阳明经；肺经和脾经同属太阴经；心包经和肝经同属厥阴经；三焦经和胆经同属少阳经；小肠经和膀胱经同属太阳经；心经和肾经同属少阴经。所以五个手指也可以反映循行于足部的六条经脉的健康信息。这样手部五指就可以反映与五脏六腑相连的十二条经脉的健康信息。

手指位于人体末端，远离心脏，对缺血缺氧最敏感。脏腑经脉有了轻微的气血运行障碍，症状还没有出现，十指就可以预先感知。所以经络系统功能正常，手指就会得到充足的氧气和营养素而发育正常。反之，手指就会因得不到

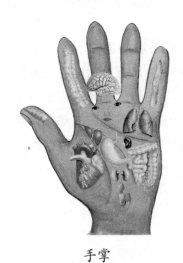

手掌

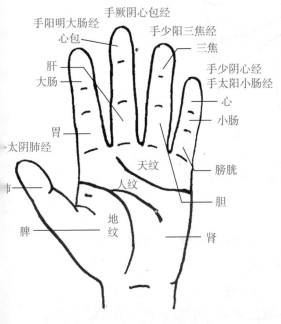

手部与经脉、脏腑对应图

充足的氧气和营养素而发生气色形态的改变。手部的气色形态、力量，反映脏腑的健康。

生物全息理论认为：手部是独立的全息胚，为整体的缩影，包含着整体的全部信息。手是人体的缩影，握拳的手很像婴儿在子宫里的样子，手掌对应我们的脏腑，五指分别是头部和四肢。人体的各脏腑器官、四肢孔窍在手部均有其对应的部位，这就是手部各脏腑器官的全息穴区。如果把人比喻成一棵大树，手掌就像树根、树干，手指就像树枝、树叶。树枝、树叶离不开树根、树干。当脏腑器官出现病理改变时，手部的同名全息穴区也会出现气色形态的相应改变。在病变脏腑器官好转、康复后，该全息穴区也会出现同步反应。

二、脏腑器官系统定位
（一）中医经脉、脏腑定位

手指是人体上肢的末端，气血流注到此而返回，五个手指有六条经脉循行。手太阴肺经、手厥阴心包经、手少阴心经、手阳明大肠经、手少阳三焦经、手太阳小肠经等经脉在手指末端起始交接，手太阴肺经止于拇指少商穴，手阳明大肠经始于食指商阳穴，手厥阴心包经止于中指中冲穴，手少阳三焦经始于无名指关冲穴，手少阴心经止于小指少冲穴，手太阳小肠经始于小指少泽穴。

根据中医经络同名经的理论，每个

手指除反映所循行的经脉及其相应脏腑的信息外，还可以反映同名经的经脉及其相应脏腑的健康信息。所以观察手部形态特征可以了解全身五脏六腑的健康信息。

中医各脏腑的生理功能包含着丰富的内容，中医脏腑的概念不仅指解剖形态的脏腑，更重要的是将人体的解剖和生理活动归纳为以五脏为中心的五大体系。因此中医一个脏腑的生理功能往往包含现代医学的一个系统或多个系统的功能。现将中医经络脏腑含义和西医各系统的关系加以粗略的归纳对照。这种归纳定位可以帮助没有中医基础的初学者理解和记忆，迅速了解各手指的意义。各手指反映脏腑在手诊中的定位如下。

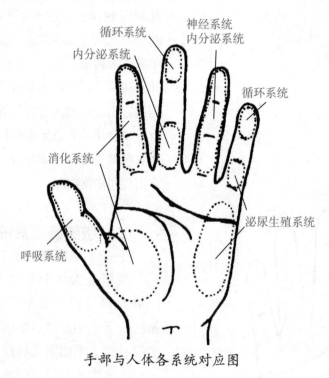

手部与人体各系统对应图

拇指——反映呼吸系统的功能。

食指——反映消化系统的功能。拇指下方的大鱼际反映消化系统功能的盛衰。

中指——反映循环系统、内分泌系统的功能。

无名指——反映神经系统、内分泌系统的功能。

小指——反映循环系统、泌尿生殖系统的功能。小指下方的小鱼际反映肾气的盛衰。

（二）手部全息定位

手掌脏腑器官全息定位

手部的全息定位方法是横分上下，竖分左右。无论左手、右手均以大拇指的方向为身体的左侧。小指的方向为身体的右侧。以中指为身体的正中分界线。手指尖方向表示身体的上部，手掌根部方向表示身体的下部。

头面五官：中指根与手掌交界的手纹周围。

食道：口区以下，天纹与人纹之间沿竖直平分线为食道区的正中。其下端与胃区交界的部位为贲门。

胃：胃区在中指根纹到掌根部横纹，竖直平分线的中点及其周围。

肾：胃区中点到掌根部横纹的竖直平分线的中点，此点左右为左右肾区。

膀胱：食指及中指缝向下的延伸线与大鱼际左右分界线的交点，为膀胱区的中点。

外生殖器：肾区中点到掌根纹的竖直平分线的中点即生殖区的中点。

气管：气管区为小指与无名指缝之间竖直向下到天纹止的中线。气管左侧对应左胸、左侧支气管、左肺、左胸膜、左胁肋、妇女的左侧乳腺。气管右侧对应右胸、右侧支气管、右肺、右胸膜、右胁肋、妇女右侧乳腺。

腰：气管竖直平分线向下至天纹的交点为腰部。由此向左至中指与无名指缝竖直向下与天纹的交点，为左侧腰区。由此向右沿天纹到手掌的右侧边沿，为右侧腰区。

肝：食指与中指缝竖直向下，与人纹、地纹相交的三角区为肝区。

脾：脾区在腰区下天纹与人纹之间的区域。

胆：胆的手诊区有两点。肝区下端向右画与手腕横纹的平行线与人纹相交，交点上方是胆区。

上、中、下腹部：人纹线切线的延长线与气管区向下的延长线的交点是上腹区的中点。由此点向掌根纹方向做小鱼际的平分线，从上腹中点向掌根做小鱼际平分线的三等分线，定出上、中、下三腹区的中心点。

心脏：大拇指下的大鱼际处上部为心区。靠近拇指根部的左半边为左心区。其右半边为右心区。手掌大鱼际上端，大拇指根部与人纹上端之间平行线以上的三角区域内为胸痛、胸闷、心慌、心烦的手诊区。心脏传导系统手诊区在手掌大鱼际处的左侧。冠状动脉手诊区在大拇指根部的中心区域。

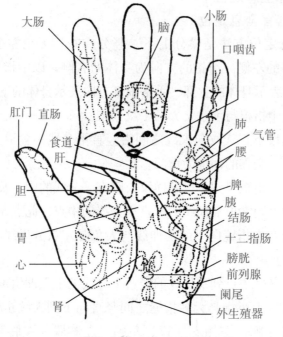

男性手掌全息定位图

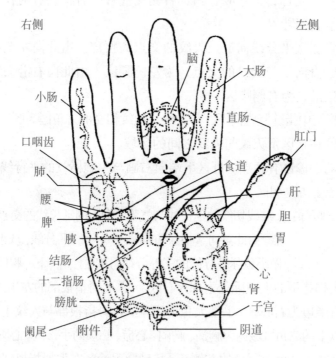

女性手掌全息定位图

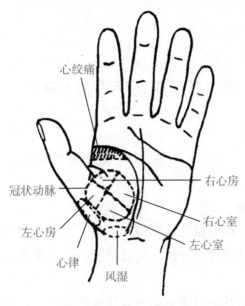

大鱼际手诊区定位图

手背脊椎全息定位

手背中指和第三掌骨全息定位如下。

后头、大脑——中指第二、三节指背部位。

脊椎——中指第一节指背与手背第三掌骨至手腕根部。

颈椎——中指第一节指背对应颈椎。

将第三掌骨平分三部分，上部对应上背部胸椎部分；中部对应中背部胸椎部分，以及第一、二腰椎；下部对应第三至五腰椎和骶尾椎。

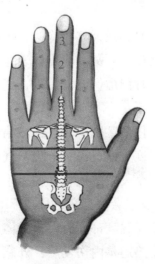

手背三分法

第二节　简易手诊测健康法

简易手诊测健康方法分为握手测健康和望手测健康两种方法。

一、握手测健康

握手可以感知手掌指的温度、厚薄、力量、干湿和弹性，观察手指、手掌的气色形态，以中医基础理论分析研究这些特点，了解人体经络脏腑的信息，判断健康状况。

握手知健康要排除其他因素，如所处环境的温度、湿度、年龄、情绪、职业、生理等内外因素的影响，因人、因时综合考虑。

手温凉热测阴阳

手的温度提示体内环境的温度。人体是恒温动物，恒温对体内各项生理活动至关重要。正常人自我调节功能好，不会因季节的变化有明显改变。在寒冷的环境下，手的温度略低，但是能很快调整为正常。在过高的温度下，手会通过出汗调节温度不会过高。

我们的体温是在36.5℃左右。健康的人手温暖。人体的阳气是否充足决定手部的温暖度。手感温暖滋润，主阳气充足，阴阳平衡，五脏调和，身体健康。

手温低：人体阳气不足时，或天气寒冷时，为了使内脏器官有适宜的恒温维持各项生理功能，机体会自我调节，收缩体表血管，减少体表热量的散发，手足会发凉。手温低者主脾肾阳虚，体弱怕冷，消化吸收能力差，容易疲劳，精力减退。

握手时发现手温低者，仔细区别手背各区域温度差异，不同部位的寒凉意义也不一样：如果手指背温度更低，提示上焦阳气虚，头部供血不足，会有易疲劳、精力减退，头晕，甚至失眠的症状；如果手腕上部温度低，提示下焦虚寒，会有腰酸，腰部发凉，女性会有宫寒，月经不调。

手温高：特别是手心手背温度都高时，提示体内温度过高，一般是发热的表现。发热要区别是外感发热还是内伤发热：外感发热多为手背更热，内伤发热多为手心更热。有一种手感热，是全手都热，这种热是实热，表明体内热量足，体壮。过高的手温是发热。

手心热于手背：正常情况下，手背比手心温度略低0.2～0.5℃。如手心明显热于手背，提示体内阴阳不平衡。手掌循行手三阴经，手背循行手三阳经。所以手心为阴，手背为阳。手心热是阴液不足，阴虚内热的表现。温差越大，阴虚程度越重。主心肾阴虚，易烦躁、上火、失眠、多梦、紧张容易口干，五心烦热，皮肤干燥，大便干结。

皮肤润燥测津液

皮肤内水分的含量决定皮肤的润燥，手掌汗腺比较多，汗腺的多少也受体液的影响，皮脂腺、汗腺分泌正常皮肤滋润。体液少，皮肤细胞水分也减少，皮脂腺分泌不足，皮肤干燥粗糙。手部皮肤是身体水分多少的窗口，皮肤的润燥可以了解体内血液、津液的代谢状况。血液、津液代谢正常皮肤滑润、细腻；粗糙涩为阴虚，枯涩为气血不足，燥涩为津液短缺。手的皮肤干燥者，主肺脾两虚，容易感冒。

手掌多汗：特别是精神紧张时出汗更多。中医认为汗为心液，是血液、津液化生的；脾主运化水湿。手掌多汗者体内多湿，心理抗压能力差，易冲动、紧张，情绪变化大。手常多汗、潮湿，主心脾两虚，容易疲倦乏力或脾胃积热，心火盛。

如手掌多汗，皮肤发黏，主内分泌失调，特别是糖尿病患者多见。因为皮脂腺和汗管的细胞内糖原含量比较多。皮肤内葡萄糖的含量是血糖的1/3～1/2，血糖增高时，皮肤的含糖量也增高，汗出而黏，手感多汗且黏。

指掌软硬测气血

手掌的软硬程度和手的骨骼、肌肉形态有关系，也是身体健康状况的一种表现。骨骼强壮，肌肉丰满、弹性好，手就比较有力量。手指掌饱满，厚而有力，富有弹性，提示体质强壮，气血充足，多精力旺盛。手粗硬而有力多是体力劳动者，身体素质比较好。

手掌硬，肌肉弹性差，手指不灵活，多气血瘀滞，经脉不畅。手掌硬直而瘦，消化系统差。

手掌软厚而无力，弹性差，多精力欠佳，体倦乏力。

手掌绵软，薄而无力多精力衰退，体弱多病，是中医的气虚表现。

手又软又绵多脑力者，体质弱。

二、望手测健康

望手的气色包括望手掌、手指肤色是否红润、有光泽，有无病色，观察有无静脉浮露沉隐，指掌力量强弱，以及手掌的整体形态、厚薄和各手指的形态。

（一）五色测五脏健康

五色诊断可以判断亚健康或病变的脏腑和病症的性质。

手指掌的颜色指肤色。肤色主要看第三指节（末端）与整个手掌的气色。指端红润是健康的气色。第三指节与整个手掌的气色如呈现暗红色、紫红色、白色、黄色、青色或晦暗色，则可以根据中医五色主病的意义，分别提示相应脏腑的亚健康和病变。

中医望诊与手诊中五色主病

	红	白	黑	青	黄
中医望诊	心	肺	肾	肝	脾
手诊	心	肺	肾	脾（手指色青）	肝（手掌色黄）

红润——指端红润是气血运行良好、微血管内血液充盈的表现，是健康的气色。

白色——手掌呈现白色为气血不足，说明肺气虚或贫血。中指苍白细弱，提示心血管功能不足或贫血。小指苍白，多为脾肾虚寒，小便清长，大便不调。

黄色——手掌呈现黄色为脾气虚，提示肝脏功能下降，土黄色而无光泽多为肝脏肿瘤。

暗红色或紫红色——手掌或指端呈现暗红色或紫红色为血液黏稠度增高，提示心血管系统亚健康、血液黏稠、高血脂或心脑血管疾病。五指末端的颜色暗红，暗红程度越深，与手部其他部位颜色反差越大，说明血液黏稠度越高，这种情况可见于微循环障碍、血脂、血糖增高之人。

青色——手掌或手指呈现青色或多处青色静脉隐现，为胃肠功能减弱，多为脾胃虚寒。提示血液中含氧量降低，代谢产物增多，是微循环障碍，身体疲劳的表现。

暗黑色——手掌呈现晦暗、暗黑色为肾气不足，多为肾功能障碍。如果整个手掌颜色发暗，没有光泽，仿佛笼罩一层黑雾，提示机体免疫功能低下，有免疫系统异常的疾病或肾病。

（二）正常手相和异常手相

正常手相

为了能准确地观手诊病，首先应了解健康人手的正常形态。正常手指掌的气色应红润、有光泽。手指各关节处无明显的膨出，自指掌关节至指端应畅直、渐细。五指长短粗细有一定比例和规律：即大拇指最粗，小拇指最细，中间三个手指粗细无明显差异，小拇指虽短，但不应短于无名指末端的指横纹。正常手的形态应是掌心中央凹，四周肌肉凸出，高于中央，大小鱼际及指掌骨肌肉饱满。各手指并拢时，根部无缝隙。五指丰满、畅直、灵活、有力是健康的标志。健康的人，手掌和手指没有静脉隐现，手背走行的静脉没有曲张、凸起。

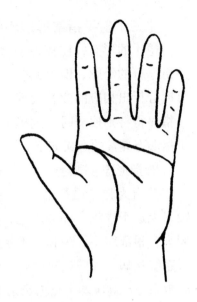

异常手相

手掌颜色异常、无光泽，掌形不饱满，弹性差，静脉隐现，或手指不灵活均是亚健康的表现。

手指弯曲变形，说明相关的经络气血运行障碍，有缺氧现象。

观察每个手指的曲直形态。如手指出现粗细异常，向尺侧、桡侧弯曲，向前、向后弯曲，或手指末端肥大如汤匙状，或手指根部缩小，根部指间缝隙较大，均属异常手相。

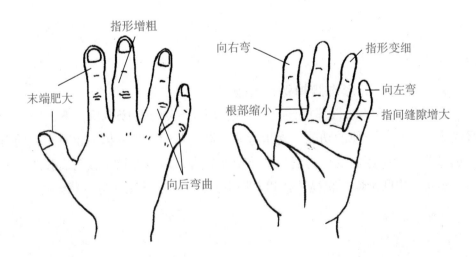

（三）望手指掌形态测脏腑健康

望手的形态，比较各手指，发现异常的部位。根据异常的部位，参考变形手指循行的经脉，即可判断相应脏腑的健康状况。根据中医脏腑学说的内容，可以分析出相应的症状表现。一般人以拇指和食指最为有力，五指之中如有某一指显得特别瘦弱时，则提示所对应的经络、脏腑健康状况较差或易生病。各手指形态异常的意义如下。

拇指形态测肺脏

拇指为肺经循行部位，反映呼吸系统健康状况。中医认为肺主气，司呼吸，上通于喉咙，外合皮毛，开窍于鼻。拇指变形，常见拇指第二节（末端）肥大，根部缩小，为肺气不足，是肺经缺氧的表现。提示易患感冒、咳嗽等呼吸系统疾病。如曾患过哮喘、肺结核、肺气肿、气管炎、鼻炎、鼻息肉等病或呼吸系统亚健康均可见拇指第二节肥大，根部缩小。

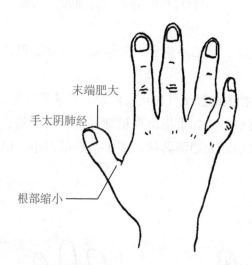

末端肥大
手太阴肺经
根部缩小

食指和大鱼际形态测脾胃和大肠

食指为大肠经循行部位，反映大肠功能。大肠上接小肠，下通肛门，有吸收水分，排泄粪便的功能。食指弯曲变形多弯向中指一侧，也有少数向拇指一侧弯曲。食指弯曲变形为消化系统功能障碍，多有便秘、腹泻、腹胀、易疲劳、感冒、皮肤干燥、粗糙（肺和大肠相表里，肺主皮毛）等症状。

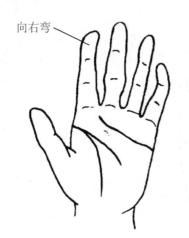

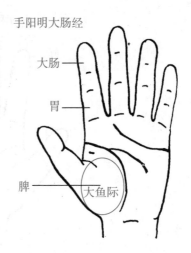

向右弯

手阳明大肠经

大肠

胃

脾　　大鱼际

如食指有青色静脉隐现，多为经常便秘，大肠不清洁，有宿便者。食指变形说明大肠经缺氧，不但易患大肠疾病，还常有颈肩酸痛，易落枕、患颈椎病（大肠经循行于颈部）。肺与大肠相表里，肺经缺氧，必然影响大肠经的气血运行。如拇指和食指均变形，则进一步证实判断的准确性。

食指下，靠近拇指根部的大鱼际为太阴经循行部位。脾为足太阴经，脾主运化，代表的是消化系统，后天之本。大鱼际饱满说明先天脾胃消化功能旺盛，食欲好，脾胃的康复功能强。如果大鱼际不饱满，上方塌陷，多皱褶，弹性差，颜色暗红或发青，提示脾胃消化吸收功能减弱。

当大鱼际饱满时，由于消化系统康复功能和代偿能力强，即使食指弯曲，胃区不甚饱满，也可以不表现出任何症状。大鱼际塌陷，多皱褶时因代偿能力差，如食指弯曲，消化系统功能减弱可有症状表现。

中指形态测肝和心包

中指为厥阴经循行部位，反映心包经和肝经的健康状况。心包为心脏的包膜，功同心脏，主血脉、神志。中指第三节弯曲，说明心包经有缺氧现象，可有心悸、呼吸困难、头晕、气短等症状，还可有心律不齐，血压不正常，便秘（心和小肠相表里）等症。判断血压高低必须参考中指形态和手指掌的颜色，手指掌颜色偏红，中指向大拇指一侧弯曲，常为血压偏高的表现；手指掌颜色偏白，中指向小拇指一侧弯曲，常为血压偏低的表现。

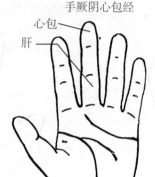

手厥阴心包经

心包

肝

　　中指也反映肝经的健康状况。中医认为肝主疏泄，具有疏散宣泄，保持全身气机疏通畅达的功能。气机疏通畅达是保证全身各脏腑器官功能活动正常的基本条件。肝的疏泄失职，可出现精神情志异常，消化吸收、血液运行、水液代谢、生殖功能的障碍。肝可以调节情志活动，肝开窍于目。中医肝的功能涵盖了现代医学内分泌系统和神经系统的很多功能。

　　中指根部变细，指间缝隙增大，说明肝经气血不足。常见情志抑郁或烦躁易怒，胁痛腹胀，胸闷疲劳，脾胃功能减弱，视力减退，眼睛干涩。还可以出现内分泌失调，易患乳腺增生、月经不调等内分泌失调的妇科疾病。肝脏病患者多中指根部变细。

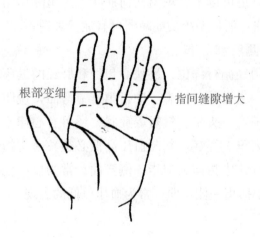

根部变细　　　　　　　　　　　　　　　指间缝隙增大

无名指形态测胆和三焦

无名指为少阳经循行部位，反映三焦经及胆经有缺氧现象。中医认为三焦运行元气、水谷和水液，是元气、水谷、水液运行的通路。三焦经主全身之气机和水液代谢。胆汁分泌充足，排泄畅达，消化吸收功能良好。胆与人的情志、胆量、魄力有关，胆有主决断的功能。三焦和胆的功能与神经系统和内分泌系统的功能相似，故有神经系统和内分泌系统疾病者，无名指多变形。

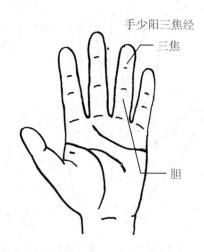

第二、三节变细，多表现为神经调节功能减弱，多有神经衰弱和内分泌失调，可出现皮肤调节功能减弱，不耐寒热，手脚冰凉，冬天怕冷，夏天怕热；或有小肠功能紊乱，精神紧张易腹泻。无名指根部变细，指根缝隙增大，说明胆经气血不足，除有消化功能减退、易患胆囊疾病外，可见多思善虑、口苦心烦等症状。无名指变形常见偏头痛、失眠、多梦、记忆力减退。

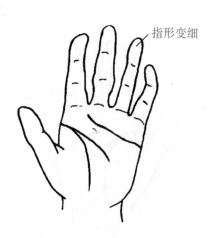

小指和小鱼际形态测心肾

小指为太阳经和少阴经循行部位，反映心和小肠，肾和膀胱的健康状况，提示循环系统和泌尿生殖系统疾病。小指第三节变形、弯曲，反映心经有缺氧现象，常见心悸、气短胸闷、头晕、血压不正常。参考中指形态和手指掌的颜色，可以判断血压高低。

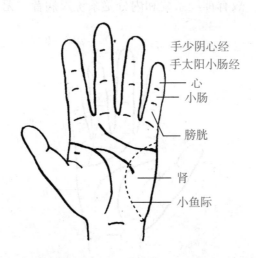

若小指和食指均有青色静脉隐现，多为肠道不清洁有宿便；女性肠道有宿便者易患内分泌失调、月经不调、子宫肌瘤、乳腺增生。若各手指均呈现暗青色，为胃肠功能减弱，多为脾胃虚寒，可有溏便。

小指短小或第一、二节变形，常表现为第一、二节向后弯曲，多反映肾经和膀胱经的健康状况。因肾主生长发育和生殖，主骨藏精。提示有肾气不足，腰酸痛，精力减退，易疲劳，重者头晕目眩，生殖功能减退。男性易患前列腺疾病，女性易患妇科疾病。

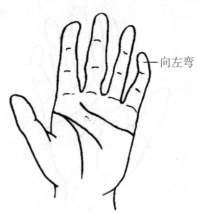

小鱼际为少阴经循行部位，肾为足少阴经。小鱼际饱满，说明肾气充足，精力充沛，机体抗病能力、康复能力强；反之则说明肾气不足，精力减退，机体抗病能力、康复能力减弱。当小鱼际饱满时，由于肾气足，机体康复功能和代偿能力强，即使小指弯曲也可以不表现出任何症状。当小鱼际不饱满，弹性差时，由于肾虚，康复功能弱，代偿能力差，小指弯曲，会有肾虚的各种症状表现。

第三节　第二掌骨测健康

第二掌骨全息穴位群诊病法根据生物全息理论，从手部第二掌骨桡侧的反应状态，推测全身脏腑气血的病理变化，从而达到判断疾病的目的。对第二掌骨全息穴位病理反应点进行按压，可以有效地治疗各种病变。第二掌骨全息穴位群诊病和治病方法准确可靠，简单易学。

一、第二掌骨桡侧的穴位分布
第二掌骨桡侧的穴位分布大致是整个人体的缩影。

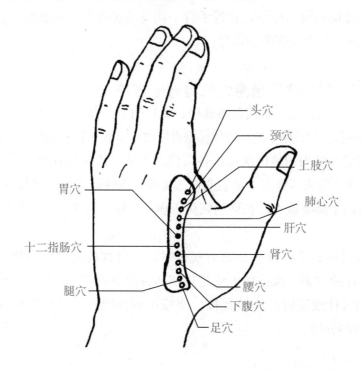

头穴
颈穴
上肢穴
肺心穴
肝穴
肾穴
胃穴
十二指肠穴
腿穴
腰穴
下腹穴
足穴

1. 头穴：第二掌骨的远端（靠近食指部位）。反映眼、耳、鼻、口、牙的健康信息。

2. 足穴：第二掌骨的近端（靠近腕关节部位）。反映足部健康信息。

3. 胃穴：头穴与足穴的中点。反映胃、脾、胰腺的健康信息。

4. 肺心穴：头与胃穴的中点。反映肺、心、胸、乳腺、气管下段、支气管、食管下段、背部等的健康信息。

5~6. 头穴到肺心穴分为三等分，头穴下依次为颈穴和上肢穴。颈穴反映颈部、甲状腺、咽、气管上段、食道上段的健康信息。上肢穴反映上肢、气管中段、食管中段的健康信息。

7. 肝穴：肺心穴与胃穴的中点。反映肝、胆的健康信息。

胃穴和足穴之间分为六等分，从胃穴端起依次五个点分别是：

8. 十二指肠穴：反映十二指肠、结肠右曲的健康信息。

9. 肾穴：反映肾、脐周、大肠、小肠的健康信息。

10. 腰穴：反映腰、脐周、大肠、小肠的健康信息。

11. 下腹穴：反映下腹、子宫、膀胱、直肠、阑尾、卵巢、睾丸、阴道、尿道、肛门、腰骶部的健康信息。

12. 腿穴：反映腿、膝部的健康信息。

第二掌骨桡侧同一位点，靠近手背一侧反映腰背部、四肢的信息，靠近手掌心一侧反映胸腹部及脏腑的信息。

二、第二掌骨桡侧全息穴位群诊断方法

1. 手指如握鸡蛋状，肌肉自然放松，虎口朝上，食指拇指相距三厘米。

2. 用刮痧板边缘或细小的圆钝硬棒垂直依次按压第二掌骨桡侧（大拇指一侧）。

3. 用同等力量均匀地依次按压各穴位，当某一穴位具有明显的疼痛、麻、胀、酸的感觉（称为压痛点）则表明该部位所代表的器官有病理改变。

4. 左右两手都要检查，相同的穴位压痛反应哪一侧强，则表明哪一侧的器官病重。

5. 如果身体的某一脏腑器官有疾病时，可以揉按第二掌骨桡侧的相应穴位，具有治疗的效果。揉按的方法是用刮痧板边缘或细小的圆钝硬棒以穴位为圆心，做顺时针或逆时针旋转揉按，要按压到骨膜上，有较强的麻、胀、痛感，每次治疗3分钟。

第四节　三高症、心脏病手部特征

一、三高症

（一）共同特点

三高症手部气色形态共同特点：手色早期鲜红，中后期转为暗红，光泽度差，以手掌、指端色红更明显。中年人三高症以方形手最为多见，手掌宽厚，掌丘、指丘饱满，或其他手形掌丘、指丘饱满。以湿热体质、痰湿体质为多。

（二）高血压

掌纹生命线斜向小鱼际。中指末端向大拇指侧偏曲。

肝阳上亢：大小鱼际红，全掌红，为肝阳上亢，警惕中风先兆。

高血压看中指脑区，中指靠近指掌关节的指肚两侧有细小静脉，长度超过本节2/3，或本节指肚有暗红色，青色斑点警惕脑中风。

（三）高血糖

糖尿病：在小鱼际下1/3处出现横纹。手掌及十指端色红，早期鲜红，随着患病时间久，逐渐转为暗红。

大鱼际青、掌心红，皮肤晦暗光泽度差，小鱼际红斑者病情严重。

（四）高血脂

手掌靠近手指处指丘为血脂丘，血脂丘饱满是血脂增高的征象，如指丘饱满，掌型厚实，皮肤油润，提示血脂增高。大、小鱼际肥厚、饱满者，多为痰湿体质，如掌色红暗，痰瘀互结，易发心脑血管疾病。

二、心脏病

手掌心脏定位：大拇指下的大鱼际处上部为心区。靠近拇指根部的左半边为左心区，反映左心室、左心房的疾病。其右半边为右心区，反映右心室、右心房的疾病。右心区比左心区部位大。食指下，靠近拇指根部的大鱼际上方的三角区域内为胸痛、胸闷、心慌、心烦的手诊区。心脏传导系统手诊区在手掌大鱼际处的左侧。冠状动脉手诊区，在大拇指根纹的中心区域。

心脏病：心脏传导部位颜色发暗发青，或有暗青色青筋凸起，为心脏功能减弱，常可见传导不良。大拇指根部的中心区域为冠状动脉区，此处有一个细、浅、隐含静脉为冠状动脉血液循环不良的最早期征兆。如有较粗而迂曲，发硬的青筋凸起为冠心病的手征。胸痛区域内呈暗红、暗青或紫色，凹凸不平为心绞痛。若此区域内呈似老茧样的黄色凸起，则预示病程较长。急性心肌梗死患者心脏手诊部位左心室区域呈灰白色。陈旧性心肌梗死患者心脏手诊部位左心室区域有一圆形或椭圆形的枯黄色斑点。

第五节　简易手诊分析方法

一、简易手诊诊断程序

先握手，感知手指掌的温度、厚度、弹性、力量、润燥，体会各手指灵活度。再对比手心、手背温度有无明显差异，判断是否阴阳平衡。若手背发凉，对比手指背、手背上部和下部温度，确定阳气不足的部位。再观察各手指掌的气色，形态厚薄、肌肉饱满程度与曲直形态。最后进行综合分析。握手知健康不分男左女右。左手反映身体左侧的健康状况明显，右手反映身体右侧的健康状况明显。

手部整体气色定虚实：首先看手部整体的气、色、形态。手掌荣润光泽为有气；晦暗枯槁为无气。若手掌荣润光泽，提示身体精气神旺盛，气血未衰，病变较轻，其病易治。若手掌晦暗枯槁，提示病变较重，精气已伤，预后欠佳。

望手的形态，比较各手指，发现异常的部位。根据指掌形态、异常的部位，参考变形手指循行的经脉，即可判断相应脏腑的健康状况。根据中医脏腑学说的内容，可以分析出相应的症状表现。一般人以拇指和食指最为有力，五指之中如有某一指显得特别瘦弱时，则提示所对应的经络、脏腑健康状况较差或易生病。

注意考虑年龄、性别、职业特点，注意普遍规律与个体的差异性，切记不可以生搬硬套。

二、参考气色确定病变时间

手指形态发生的改变需要相对长的时间，而弯曲变形的手指，骨骼形态已经发生改变，很难恢复正常。但是气色随身体的健康状况改变较快。气色代表目前的身体状况，弯曲变形的手指代表过去的身体状况。因此综合分析气色和形态变化，可以了解发生疾病的时间，确定目前的健康状况，有无症状表现。

如手指形态异常时，指掌气色正常，提示疾病已经痊愈，手指形态异常为过去的病变留下的痕迹；由于当发病时间较短时，不会出现指形改变，所以当指掌气色不正常，而手指形态正常时，提示为正在发生的病变，以往身体健康。如指掌气色不正常，而指形也有改变时，既提示为正在发生的病变，又说明该系统过去也曾有病理变化。

当身体未患过明显疾病时，或者是刚出生不久的婴幼儿手指的形态即有明显变形，或一家多人均有某同一指形的改变，先天如此。这多提示由于遗传因素带来的体质弱点，预示将来可能发生疾病的脏腑器官。遗传因素带来的体质弱点部位是终生预防保健的重点。

三、阴阳五行学说分析病变

综合分析观察手指掌的气色形态诊病，除观察循行经脉的手指外，还可以根据脏腑阴阳表里、五行生克制化规律，参考相关手指的形态加以验证。如根据五行相生学说，肾水生肝木，肾为母，肝为子，母病及子，肾经缺氧时间长必然影响肝经。如中指根部缩小，说明肝经气血不足。此时应再观察代表肾经的小指第一、二节，如此处也变形，进一步证实肝经缺氧。

四、多个部位诊测加以验证

当两个部位均反映同一系统的病变时，如中指和小指的第三指节均反映循环系统（心脏）的健康状况；食指和大鱼际均反映消化系统的健康状况；小指的第一、二指节和小鱼际均反映泌尿生殖系统和肾经的健康状况。应两个部位同时观察，加以验证。另外，五指并拢时，如指间空隙较大，常提示脾胃虚弱。有骨关节疾病时，可出现手指不能完全伸直并拢。

当各手指小关节均变形时，应考虑类风湿关节炎。如十指末端均变形时，应考虑呼吸或循环系统功能减弱或疾病。外伤造成某一手指弯曲变形，时间长了，会使相关经脉的气血运行受到影响。因手术切除了某脏腑器官，渐渐地会影响相关手指的畅直，发生或加重指形的改变。

诊测脏腑器官健康，可以将握手、望手形态、刮手背第三掌骨、刮手背第二掌骨等几种方法相结合，相互验证，综合分析做出准确判断。

【附二】

主要参考文献

［1］杨甲三. 腧穴学［M］. 上海：上海科学技术出版社，1984.

［2］刘本振，唐淑兰. 常用腧穴定位图解［M］. 北京：人民军医出版社，1992.

［3］贾怀玉，李巧菊，王端义. 头皮针治疗学［M］. 北京：人民卫生出版社，1994.

［4］吕季儒. 吕教授刮痧疏经健康法［M］. 西安：陕西科学技术出版社，1993.

［5］邱茂良. 针灸学［M］. 上海：上海科学技术出版社，1985.

［6］刘冠军. 针灸学［M］. 北京：光明日报出版社，1988.

［7］徐笨人，葛书翰. 临床针灸学［M］. 沈阳：辽宁科学技术出版社，1986.

［8］洪丕谟，张文. 手相测病大全［M］. 南京：南京大学出版社，1993.

［9］张延生. 气功与手诊［M］. 内部教材，1988.

［10］张延生. 气功与手诊［M］. 北京：人民体育出版社，1993.

［11］庄振西. 手形手纹手诊［M］. 北京：华龄出版社，1993.

［12］刘剑锋. 观手知病［M］. 北京：中国科学技术出版社，1991.

［13］杨旭. 形色手诊［M］. 天津：天津科学技术出版社，1994.

［14］蔺云桂. 经络图解［M］. 福州：福建科学技术出版社，1991.

［15］祝总骧. 锻炼经络百岁健康［M］. 北京：科学普及出版社，1993.

［16］齐风军. 人体全息诊疗挂图［M］. 武汉：湖北科学技术出版社，1994.

［17］麻仲学. 中国医学疗法大全［M］. 济南：山东科学技术出版社，1990.

［18］张颖清. 全息胚及其医学应用［M］. 青岛：青岛出版社，1993.

［19］郭光文，王序. 人体解剖彩色图谱［M］. 北京：人民卫生出版社，1986.

［20］徐恩多. 局部解剖学彩色图谱［M］. 武汉：湖北科学技术出版社，1993.

［21］张秀勤. 张秀勤刮痧　一刮就好［M］. 北京：北京出版社，2017.

［22］张秀勤，王振山. 张秀勤全息经络刮痧美容［M］. 北京：中国科学技术出版社，2018.

病证和症状分类目录

三、外科病症

【颈部】

【腹部】

图书在版编目（CIP）数据

全息经络刮痧宝典／张秀勤，郝万山编著． — 北京：
北京出版社，2020.1（2024.7重印）
ISBN 978 - 7 - 200 - 15262 - 3

Ⅰ．①全… Ⅱ．①张… ②郝… Ⅲ．①刮搓疗法
Ⅳ．①R244.4

中国版本图书馆 CIP 数据核字（2019）第 299463 号

全息经络刮痧宝典
QUANXI JINGLUO GUASHA BAODIAN
张秀勤　郝万山　编著
*
北　京　出　版　集　团　出版
北　京　出　版　社
（北京北三环中路 6 号）
邮政编码：100120
网　　址：www．bph．com．cn
北　京　出　版　集　团　总　发　行
新　华　书　店　经　销
北 京 华 联 印 刷 有 限 公 司 印 刷
*
787 毫米×1092 毫米　16 开本　29 印张　430 千字
2020 年 1 月第 1 版　2024 年 7 月第 5 次印刷
ISBN 978 - 7 - 200 - 15262 - 3
定价：128.00 元
如有印装质量问题，由本社负责调换
质量监督电话：010 - 58572393
责任编辑电话：010 - 58572473